低碳水化合物－生酮饮食工作手册

深圳医学会低碳医学专业委员会组织编写

主　编　周　华　石汉平

副主编　韩　静　刘　辉　乔雁翔　朱燕辉

编　者　（以姓氏笔画为序）

王　欣（深圳大学第五附属医院）
王　欣（首都医科大学附属北京世纪坛医院）
王宇飞（深圳大学第五附属医院）
石汉平（首都医科大学附属北京世纪坛医院）
朱燕辉（深圳大学第五附属医院）
乔雁翔（深圳大学第五附属医院）
刘　辉（深圳大学第五附属医院）
苏妍文（深圳大学第五附属医院）
李颖琪（深圳大学第五附属医院）
张　晶（深圳大学第五附属医院）
张慧娟（深圳大学第五附属医院）
陈春霞（首都医科大学附属北京世纪坛医院）
周　华（深圳大学第五附属医院）
贺　源（首都医科大学附属北京世纪坛医院）
郭思玉（深圳大学第五附属医院）
韩　静（深圳大学第五附属医院）

科学出版社

北　京

内 容 简 介

全书用通俗易懂的方式，围绕低碳水化合物－生酮饮食内容分三部分展开，第一部分为基础，包括概要篇、糖瘾篇、断食篇，介绍了这种饮食为什么是健康的科学饮食及相关的医学知识；第二部分为答疑，包括入门篇、执行篇、不良反应篇、解惑篇、疾病篇，用问答方式解释采用这种饮食后常见的各种问题；第三部分为实例，列举出用此方法帮助患者恢复健康的案例。本书是深圳大学第五附属医院和首都医科大学附属北京世纪坛医院多年来采用低碳水化合物－生酮饮食进行疾病治疗的实践总结。

本书可供医院、社区医护人员和从事健康管理的工作人员作为工具书使用，也可供相关患者阅读。

图书在版编目（CIP）数据

低碳水化合物－生酮饮食工作手册 / 周华，石汉平主编. —北京：科学出版社，2020.6

ISBN 978-7-03-065053-5

Ⅰ. ①低… Ⅱ. ①周…②石… Ⅲ. ①碳水化合物－饮食营养学－手册 ②生酮作用－饮食营养学－手册 Ⅳ. R155.1-62

中国版本图书馆 CIP 数据核字（2020）第 080945 号

责任编辑：郝文娜 徐卓立 / 责任校对：张 娟
责任印制：赵 博 / 封面设计：龙 岩

科学出版社出版
北京东黄城根北街 16 号
邮政编码：100717
http://www.sciencep.com

三河市春园印刷有限公司印刷

科学出版社发行 各地新华书店经销

*

2020 年 6 月第 一 版 开本：720×1000 1/16
2025 年 4 月第十四次印刷 印张：11 1/2
字数：221 000

定价：69.00 元

（如有印装质量问题，我社负责调换）

序　一

三十多年来，我个人使用低碳水化合物饮食在临床实践中帮助了成千上万的患者，如今我很高兴地看到这个饮食计划项目通过该书提供给中国的广大百姓。

低碳水化合物饮食计划可以帮助人们在减轻饥饿感和对食物渴求的情况下控制体重，帮助他们逐步调节好血糖避免发展为2型糖尿病，或者改善糖尿病患者的血糖控制。如果遵循正确的方法，这个饮食计划通常可以使糖尿病得到缓解，患者不用药物就能使自己保持正常的血糖水平。

此外，低碳水化合物饮食计划还可以改善各种使生活质量降低的临床症状，让你感到精力和体能充沛，心情愉悦，关节疼痛减轻，改善胃肠道不适、头痛、皮肤疾病等情况。

该书的内容将为世界各地许多人提供改善他们健康状况所需的信息。

美国注册护士、著名低碳水化合物饮食倡导者阿特金斯医师前助理

Jacqueline Eberstein

（杰奎琳•埃伯斯坦）

2019年10月

序　二

1863年，低碳水化合物－生酮饮食首次在西方文化中被英国伦敦的威廉·班廷提及并加以描述。人体的新陈代谢必须依赖于燃烧所摄入的营养素，当人体的食物中缺乏碳水化合物时，人体便被迫燃烧脂肪产能——包括它自己储存的脂肪，用以维持能量代谢。从1863年到20世纪60年代，医学专家们就是使用低碳水化合物饮食这种方法来治疗肥胖症和糖尿病的。

在接下来的50年里，低碳水化合物饮食被医学和营养学界所遗忘，但仍有一些临床医师（如阿特金斯、伯恩斯坦、艾德斯、达尔克维斯特）坚持继续使用这种饮食。2002年左右，当我们和杰夫·沃勒克博士关于这种饮食的第一篇论文相继发表时，科学界开始重新评估该类饮食的安全性。现在，世界各地已有越来越多的研究表明，低碳水化合物－生酮饮食对许多慢性疾病，如糖尿病、糖尿病前期、代谢综合征和肥胖是有治疗作用的。

初步研究表明，当身体燃烧脂肪作为主要燃料时，身体能量的运行效率更高，使对抗炎症和氧化应激造成损害的能力增加。今天评估低碳水化合物－生酮饮食的研究结果令人兴奋，认为其可以改善身体功能、有益于预防或辅助治疗癌症及阿尔茨海默病等疾病。

自从我们的第一篇论文于2002年发表以来，这门学科已经取得了不少的进步，突破了20多年来有关低碳水化合物－生酮饮食的认识误区。现在我很荣幸地与大家分享这一信息。

医学博士，健康卫生科学硕士，医学副教授

Eric C. Westman

（艾瑞克·魏斯特曼）

写于美国北卡罗来纳州达勒姆的杜克大学

前　　言

19 世纪 60 年代，英国人班廷开始将低碳水化合物饮食用于肥胖者减重。20 世纪初，医学界开始探索用低碳水化合物 – 生酮饮食治疗儿童难治性癫痫。1972 年美国阿特金斯博士出版了《饮食革命》一书，系统阐述了低碳水化合物饮食（low carbohydrate-ketogenic diet，又简称 low carb diet）的现代概念，主要是低碳水化合物 – 高蛋白饮食。近年来低碳水化合物饮食尤其是低碳水化合物 – 生酮饮食在欧美国家甚至世界范围逐渐流行起来，这得益于阿特金斯博士的倡导及低碳水化合物饮食实践者的勇敢尝试，更得益于众多学者的不断研究、改进和推动。

随着世界各地有关这种饮食研究的深入，大量的随机对照临床试验（RCT）和系统评价证实该低碳水化合物饮食疗法安全、有效，不仅减重效果明显，还能改善多项代谢相关指标，如降低血糖、血脂、血尿酸及血压水平，因而有助于控制、缓解甚至大大改善糖尿病、高血压、非酒精性脂肪肝、高脂血症、高尿酸血症、多囊卵巢综合征、阻塞性睡眠呼吸暂停综合征等慢性代谢性疾病，降低心脑血管病风险，更可喜的是越来越多的证据表明该饮食可能有益于免疫炎症性及退行性疾病的缓解，有益于肿瘤及阿尔茨海默病的防治，有益于身心健康。

近 30 年来，阿特金斯博士提倡的低碳水化合物 – 高蛋白饮食又有了长足的进步，发展为低碳水化合物 – 适量蛋白质 – 高脂饮食模式。应该说过去高脂饮食一直被认为是致肥胖、糖尿病、高血压及心脑血管病等慢性疾病的元凶，然而以高脂肪、适量蛋白质及低碳水化合物的饮食能够大大改善肥胖、糖尿病、高血压及代谢综合征则完全颠覆了这一传统的理论。脂肪无害论正被逐渐接受：如现在胆固醇每日摄取上限已经从美国心脏学会指南中消失；2018 年 6 月，英国国家医疗服务体系（NHS）首次推荐用这一饮食治疗糖尿病；同年 10 月美国糖尿病协会（ADA）和欧洲糖尿病研究协会（EASD）发布的糖尿病管理共识报告明确指出，成人 2 型糖尿病的低碳水化合物 – 适量蛋白质－高脂饮食是安全有效的；随后很多国家和地区的相关指南逐渐将该饮食列入治疗选择。随着这一饮食的逐渐普及，欧美国家“低碳医学”专业队伍也迅速扩大，出现了越来越多的“低碳医学门诊”，以及越来越多的“低碳医师”及“低碳营养师”，如加拿大几年前就拥有5000多名“低碳医师”。低碳医学学术交流也日益受到世界各国的重视，至今，美国已经召开了五届全美低碳医学年会，首届亚洲低碳医学大会也于2019年4月在印度尼西亚召开。

近年来，国内越来越多的人开始尝试并逐渐接受这种新型的低碳水化合物饮食，并将这一类型的饮食模式统称为低碳水化合物－生酮饮食。在此过程中，众多自媒体如“瘦龙低碳健康”“野兽生活”“生酮实验室”等，多渠道地传播了低碳水化合物－生酮饮食知识。部分医疗机构也陆续开展了低碳水化合物－生酮饮食治疗。首都医科大学附属北京世纪坛医院等20多家三甲医院的专家联合发表了《生酮饮食干预2型糖尿病专家共识》、《多囊卵巢综合征中国专家共识》及《单纯性肥胖的生酮饮食治疗临床路径》。首都医科大学附属北京世纪坛医院还率先在国内开展了肿瘤的低碳水化合物－生酮饮食治疗，推动全国“无饿医院”的建设。广东省第二人民医院多年来用此方式系统地开展了糖尿病干预工作。改善了大批糖尿病和肥胖患者的状况。北京惠兰医院多年来通过给住院糖尿病患者提供定量的低碳水化合物饮食配餐对多种疾病进行有效的营养干预。中山大学第七附属医院运用“中医禁食疗法”治疗代谢及炎症性疾病，积累了宝贵的经验。深圳大学第五附属医院（深圳市宝安区中心医院）近年来系统开展了代谢性疾病的防治工作，开设了“低碳医学门诊”，运用低碳水化合物饮食、减压、睡眠、运动等生活方式综合干预措施等使一大批肥胖、糖尿病、高血压、代谢综合征的患者状况得到改善，牵头成立了深圳市医学会低碳医学专业委员会，建立了“深圳市低碳医学培训中心”，常年开展低碳医学培训，还建立了“深圳低碳饮食研究室”的公众号来为患者普及低碳水化合物饮食的科学知识并提供门诊预约服务。

为更好地发展低碳医学，助力健康中国建设，在中华医学会肠外肠内营养学分会主任委员石汉平教授、深圳大学第五附属医院周华教授及吴阶平医学基金会王军教授的共同发起下，2019年3月16日，由中国整合医学研究院营养整合联盟、中华医学会肠外肠内营养学分会、中国抗癌协会肿瘤营养专业委员会、吴阶平医学基金会共同主办的“首届中国低碳医学大会”在深圳市宝安区成功举办，来自全国各地的 700 多名代表参加了大会。会上成立了“中国低碳医学联盟”，发布了“低碳医学专家共识”及“低碳生活方式十大倡议”，这次大会的召开在中国低碳医学发展史上具有里程碑的意义。

我国成人中超重及肥胖者超过 30%，2 型糖尿病患病率高达 11%，糖尿病前期达 35%，如果加上高血压、非酒精性脂肪肝等代谢性疾病，表明我国超过 50% 以上的成人已具有糖代谢功能障碍，胰岛功能情况堪忧；造成这一状况的核心机制是国人持续高碳水化合物饮食所致的胰岛素抵抗，而胰岛素抵抗则大大增加了发生心脑血管病、肿瘤、阿尔茨海默病的风险。

从终身保护胰岛功能的角度出发，我们向大家提倡低碳水化合物–生酮饮食，既可采用严格的低碳水化合物饮食，也可采用较宽松的低碳水化合物饮食。当发现糖尿病、糖尿病前期、代谢综合征时应及早采用低碳水化合物–生酮饮食控制或干预疾病，虽然仍属于亡羊补牢，但应该尚未为晚。当然，倘若我们提前在三四十岁时就适当减少碳水化合物摄取的总量，减轻胰岛负担，持续保护好胰岛功能，则可以远离代谢性疾病，减少发生心脑血管病、肿瘤、阿尔茨海默病的风险，支撑起有尊严、有生活质量的健康期望寿命。饮食中的“低碳”与“高碳”并非生死冤家、水火不容，前半生早点“低碳”，则后半生不必“生酮”，纵使高龄百岁，胰岛依然年轻。因此，有节制地享受低碳水化合物–生酮美食既不会出现胰岛素抵抗，又兼顾健康与生活，这才是有滋有味的无悔人生。

无论对专业学者还是普通民众，几十年来“脂肪有害”观念早已深入人心，颠覆此观念不易、改变行为更难。世界各国的专业学会及医疗体系可能需要更长的时间和更大的勇气来接受这种颠覆性改变。但医学科学从来都是在纠正错误中前行的。对提倡低脂饮食而言，高脂饮食是调转了方向的列车，需要我们重新适应和习惯。

由于目前国内低碳水化合物–生酮饮食类书籍比较缺乏，医务人员及普通民众迫切需要一本操作性强的有关这种饮食的读本。因此，我们组织编写了这本《低碳水化合物–生酮饮食工作手册》，作者主要来自深圳大学第五附属医院（深圳市宝安区中心医院）、首都医科大学附属北京世纪坛医院的专业人员，希望为推广践行这种饮食模式有所裨益。

由于我们经验不足，加之时间仓促，书中难免有疏漏之处，敬请各位专家批评指正。此处特别强调，低碳水化合物－生酮饮食是一种特别的治疗性饮食，对普通群众，尤其患有糖尿病、高血压等疾病的人群，一定要在专业医务人员的指导下进行，不要浅尝即行，以避免可能出现的风险。

我们非常赞同石汉平教授提出的“营养是一线治疗”的理念。相信不久的将来，低碳医学的发展及低碳水化合物饮食的推广将助力数亿代谢病患者恢复健康，并为实现健康中国的大目标添砖加瓦。

深圳市医学会低碳医学专业委员会主任委员

周　华

2019 年 12 月 23 日

目　　录

【断食篇】

第二部分 低碳水化合物–生酮饮食问答

【入门篇】

【执行篇】

【疾病篇】

第三部分 低碳水化合物－生酮饮食改善健康状况实例

第一部分

低碳水化合物－生酮饮食基础知识

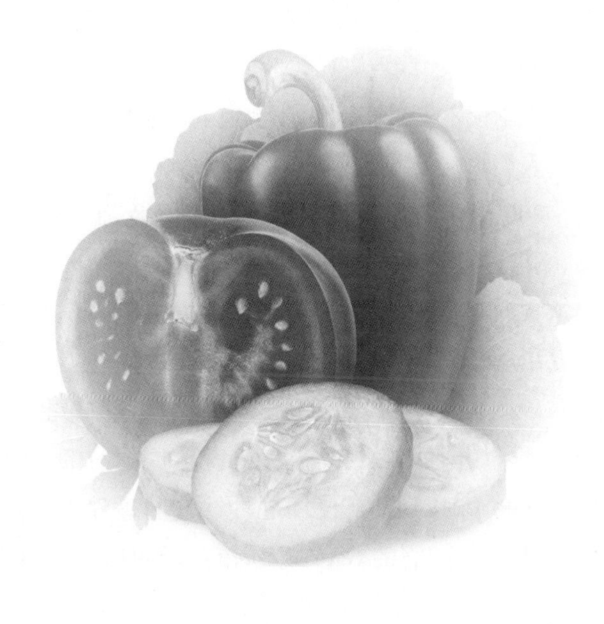

概要篇

1. 低碳水化合物—生酮饮食国内外发展简史

在过去的几十年里，健康饮食的主流观点是推荐摄入相对高的碳水化合物＋低脂肪的膳食。世界上大多数国家发布的膳食指南大致遵循推荐低脂肪饮食这一观点制订，倾向于降低膳食的脂肪，增加淀粉和纤维的摄入量。尽管世界各国的日常饮食指南不断倡导低脂的饮食方式，但全球超重肥胖、高血压、糖尿病、非酒精性脂肪肝、痛风、血脂异常、阻塞性睡眠呼吸暂停综合征等代谢综合征及与慢性代谢性问题相关的一系列疾病的发病率仍呈现快速增长的态势。

近年来已有越来越多的研究发现，低碳水化合物－生酮饮食对上述代谢综合征及与代谢相关疾病的生物学检测指标（体重、血脂、血糖、血压等）有显著改善的效果，对糖尿病、血脂异常、非酒精性脂肪肝、多囊卵巢综合征等疾病的临床表现也有不同程度的缓解甚至逆转。因此，这种饮食作为一种饮食疗法越来越多地被用于临床治疗代谢综合征及与代谢相关的疾病。

其实，这种低碳水化合物－生酮饮食并非是近年来的新生事物，追溯起来，它的存在有非常悠久的历史。1 万多年前人类社会没有农耕，没有粮食，我们的祖先（猿人－智人）主要是以肉类、海鲜、野果（酸性）、野草、野菜等为食物，根本谈不上以碳水化合物为主要能量来源。直到开始种植小麦、豆类等农作物，人类才吃上谷物等粗杂粮食。

200 多年前，苏格兰有一位外科医师约翰·罗洛（John Rollo）写了一本书，即《糖尿病病例集》（*Cases of the Diabetes Mellitus*），建议用低碳水化合物饮食改善血糖，缓解糖尿病。在当时，低碳水化合物饮食是改善糖尿病的主要方法。

19 世纪 60 年代，英国的威廉·班廷（William Banting）听取了家庭医师的提议，采用了低碳水化合物饮食（许多书上简称为“低碳”饮食），结果体重减轻了 46lb（21kg）。在使用这种饮食的过程中，班廷声称他从不迫使自己挨饿。他写道，“……它的效果在 1 周的试验中是显而易见的，并创造了一种自然的刺激，可以持续几周”。这是近代史上有记录的第一个成功运用低碳水化合物饮食的范例。低碳水化合物饮食的倡导者声称，在没有统一制订碳水化合物膳食摄入标准的情况下，采用蛋白质含量较高且碳水化合物含量较低的饮食会促进脂肪组织的代谢，并导致体重迅速减轻。

20 世纪 20 年代，人们发现有一种低碳水化合物饮食可以使体内血酮升高，于是被称为生酮饮食（ketogenic diet）。它能够有效地治疗癫痫，早期主要将其用于儿童，后来逐渐发展到成年患者。这种饮食有助于患者减少和停用抗癫痫药。至今生酮饮食仍是癫痫治疗方案的组成部分。然而，这种低碳水化合物饮食能够控制体重和缓解糖尿病的作用却似乎因其治疗癫痫的突出效果和胰岛素的发明而被逐渐淡忘了。

直到 20 世纪 70 年代，美国的阿特金斯医师（Dr. Atkins）运用限制碳水化合物的饮食帮助了很多患有肥胖和代谢性疾病或有相关症状的人，使他们成功减重或减轻症状。于是他相信找到了一种饮食和营养性的治疗工具。他出版了《饮食革命》这本书，销量非常惊人，掀起了历史上最大规模的低碳水化合物饮食运动。但是，此时阿特金斯医师提倡的仍然是“高蛋白质低碳水化合物”饮食，与本书中推荐的低碳水化合物－生酮饮食还有差别。

近年来，很多国外专家的共识和指南提出将低碳水化合物－生酮饮食纳入疾病管理的方案中。2018 年 6 月 13 日，英国国家医疗服务体系（NHS）宣布支持用低碳水化合物－生酮饮食来治疗糖尿病。2018 年 10 月 4 日，美国糖尿病协会（ADA）和欧洲糖尿病研究协会（EASD）发表的糖尿病共识报告中，第一次把低碳水化合物－生酮饮食纳入了成人糖尿病的管理方案中。

2019 年 5 月，意大利内分泌学会（SIE）发布了关于将极低热量的生酮饮食写入肥胖及其相关代谢病管理的专家共识。同时美国糖尿病协会旗下权威期刊《糖尿病护理》（*Diabetes Care*）发表了糖尿病或糖尿病前期的营养疗法专文，表明如有需要使血糖水平达标并减少药物剂量的患者，应推荐采用低碳水化合物或极低碳水化合物饮食模式来减少碳水化合物的摄入。

在这种形势下，我国相关的低碳水化合物－生酮饮食的应用和研究也蓬勃发展起来。2019 年初，中国多位专家发表了《单纯性肥胖的生酮治疗临床路径》《生酮饮食干预 2 型糖尿病中国专家共识》《生酮饮食干预多囊卵巢综合征中国专家共识》等系列文章。2019 年 3 月 16 日，由中国整合医学研究院营养整合联盟、吴阶平医学基金会、中华医学会肠外肠内营养学分会、中国抗癌协会肿瘤营养专业委员会主办，深圳大学医学部、深圳市社区卫生协会、《肿瘤代谢与营养》电子杂志社协办，深圳市宝安区中心医院（深圳大学第五附属医院）承办的“首届中国低碳医学大会”在宝安区召开。本次大会的主题是“发展低碳医学，共筑全民健康”，旨在促进国内低碳医学行业的健康发展，提高我国低碳医学的实际诊疗水平、理论水平与临床技能，增进并扩大中国与国内外专业人士的学术交流，使该专业领域得以健康发展，向广大群众推广正确、科学的低碳医学概念。大会还达成了共识，宣告中国低碳医学联盟正式成立，并发布了“低碳医学专家共识”和“低碳生活方式十大倡议”。这标志着我国低碳医学的诊疗理念和技术已得到全新的升华，有力地推动了我国低碳医学的发展。

2. 低碳水化合物—生酮饮食含义、摄入标准与种类

低碳水化合物－生酮饮食包含两部分含义，既包含低碳水化合物饮食含义，还包含生酮饮食含义。在该饮食的初创时期，研究者们主要强调的是控制碳水化合物摄入，所以称其为低碳水化合物饮食，生活中常将它简称为“低碳饮食”。

那么摄入的碳水化合物到底要低到多少才算低碳水化合物饮食呢？这一点国际上至今尚未达成完全统一的标准。根据国外的相关研究，低碳水化合物饮食一般概指碳水化合物摄入量低于美国人膳食指南（DGA）中所规定的标准，即碳水化合物摄入量（CHO）占总摄入能量的45%～65%。目前国内外基本均将低于这一标准的饮食统称为低碳水化合物饮食。在低于这一标准的前提下，有关人员又将其划分为以下几类：

（1）极低碳水化合物（very low-carbohydrate，VLC）饮食：指CHO占总能量的比例＜10%，或20～50g/d。

（2）低碳水化合物（low-carbohydrate，LC）饮食：指CHO占总能量的比例＜26%，或者＜150g/d。

（3）中碳水化合物（moderate-carbohydrate，MC）饮食：指CHO占总能量的比例为26%～44%。

然而，人们发现，使用这一分类标准在健康指导方面的价值非常有限，因为饮食中除了摄取碳水化合物外，还要摄取蛋白质和脂肪，这些营养素的比例到底多少才对健康有利呢？为此国内外进行了许多研究，有着不同的探索，产生了各种各样因饮食中蛋白质摄入比例不同的推荐饮食，如阿特金斯饮食（Atkins）、

班廷饮食（Banting diet）、史前饮食（Paleo diet）、南滩饮食（South Beach diet）等，但无论哪种饮食，其共同的一点均是强调食用非淀粉类蔬菜、适量的浆果等未经加工的和“天然”的食物，建议减少或不食用精制谷物、加工食品等。

近年来，在众多医学工作者的共同努力下，关于低碳水化合物饮食的认识已经有了长足的进步和发展。本书所介绍的低碳水化合物－生酮饮食就是当今普遍采用的一种更加科学的饮食模式。这种饮食模式在保持低碳水化合物的概念中强调了生酮的理念，突出了其中所包含的生酮饮食。低碳水化合物－生酮饮食的核心内容可以用一句话来概括，即“低碳水化合物＋适当蛋白质＋高脂肪→维持营养性生酮状态”。

研究者们认为仅仅将碳水化合物摄入量控制在45%对缓解疾病是远远不够的，甚至在10%以下时效果也并不很理想。因此他们提出除了在碳水化合物的控制上要更加严格和细化外，特别指出不能过度摄入蛋白质，因为蛋白质一旦过剩也能转变为碳水化合物；还有就是必须要增加脂肪的摄入量，这样当机体需要时可以通过燃烧脂肪、生成酮体来满足供能的需要，换句话说就是体内的酮体最好能始终维持在一个利于健康的水平上，这被称为营养性生酮状态，是低碳水化合物－生酮饮食的核心理念所在。

本书中提及的低碳水化合物－生酮饮食泛指所有类型的低碳水化合物饮食，其中也包括可以保持营养性生酮状态的低碳水化合物－生酮饮食。但其实只有那些碳水化合物的摄入水平低到可以使机体产生燃烧脂肪的代谢改变时，这一饮食才称得上是真正的生酮饮食。我们目前使用的低碳水化合物－生酮饮食基本也划分为三类：

（1）严格的低碳水化合物饮食：要求摄入的碳水化合物＜20g，占总供能的比＜4%。比上面提到的极低碳水化合物饮食对碳水化合物的摄入要求还严；但这种饮食能保证较快进入营养性生酮状态，或者说这是名副其实的生酮饮食。

（2）中等程度的低碳水化合物饮食：又称为温和的低碳水化合物饮食。这种饮食碳水化合物摄入量基本控制在20～50g，占总供能比的4%～10%。与前面讲的极低碳水化合物饮食范畴相似，采取这一饮食的部分人里发现有一定的生酮作用，只是作用大小不一，但仍可以属于生酮饮食，不过能否维持理想的生酮状态及生酮的普遍性目前还没有确切的资料加以证实。

（3）比较自由的低碳水化合物饮食：这种饮食要求碳水化合物的摄入量控制在50～100g，占总供能比可达10%～20%。与前面讲的低碳水化合物饮食范畴较为相似，大多不会达到营养性生酮状态，所以严格说来它不属于生酮饮食。

有关这种分类具体的应用后续还有叙述（参见本书第二部分【执行篇】9. 是不是所有的低碳水化合物饮食都能生酮或进入生酮状态？）。我们希望从事低碳水化合物－生酮饮食工作的人员都能分清低碳水化合物饮食和低碳水化合物－生酮饮食。

3. 低碳水化合物—生酮饮食的作用机制

低碳水化合物饮食能够减重已经是不争的事实，其减重和抗衡代谢性疾病的机制目前尚未完全清楚，现主要认为有以下几条。

（1）降低食欲：①食用大量碳水化合物后，血糖会快速升高，胰岛素随之分泌增多，引起血糖大幅度波动，血糖快速下降后，会促进摄食行为。而低碳水化合物饮食中碳水化合物含量低，摄入后不会引起血糖的大幅度波动；②低碳水化合物饮食富含蛋白质和脂肪，这样的食物进入胃中延缓了胃排空速度；③脂肪代谢过程中会产生酮体，血液中酮体浓度适量增加能够降低食欲。

（2）脂肪储存减少，分解增加：减少碳水化合物摄入的情况下，胰岛素水平下降，减少了其储存脂肪的作用；另外，低碳水化合物饮食使静息呼吸商下降，机体脂肪分解代谢酶活性增加，促使脂肪分解。

（3）能量消耗增加：低碳水化合物饮食下机体的糖异生和蛋白质分解代谢更为活跃，代谢的成本增加，会额外增加能量消耗。

（4）排出酮体：低碳水化合物饮食早期，部分酮体通过尿液和呼吸排出，酮体是一种带有未被完全代谢的能量物质，直接排出体外，增加了能量差值。

（5）机体整体内环境的改善：经检测发现低碳水化合物饮食使用后，代谢综合征及与代谢相关疾病的生物学指标（体重、血脂、血糖、血压等）得到好转，糖尿病、血脂异常、非酒精性脂肪肝、多囊卵巢等疾病的相关临床表现也得到改善，这可能与体重降低、身体负担减轻有关，也可能与生酮饮食改变全身的代谢状态有关。

4. 低碳水化合物—生酮饮食的适应证和禁忌证

目前国内外许多专家经过临床实践，认为低碳水化合物－生酮饮食有如下的适应证和禁忌证。

（1）低碳水化合物－生酮饮食适应证

- 超重和肥胖。

● 少肌型肥胖。

● 肥胖手术前的减重。

● 超重 / 肥胖伴胰岛素抵抗和 2 型糖尿病。

● 超重 / 肥胖伴高三酰甘油血症。

● 肥胖伴原发性高血压。

● 超重 / 肥胖伴非酒精性脂肪肝。

● 超重 / 肥胖伴阻塞性睡眠呼吸暂停。

● 超重 / 肥胖伴多囊卵巢综合征。

（2）低碳水化合物－生酮饮食禁忌证

● 成人迟发性自身免疫性糖尿病。

● 2 型糖尿病 β 细胞衰竭或正在服用钠－葡萄糖转运蛋白－2（SGLT－2）抑制药的患者。

● 小于 2 岁的婴幼儿、妊娠期和哺乳期女性。

● 肾衰竭和中重度肾病、肝衰竭、心力衰竭（NYHA Ⅲ～Ⅳ级）、呼吸衰竭。

● 不稳定型心绞痛；近 1 年内发生卒中或心肌梗死、心律失常。

● 进食障碍或其他精神疾病、酒精或药物成瘾。

● 存在活跃或严重的炎症，如急性胆囊炎。

● 有创性手术开始前 48 小时和围术期。

● 罕见病：肉毒碱缺乏症、肉毒碱棕榈酰基转移酶 Ⅰ 或 Ⅱ 缺乏症、肉毒碱转移酶 Ⅱ 缺乏症、β- 氧化酶缺乏症、中链酰基脱氢酶缺乏症、长链酰基脱氢酶缺乏症、短链酰基脱氢酶缺乏症、长链 3- 羟基脂酰辅酶缺乏症、中链 3- 羟基脂酰辅酶缺乏症、丙酮酸羧化酶缺乏症、卟啉病。

5. 低碳水化合物－生酮饮食就诊流程

对于希望采用低碳水化合物－生酮饮食改善自身健康状况的患者，我们建议医院、社区健康机构、养老保健机构等能够遵循下列就诊流程为患者制订出科学适宜的饮食计划并纳入监管体系，不建议个人在缺乏指导下随意进行。

（1）询问疾病史（包括糖尿病、高血压、非酒精性脂肪肝、肾病、痛风等）及用药史、患者基本情况（身体健康状况、饮食习惯、减重史、个人成长史、家庭情况、工作情况、期待目标等）。

（2）体格检查及临床检查：询问是否有半年内的有效体检报告，如果无，则需要做相关临床检查（具体见“低碳水化合物－生酮饮食治疗中的患者管理”），根据检查结果判断患者是否适合采用低碳水化合物－生酮饮食。

（3）低碳水化合物－生酮饮食课程辅导：具体辅导内容包括什么是生酮饮食或营养性生酮状态、相关原理、应用原则等；如何具体进食及其种类、常见问题及处理方式；回答患者疑问；展示低碳水化合物－生酮饮食的食谱或菜谱。

（4）跟踪管理：对患者进行线上健康指导，培养其健康饮食方式，并给予心理支持。

（5）要求患者定期复查：定期监测患者相关指标，如体重、血糖、血酮、尿酮等，减重周期约 3 个月，并根据体重变化情况进行饮食方案的调整。

6. 实施低碳水化合物–生酮饮食的基本技能

有两点是实施低碳水化合物－生酮饮食医师所必备的基本技能。

（1）具备为患者合理确定能量和三大营养素供给量的能力：这是首要的基本技能。

● 能量方面：要重视患者主观感受，遵循饿了再吃，不饿不吃的原则，基本依靠患者主观感受，由患者自然调控食物摄入量。如果需要通过计算的方法决定所需能量，则按照 84 ～ 126kJ/kg（20 ～ 30kcal/kg）给予能量，或给予其基础代谢需要量。

● 确定碳水化合物比例：如果采用严格的低碳水化合物－生酮饮食，碳水化合物摄入量应占总能量的比例＜ 10%，或绝对值＜ 20g/d。但也可以根据不同低碳水化合物饮食级别，限制每日碳水化合物摄入量（参见【概要篇】2. 低碳水化合物－生酮饮食含义、摄入标准与种类）。

● 确定蛋白质比例：一般蛋白质摄入水平应适中，按照 0.8 ～ 1.2g/（kg · d）的摄入标准，最多不超过 1.5g/（kg · d）。

● 确定脂肪比例：脂肪应能够补齐剩余的能量差，且要求摄入充足的优质脂肪，如鱼油、橄榄油、苦茶油、亚麻籽油、牛油果油、芥花油、有机猪油、草饲黄油等，避免摄入精炼植物油及人造黄油。

上述技能的实施中还可以根据需要适当使用营养素补充剂，主要指服用复合维生素矿物质片、钙镁片、镁剂、膳食纤维、左旋肉碱、维生素 D 等作为额外的膳食补充剂。另外嘱患者注意补充充足的水分，建议饮水量（包含汤水）＞ 2500ml/d。

（2）弄懂低碳水化合物食物的种类及采用原则：掌握好表 1-1-1，表 1-1-2，表 1-1-3 中的内容，这也是医师需具备的基本功。

表1-1-1　提倡和不提倡进食的碳水化合物食物

√提倡进食（低碳水化合物食物）	× 不提倡进食（高碳水化合物食物）
新鲜肉类： 红肉类（猪、牛、羊肉等） 白肉类（鸡、鸭、鹅肉等）	**高糖食物：** 糖果、糕点、饼干、冰淇淋 **淀粉类食物：** 米、面、粉、五谷杂粮及其制品
新鲜水产类： 鱼、虾、蟹、贝类等	**加工肉制品：** 香肠、肉松、肉干、肉罐头等
新鲜蛋类： 鸡蛋、鸭蛋、鹌鹑蛋等	**含糖酱料：** 蚝油、甜面酱、番茄酱、草莓酱等
新鲜蔬菜： 西蓝花、绿叶蔬菜、冬瓜、白萝卜等	**根茎类蔬菜：** 马铃薯（土豆）、红薯、木薯、山药、芋头、莲藕、荸荠（马蹄）等；其他如胡萝卜、洋葱等；各种蔬菜风干制品，如即食蔬菜干 / 脆片等
天然食用油： 橄榄油、茶籽油、椰子油、红花籽油；黄油、猪油	**氢化植物油：** 植脂末、奶精、代可可脂、人造奶油等含反式脂肪酸，常用于沙拉酱、人造黄油和加工食物中
部分豆制品： 无糖无渣豆浆、嫩 / 水豆腐	**干豆类：** 绿豆、红豆、扁豆、毛豆、黄豆等；腐竹、枝竹、豆皮等
奶类： 全脂纯牛奶（每天≤ 200ml）、无糖酸牛奶	**乳品：** 风味调制乳制品、豆奶、含糖酸奶等
菌藻类（浸发）： 蘑菇、海带等	**加工制品：** 如即食香菇干 / 脆片等
部分坚果（原味）： 夏威夷果、巴西坚果、核桃	**部分坚果：** 花生、瓜子、板栗、腰果等
水果： 尽量不吃，可用番茄（西红柿）、黄瓜代替	**加工果类：** 蜜饯、果干、果脯、果酱等
饮水： 白开水、淡茶水、无糖咖啡，肉汤；每天饮水量大于＞ 2L	**含糖及酒精性饮料：** 碳酸饮料、果汁、奶茶、白酒、啤酒、红酒等

注：注意烹饪时不放糖、不勾芡、不裹粉；建议常在家就餐；购买包装食品时，要学会看“配料表”，要求不含白砂糖、蜂蜜和人工甜味剂（阿斯巴甜、甜蜜素等）；购买包装食品时，还要学会看“食品标签”，要求碳水化合物每 100g 含量≤ 5g

表1-1-2　低碳水化合物肉类推荐

红肉	猪肉类	肥猪肉、五花肉、猪后臀尖、猪后肘、猪肋条肉、猪大肠、猪耳、猪蹄、猪蹄筋、猪里脊、猪小排、猪肚、猪血、猪大排、猪舌、猪前肘、猪肝等
	牛肉类	牛肚、牛蹄筋、牛后腿、牛舌、牛里脊、牛前腿、牛前腱等
	羊肉类	羊蹄筋、羊大肠、羊后腿、羊里脊、羊前腿、羊肚、羊心等
	其他	驴肉、马肉等
白肉	鸡肉类	鸡腿、鸡翅、扒鸡、火鸡、乌鸡、鸡胸肉、鸡爪、鸡血等
	鸭肉类	鸭肉、鸭血、鸭肝等
	其他	鹅肉、兔肉、鸽、鹌鹑等
	水产类	草鱼、鲢鱼、黄鱼、鲑鱼、鲳鱼、鲤鱼、鳕鱼、河虾、蛏子、花蛤蜊、带鱼、河蚌、杂色蛤蜊、罗非鱼、青鱼、乌鳢、银鱼、鲇鱼、鳜鱼、白姑鱼、黄姑鱼、金钱鱼、鲈鱼、塘水虾、虾米、赤贝、生蚝、海参、金木鱼、乌贼、海鳗、龙虾、堤鱼、章鱼、对虾、泥鳅、鲅鱼、河鳗、河蟹、扇贝、墨鱼、海鲫鱼、海蜇皮、贻贝（鲜）等

表1-1-3 低碳水化合物蔬菜类推荐

嫩茎、叶、花菜类	鲜豆、茄果、瓜菜类
白花菜、油菜、萝卜缨、水芹菜、芥菜、生菜、牛皮菜（观达菜）、油麦菜、芥蓝、小白菜、红菜薹（紫菜薹）、野荠菜、大白菜、绿豆芽、油菜薹、菊苣、汤菜（豆腐菜）、空心菜（藤藤菜）、艾蒿、蒜黄、韭黄、芹菜、茼蒿、马齿苋、甜菜叶、乌菜、茴香、西蓝花、木耳菜、黄豆芽、菠菜、枸杞菜、豌豆苗、韭菜、卷心菜、罗勒、马兰头、竹笋	西葫芦、金丝瓜、白瓜、冬瓜、黄瓜、方瓜、笋瓜、节瓜、番茄、长瓜、子姜（嫩姜）、佛手瓜（棒瓜）、油豆角、菜瓜、蛇瓜、丝瓜、荷兰豆、茄子、苦瓜、四季豆

7. 低碳水化合物—生酮饮食适应期的不良反应及其处理

采用低碳水化合物－生酮饮食的适应期通常会发现的不良反应有以下几种。

（1）“酮流感”：最常见，往往发生在第 1 周内，一般是第 2 ～ 5 天。之所以称为“酮流感”是因为它的症状和流感非常相似。常见的症状是头痛，感觉疲惫、昏睡和无精打采，恶心也比较常见。也有可能出现谵妄或者脑雾（类似大脑反应迟钝）。还有一种常见症状是易怒。这些症状一般会在几天后自行消失，但也有人根本不出现“酮流感”。出现这一现象的主要原因是采用低碳水化合物饮食后，血糖和胰岛素水平降低，可引起暂时性尿液量增加，使机体脱水和（或）盐分的缺乏所导致。

避免方法：①摄入足够的水和盐分，比如在 500 毫升水里加入 2g 左右的盐饮用，一般在 15 ～ 30 分钟就可缓解甚至消除以上症状，或者提前增加水盐摄入预防这些症状的发生。第 1 周的时候可以采用这种策略，如果觉得盐水太乏味，也可以用有滋有味的各种肉汤来代替（骨头汤、牛肉汤、鸡肉汤等）。②额外多补一点脂肪。一定要摄入充足的脂肪！低碳水化合物同时又低脂肪的饮食会让人感觉更加的饥饿和疲惫。采用低碳水化合物饮食的时候你不需要让自己忍受饥饿。适宜的饮食计划允许你摄入足量的脂肪来获得饱腹感并保持身体活力，你可以在任何你想吃的食物里面加入一些橄榄油，这样就可以缩短适应期。③如果盐水也不能缓解流感样症状，可以不用去管它，待机体适应了低碳水化合物的饮食模式后，这些症状会自行消失。如果患者确实不能忍受，可以让他多摄入一些碳水化合物，减轻这种适应过程的不适，但这不是首选。

（2）腿部痉挛和抽筋：当开始执行很严格的低碳水化合物饮食时小腿抽筋会

很常见，虽然它可能并无大碍，但会给患者带来疼痛感。主要是由于尿液排出增多，造成包括镁、钾在内的矿物质丢失所致。

避免方法：①摄入大量的液体和盐分，这样可以减少镁的丢失，有助于预防小腿抽筋。②吃一些含镁的补充剂。③若使用上述方法还是不见效果，可以考虑适量增加碳水化合物的摄入量。这样会使症状有所缓解，但低碳水化合物饮食的效果会打折扣。

（3）便秘：刚开始尝试低碳水化合物饮食的时候往往容易发生便秘，因为这个时候机体容易脱水，使得结肠回吸收大量的水分，导致大便干燥，消化系统需要时间来适应这种变化。

避免方法：①喝大量的水，或同时在水里面加一些盐。②增加蔬菜或者其他来源的纤维摄入量，促进肠蠕动，减少便秘的发生。

（4）口臭：在采用严格低碳水化合物饮食的时候，有些人呼吸时可能会产生一种类似于指甲水的味道，特别是当运动后出汗多的时候。这种味道主要来源于一种叫丙酮的酮体，是机体正在燃烧脂肪的迹象，尤其是当机体将大量的脂肪转变为酮体为大脑供能的时候更易发生。这种症状不是每一位采用低碳水化合物饮食的人都会出现的，出现也是暂时的，1～2周后待身体适应后自然就停止通过呼吸或者汗液“泄漏”酮体。

避免方法：①饮用大量的液体和足量的盐分，用于增加冲刷细菌的唾液。②保持良好的口腔卫生。③经常用口气清新剂掩盖住酮体的味道。④等待1～2周让味道自然消失。⑤减少酮体产生的程度，最简单的办法就是食用一些碳水化合物，每天碳水化合物摄入50～70g应该足以消除口臭。当然，这样做会降低低碳水化合物饮食对减重或缓解糖尿病的效果。另外一个办法就是每天摄入50～70g碳水化合物并且辅以间歇性断食。这样做不少人不仅能带来和严格低碳水化合物饮食相似的效果，而且还不会发生口臭。

（5）心悸：低碳水化合物－生酮饮食最初的几周，由于机体脱水和缺乏盐分，心脏要通过心跳加速或加强收缩以便泵出更多的血液，保持血压的平稳，所以通常采用该饮食者都会发生轻微的心率加快或者心搏增强，有时机体还会释放压力激素来进一步平衡血糖水平，这很正常，不用过分担忧。当机体通过自身调整适应了这种新的饮食方式后，心悸的症状会自然消失，一般需要1～2周。

避免方法：①饮用足量的液体，并摄入足量的盐分（如果你正在服用糖尿病治疗药物的话，请参阅相关章节的内容）。②个别人如仍然持续出现心悸症状并因此感觉烦躁的话，可以适当增加碳水化合物的摄入量。同样，这样做的后果会降低低碳水化合物饮食缓解疾病的效果。

（6）体能下降：在低碳水化合物饮食最初的几周内，一般体能会出现急剧的下降，主要原因有两点：一个原因是体内缺乏液体和盐分，尤其是在开始这种饮食初期，参加运动或活动量大的时候更容易出现；另一个原因是机体从以前的燃烧碳水化合物供能转变为主要燃烧脂肪供能是需要时间的，肌肉也是如此，这需要花费几周甚至是几个月的时间。

避免方法：①在运动开始前 30 ～ 60 分钟，饮用 500 毫升加入少量盐分的水，这样会感觉好很多。②在采用低碳水化合物－生酮饮食时，因摄入脂肪增加，所以适应期间还是要尽量坚持一定的活动量，因为锻炼得越多，这种适应期就会越短，从长远来说是有益处的，这也是近年来研究所发现的。现在很多顶级运动员都在采用低碳水化合物饮食，而且他们的运动成绩都有所提升。

除了上述 6 种常见的不良反应外，还有一些人会出现暂时性脱发、胆固醇升高等现象。其中暂时性脱发一般发生在开始新饮食模式的 3 ～ 6 个月之后，当梳理头发的时候会注意到脱发的数量增多。对此不必刻意在乎，因为脱发只是一过性的，几个月过后所有的发囊将开始长出新发，会长得如以前一样茂密。

对于胆固醇升高则需要关注。因为这种饮食脂肪摄入增加，可引起胆固醇轻微升高，但部分原因是由高密度脂蛋白胆固醇（HDL−C）（对机体有益的胆固醇）升高所致。此外，它还能降低三酰甘油及低密度脂蛋白胆固醇（LDL−C）的水平，这样的结果当然会降低心脏疾病的风险。值得注意的是有 1% ～ 2% 的人群可能由于遗传基因的原因，在采用低碳水化合物饮食的时候会伴有总胆固醇及其他一些脂蛋白异常升高，这个潜在风险值得认真对待。

避免方法：①不要饮用防弹咖啡（指加入了奶油、黄油、椰子油或者中链脂肪酸的咖啡），这样一般就能使得胆固醇水平恢复正常。②只有感觉到饥饿的时候才吃，或者也可以采用一些间歇性断食的方法，这样能起到持续降低胆固醇水平的效果。③更多选择一些不饱和脂肪酸，如橄榄油、多脂肪的鱼类、鳄梨等，尽管机制仍然不是很清楚，但它们的确能够降低胆固醇的水平。④如果前面 3 种方法均无效，出于健康的考虑必须重新评估患者是否真的需要采用严格的低碳水化合物－生酮饮食方案。如果一个中等程度的或者比较自由的饮食（比如每天摄入 50 ～ 100g 碳水化合物）对患者同样能起到降低胆固醇作用，可以增加碳水化合物水平。但要记住不要选择小麦粉或者精制糖，最好选择一些营养价值高的、没有过度加工的食物。

8. 营养性生酮状态的测量、判断与应对方法

推行低碳水化合物－生酮饮食的难点是如何掌握好营养性生酮状态，既要使患者的酮体较快生成并保持一个良好水平，又不能使酮体生成过多以至于出现酮症酸中毒。对此我们要掌握好三点。

（1）营养性生酮状态需要的酮体水平：采用低碳水化合物－生酮饮食后，血中葡萄糖水平降低，机体转换供能方式，将自体储存的脂肪经肝分解代谢产生酮体为各个组织提供能量。酮体溶于水，可以穿过血脑屏障，为大脑提供所需能量的 70%，身体的其他组织也能够高效利用酮体甚至会优先利用酮体。这种营养性生酮状态的血酮浓度应该维持在 0.5 ～ 3mmol/L。

（2）酮体的测量方法：酮体主要有 3 种形式，即丙酮、乙酰乙酸、β 羟丁酸（BHB）。目前常用的测量方法有 3 种。①呼吸测量：可以测量丙酮的含量，其结果可以代表有多少酮体参与了能量代谢。方法简便，无侵入性，仪器可反复使用上千次，但价钱较贵。②血液测量：可以测定 β 羟丁酸和乙酰乙酸含量，这是检测酮体的金标准，需要采集指尖血，除非需要，不宜经常反复监测。③尿液测量：主要测量乙酰乙酸，这部分酮未被机体彻底代谢产能，通过尿液排出体外，尿酮试纸即能够定性。相对而言，这种方法价格便宜，操作方便，但影响因素较多，如进食、饮水量、运动、低碳水化合物饮食时间、激素水平波动等。

（3）判断是否进入营养性生酮状态：除了选择前面介绍的检测方法进行测量外，还可通过随时观察患者反应来判断患者有没有进入营养性生酮状态，如有无酮体性呼吸、呼吸气味、小便次数等。通常进入营养性生酮状态者会感觉精力旺盛、专注、持续力更好，不容易打瞌睡，睡眠时间缩短；饥饿感消失；有明显的干渴感且排尿次数增加。这些表现基本可以判定患者进入了良好的营养性生酮状态。

许多因素，如蛋白质摄入过多、生活作息时间不规律、饮食不规律、激素紊乱、进食障碍、暴食等都会影响患者顺利进入营养性生酮状态，造成迟迟不能生

酮或生酮状态不能维持稳定，这种情况一般是低碳水化合物 – 生酮饮食的适应期（或称平台期）中多见的，常用的应对方法如下。

（1）避免影响因素，做好心理疏导：出现平台期其实并不可怕，可怕的是常使患者特别是减肥者信心受到严重打击，感觉自己再也无法突破。所以医师要耐心做好患者的思想工作，可以从改变生活方式入手，如改变作息时间、调节饮食节奏、避免过度的担心忧虑、保证睡眠充足等，避免打乱机体的生物钟，从而引起体内激素紊乱。

（2）减少精制碳水化合物的摄入量：碳水化合物的摄入量偏高，是一般减肥者遭遇平台期的首要原因，部分患者喜好精制米面，但其本质也属于糖类且比粗制的含糖量更高，所以尽管少食或不食精制米面。

（3）再次调整饮食结构：再次检查饮食三大营养素含量，注意有无蛋白质有过多的可能，过多的蛋白质也可转化成糖，从而影响身体燃脂速度。蛋白质每日摄入量达到 0.8 ～ 1.0g/kg 即可。另外要注意增加脂肪的摄入量，特别是中链脂肪酸的脂肪。

（4）除非有饥饿感不要吃零食：如果你不饿，却按时按点按量吃东西，就会进食超过身体所需要的热量，生酮饮食后如果不饿，就少进食，不需要每餐都必须进食到一定数量。

（5）尝试间歇性断食：可以采取以退为进（间歇性高碳水化合物），或加速前进（断食）的方式。其中间歇性断食最常用。所谓间歇性断食只在一定的时间（一般包括 16 ～ 24 小时的短期断食和 24 小时以上的较长期断食），断食期间减少或停止食物的摄入（不限制饮水），而在非断食时间进行正常的饮食，这是一种周期性的、主动性的、可控的饮食。

（6）适当增加运动量：如在低碳水化合物 – 生酮饮食初期和对于体重指数（BMI）较大的患者，不建议过多运动，但是随着体重下降，不适症状的消退，建议增加一部分有氧或抗阻运动。

9. 低碳水化合物—生酮饮食治疗中的患者管理

低碳水化合物 – 生酮饮食治疗中医疗部门的医师必须对患者加强管理，并进行全程指导。

（1）临床管理及随访：具体见表 1-1-4。

表1-1-4 患者临床管理项目内容及随访时间一览表

项目	内容	随访时间				
		首次	第 1/2/4/6/10 周	第 3 个月	第 6 个月	第 1 年
基本情况	基本信息	√				
	疾病史	√				
	药物使用	√	√	√	√	√
	饮食史	√	√	√	√	√
	减重史	√				
体格检查	身高、体重、BMI、腰围、臀围	√	√	√	√	√
临床检查	全血细胞计数	√			√	
	肌酐、血尿素氮、尿酸	√		√	√	
	ALT、AST、γ−GT、总胆红素、直接胆红素	√		√	√	
	血清钠、钾、钙、镁、无机磷酸盐	√		√	√	
	β-羟丁酸（血液或尿液）		√	√		
	TSH、FT4	√				
	三酰甘油、总胆固醇、高密度脂蛋白胆固醇（HDL−C）、低密度脂蛋白胆固醇（LDL−C）	√		◎		
	24小时尿液分析、尿微量蛋白	√		√	√	
	空腹血糖、空腹胰岛素、糖化血红蛋白	√		◎		
	25−羟基维生素 D	√				
	C 反应蛋白（CRP）	√			◎	
	血淀粉酶	√				
	心电图	√				
	双肾、输尿管、肝胆胰脾彩超	√				
	OGTT（口服葡萄糖耐量试验）	◎		◎		
	性激素全套	◎			◎	
	子宫附件彩超	◎			◎	
	睡眠呼吸监测	◎			◎	
身体成分	基础代谢率、体脂量、体脂率、内脏脂肪、瘦体重、细胞外液、体水分量	√	√	√	√	√

（续表）

项目	内容	随访时间				
		首次	第1/2/4/6/10周	第3个月	第6个月	第1年
咨询要点	讲解低碳水化合物－生酮饮食原理；低碳水化合物－生酮饮食的食物选择和制作等关键技术；如何避免和应对适应期症状	√	重点关注：不适症状、饥饿感、未按规定进食情况、食欲、体重和体成分变化，适时激励来访者	重点关注：体重、体成分及关键代谢指标变化	重点关注：体重、体成分及关键代谢指标变化	重点关注：体重及体重维持情况
管理计划	管理计划强调个性化，结合患者疾病情况（血糖、尿酸）和口味偏好、饮食习惯制订	完成初次体检；激发来访者减重动机；教授关键技术	个性化调整方案，增加依从性	个性化调整方案，增加依从性	再次有针对性体检	给予心理支持和营养指导

注：“√”强烈建议项；“◎”必要时

（2）管理方式介绍：患者管理的方式可依据科室或医疗单位的具体情况而定。常用的有如下几种。

● 门诊随访：是初诊和随访的主要方式，利于与患者进行面对面的交谈，沟通的有效性最好。相关医疗机构最好设立专门门诊，布置温馨的环境、醒目的宣传、微笑的服务营造宾至如归的就诊氛围，还可以设置学习室交流相关的低碳水化合物－生酮饮食制作技能。

● 建立网络社群：在网络通信如此发达的今天，可以借助网络通信工具，按照就诊和管理的需要建立多个相关或独立的微信群，要求患者将每日饮食情况用图片的形式记录下来，上传到相关的社群内，由营养师或健康管理师定期监督和解答患者疑问或进行远程随访，提高管理效率。也可以将相同问题的患者编入一个群交流经验，相互借鉴，实施低碳水化合物－生酮饮食的安全性、有效性的教育并提高患者的依从性。

● 组织各种适宜的活动：可以通过公众号定期发表文章介绍相关知识，也可以通过网络设计一些简单的问卷要求患者完成；还可以定期举行座谈会和小组分享会，激发患者参与的兴趣和积极性，提高患者参与的信心和成就感。

糖瘾篇

1. 糖瘾的定义和形成

（1）糖瘾的定义：指的是吃糖上瘾，使大脑像摄取精神活性药物如吗啡、哌替啶（杜冷丁）类药物那样刺激神经递质多巴胺和内啡肽产生，从而导致强大成瘾性，让人吃到停不下来，称为“糖瘾”。

“糖”真的会让人上瘾，很多人嗜好甜食，不吃会很难受，尤其对于小朋友来说，“爱吃甜食、爱吃糖”是非常普遍的现象。大脑中枢受多巴胺和内啡肽的影响会让吃糖的人获得“奖励”，如感到快乐、安全、满足感、成就感等，从而对带有糖分的食物失控性地进食。糖比可卡因的成瘾性高 8 倍，且有趣的是如果可卡因和海洛因只是激活了大脑一两点的话，糖居然会影响整个大脑！

（2）糖瘾形成的三个阶段

初期阶段：一般身边的人是不易察觉的，通常开始进食糖类食物后就很难停下来，从而失控于进食的量，这种依赖更多的是发生在自我的内在心理层面。

中期阶段：糖瘾的迹象开始外显，出现一些生理、心理和社会因素的问题，如不吃糖你会感到疲乏，情绪开始波动，很难像过去那样保持理性，开始出现注意力不集中的问题，你还会开始喜欢叫外卖，待在家里自己吃甜食。

后期阶段：你会处在一个失控的状况，纠结吃还是不吃？节食还是不节食？并尝试各种干预方法，但可能还是无法摆脱糖瘾。往往咨询医师后还被诊断是糖尿病或者是偏头痛，但其实这些都是糖瘾带来的潜在后果。

依赖→成瘾→失控，往往是个连锁反应，嗜糖成瘾者，如果不及时治疗的话，会给家人和社会生活造成严重影响：体重增加、代谢紊乱、并发症、亚健康……最佳的应对办法就是低碳水化合物－生酮饮食。

2. 糖瘾形成的心理机制

（1）糖瘾的负面影响：有糖瘾的人往往吃到碳水化合物会感到放松、压力缓解、在心理层面上得到满足，但这只是暂时的，当心理层面逐渐对此产生依赖后就会发展为恶性循环；吃不到时会焦躁不安、疲乏、头痛，甚至有感冒的症状、月经不调、牙和牙龈疼痛、睡眠障碍等。有的人说，我不吃糖感觉自己没有以前快乐了，情绪低落，每天都不开心。有人还会因此出现过度进食的现象，比如孤独的人吃得更多，情绪不好时吃得更多，压力式情绪化进食更多等，甚至疲劳、不规律作息还会导致暴饮暴食现象。

（2）糖瘾的心理机制：糖瘾的这种心理状态的机制来源于多巴胺，我们日常生活中，很多时候受多巴胺主宰，凡是让你感觉幸福的事情，就会刺激多巴胺升高。比如看到街上诱人的美食，想吃时，多巴胺飙升；热恋者整个人都兴高采烈时，多巴胺飙升；慢跑到一定阶段越跑越带劲儿，多巴胺飙升；商场战胜了竞争对手时，多巴胺飙升；朋友圈微博刷得停不下来，多巴胺也飙升……总之，多巴胺在生活里无处不在，它是大脑分泌的化学成分，能够在你快乐的时候为身体注入一定的活力。

进食也是如此，当你吃米、面、糖，喝可乐时，大脑快速大量分泌多巴胺，让你迅速感觉到快乐，但这种快乐很短暂。当糖被消化（或被储存为脂肪）后或你情绪不佳时，你很快又想要进食更多的糖来让自己快乐。于是你会再寻找这些食品以获得新的短暂快乐，最后不得不依赖、沉迷于这种刺激，这就是上瘾。当你不断地想要摄入糖来让自己快乐，随之而来的可能就是高血糖、肥胖、认知下降，更糟糕的是最终会伤害你的大脑，让你陷入抑郁之中。而当你吃有营养的食物，摄入足量的水，培养健康的人际关系，虽然并没有进食过多的糖，但大脑仍会持续、稳定地分泌多巴胺，让你快乐，从而使你会更愿意去做这些事情，所以有人说你进入了一种“越健康越快乐，越快乐越健康”的良性循环。

（3）走出糖瘾的心理阴霾：那么如何在获取快乐和幸福的前提下，还不危害自己的健康呢？如何让多巴胺的分泌保持稳定状态呢？

目前有研究发现高碳水化合物带来的快乐只是在短时间内刺激大脑分泌过多的多巴胺，既不会提高你的认知、改善你的情绪，也不会让你更有精力和缓解抑郁，只是达到眼前的欢愉，而不是长远的幸福。真正长久的快乐幸福，其实来源于你自身的成长，是一种通过反复培养、学习获得的内在能力。比如我们学习进食真正健康营养的食物，要学会去品味它的美味，也许一开始，你觉得减少了糖就减少了快乐，但渐渐的，你的身体会告诉你答案。每天摄入少量的碳水化合物，你也会很快乐，而且这是一种不一样的快乐，是一种发自内心获得成功的幸福快乐。慢慢地，你会更加爱惜自己的身体、家人的健康，更加淡定地面对生活中的小瑕疵，你的情绪会更加稳定，会更加感受到健康生活回报给你的恩泽，对自己的未来充满信心，这是一种更为持久的快乐和满足。

3. 克服糖瘾的基本原则和建议

糖瘾是实施低碳水化合物－生酮饮食治疗最大的拦路虎。多年来我们在帮助患者克服糖瘾的实践中感到，克服糖瘾最大的动力往往来自于患者长期坚持低碳水化合物－生酮饮食后建立的信心——因为只要坚持采用这种饮食一般都没有强烈的饥饿感，大脑中的多巴胺也会逐渐趋于平稳。对克服形成糖瘾的各种相关因素有促进作用，坚持起来也比较容易。

对如何成功克服糖瘾，我们总结了 3 条基本原则和 10 点建议，让走入低碳水化合物－生酮饮食大门的人都能获得健康饮食，保持良好的体态，亚健康状态得到改善，成为精力充沛且拥有健康体魄的人。

3 条基本原则如下：

（1）封住入口：戒除高碳水化合物，戒食果糖（肠道里有一些致病微生物很喜欢利用果糖产生尿酸，作为它们生存和繁殖的能量来源），戒除饮料，戒除零食。

（2）谨防开口：防止在持续了一段时间的严格限制碳水化合物摄入的状态中突然摄入大量的碳水化合物，或禁不住美食诱惑跑去大吃一顿的“暴食”，避免再次陷入有关的负面情绪、负面思维和不健康行为的状态中去。

（3）掌握平衡：调整好心态，把注意力放在营养美味又低碳水化合物的食物上，你会发现世界如此美好。

很多时候当我们感到饥饿或者失落的时候，其实坚持一下，如饮一杯水那样简单。我们给大家 10 点建议，请试一下：

（1）低碳水化合物饮食也可以是美食，时常自我暗示健康是第一位的，明确自己对减肥或保持健康的需求。

（2）不用一下子戒掉糖，循序渐进实现少吃或不吃甜食即可。坚持降低糖的摄入，慢慢使自己达到质变，破茧成蝶。

（3）避免过度进食，吃七分饱，偶尔间歇性断食，减轻胃肠负荷，持之以恒。

（4）学会调节和发泄不良情绪，不要熬夜伤神，一定要早睡，保持心情愉快。

（5）避免“糖瘾”式的饥饿，高蛋白、高脂肪食物使人们饱腹感更强，饥饿时应补充肉、鱼、蛋、坚果而不是糖类。

（6）调整自己的食物结构和作息规律，拒绝情绪化进食和过度劳累。

（7）防止习惯性地无意识进食，适应停下手中的工作，进行有意识的吃东西训练。

（8）调节家庭饮食结构，减少健康隐患。

（9）让自己少摄入含糖食品，专心进食，不饿不吃，避免边做其他事情边吃饭。

（10）不吃零食，烹饪尽量避免选用糖醋食品、红烧食品等，不在食物和饮品中额外添加糖。

4.“爆碳水”的含义及其影响

（1）“爆碳水”的含义：“爆碳水”是采用低碳水化合物饮食人群中的一个通俗性流行语，是指在持续了一段时间严格限制的低碳水化合物饮食后突然又摄入大量的碳水化合物。打个简单的比喻，“爆碳水”就像一个长时间没吃到糖果的孩子有一天看到了糖果立刻大快朵颐一样。在开始进行低碳水化合物－生酮饮食时，人们从高碳水化合物（高糖）饮食突然转入低碳水化合物－生酮饮食，大脑还没有完全适应，还需要糖来刺激大脑分泌多巴胺。即使低碳水化合物－生酮饮食会让人产生饱腹感，生理上还会保持对甜味的极度渴求，于是忍不住又吃了含糖的食物，结果进食的碳水化合物超过了规定的标准，这就被称为“爆碳水”。有的人将“爆碳水”视同于暴饮暴食，其实两者是有区别的。暴饮暴食是一下子吃太多了，食物摄入量一般都很大；而“爆碳水”仅指低碳水化合物饮食中吃进的碳水化合物类食物超过了规定的比例，数量肯定多一点，但不一定很大。两者引起的原因差不多，大都是对含糖类食物的渴望造成的。

（2）“爆碳水”带来的问题：在进行低碳水化合物－生酮饮食时，如果患者时常“爆碳水”，那么他看似努力采取了低碳水化合物－生酮饮食，实际上并没有达到所需要控制的水平，身体里还有足够的糖，那么就不容易进入营养性生酮状态，如果经常这样反反复复，既不利于缓解糖瘾，也达不到调整体内代谢的目的。不少“爆碳水”的人往往图一时痛快，但吃完之后又懊悔不已。他们可能都知道多吃了碳水化合物不健康，但是经历了一段时间的低碳水化合物饮食后，还是很想吃糖，此时只要出现压力和情绪不稳定的情况，加上意志力薄弱，就会出现“爆碳水”，尤其是减肥的年轻人中“爆碳水”的问题更加显著。

但要指出的是，突然“爆碳水”并不会影响人体的基础代谢。因为基础代谢受多种因素的影响，如年龄、性别、体重、甲状腺素、疾病状态、肌肉量和脂肪等，额外的碳水化合物并不会对基础代谢造成影响。当机体适应了酮体作为身体的主要能源后，一旦出现“爆碳水”，只要配合运动和（或）禁食等方式加快体内糖原的耗尽，还是可以让机体尽快恢复营养性生酮状态的。只是为图一时痛快而大快朵颐，一次放松让前面的努力付之东流，一切又要重新开始有点得不偿失罢了。

5. 引起“爆碳水”或暴食的主要原因

不同的人对糖或碳水化合物的渴望原因都不太一样，归结起来我们认为有如下几个主要原因：

（1）身体对多巴胺的渴望：进食碳水化合物或糖的时候，身体会分泌多巴胺，让你感觉到幸福快乐，这种长期的刺激会让你上瘾，一旦离开会特别想重新尝一下，即出现“戒断效应”。低碳水化合物饮食前期出现这种情况很正常，我们可以尝试使用其他办法，如冥想、转移注意力等方法弥补多巴胺的缺失。当然，偶尔少吃一点碳水化合物也没有大关系。

（2）脂肪吃得不够：很多人的低碳水化合物－生酮饮食实际上是低碳水化合物低脂饮食，这样虽然减肥成效快一点，但是很容易导致热量摄入不够，也难以进入营养性生酮状态。真正稳定的营养性生酮状态，食欲会自动下降，“爆碳水”的可能性就会低很多。

（3）把采用低碳水化合物－生酮饮食当成节食：一开始进行低碳水化合物－生酮饮食，不应该节食，应该以改变饮食结构为目标，也不应该每天称重，急于节食减重，这样很容易导致“爆碳水”。实际上当适应低碳水化合物－生酮饮食后，就算断食你也不会难受，但是刚开始并不是这样，只要你吃得少一点，身体就会渴望更多的食物，尤其是想吃糖。此时和适应低碳水化合物－生酮饮食后最大的区别就是身体还没有适应脂肪供能，没有完全进入营养性生酮状态。

（4）矿物质等营养物质摄入不够：营养不够也是“爆碳水”的一个主要原因。我们经常见到孕妇在妊娠期特别能吃，主要是怀孕的时候很容易缺乏维生素和矿物质，于是导致食欲旺盛，甚至会暴食很多奇怪的食物。导致营养不良的原因有很多，除了吃得不够，还有一种是饮食结构有问题。比如你平时吃太多的豆类、坚果、谷物（包括粗粮）等食物，里面含有的抗营养素，很容易引起矿物质吸收出现问题。

（5）心理因素：如果采用低碳水化合物－生酮饮食之前患者就经常有暴食的问题，那么心理原因导致暴食的可能性很大。这种情况下我们建议患者要放松身心，多出去走一走，去户外晒晒太阳、呼吸一下新鲜空气，找朋友聊聊天，遛遛狗，和家人拉拉家常，这样可以使心情瞬间放松很多。

（6）睡眠不足：上夜班的人比其他人更容易暴食，所以，一定要休息好，把睡眠补充足够，因为睡眠不足会引起皮质醇升高，食欲也会跟着飙升。

6. “爆碳水”或暴食的应对措施

长时间控制饮食后，很可能突然有一天，你感觉自己的自控力用完了，很想放纵自己一下，就会去暴食，吃各种高碳水化合物的饮品、甜食等。这个时候应该怎么办？建议如下。

（1）小心代糖饮料：代糖是一把双刃剑，可能会满足你的糖瘾，但是更可能会刺激你的食欲，让你更加想吃糖。建议你可以试着喝一杯加入椰子油、奶油、黄油或中链脂肪酸的自制防弹咖啡，效果很不错，特别是添加了 MCT 油（一种含丰富中链三酰甘油类脂肪酸的膳食脂肪）的防弹咖啡更好。另外一个建议是多晒太阳，呼吸一下新鲜空气，在大自然中沉浸身心，使吃糖的渴望消失。此外还可以喝碗骨头汤，这会很容易让人满足。

（2）推荐纯肉饮食：如果你还是想暴食，纯肉是一个不错的选择，因为纯肉饮食常使暴食的欲望消失，对食物的恐惧感和进食的内疚感消失，是缓解暴食的终极利器。美国哈佛大学医学院的精神科专家乔治亚·埃德（Georgia Eole）认为，纯肉饮食可以缓解很多心理上的问题，甚至严重抑郁等精神疾病。如果你不太适应纯肉饮食，可以将低碳水化合物－生酮饮食和纯肉饮食混合使用。有些人觉得吃肉太腻，还是想吃蔬菜，那么你可以短期尝试 1 个月纯肉饮食。大部分纯肉饮食者反馈，食欲会大大下降。甚至很多朋友反馈说纯肉饮食改变了自己的进食障碍及暴食催吐症。而且采用纯肉饮食的人基本上能很轻松地做到一日一餐且基本不饿。总之如果你有暴食习惯的话，不用去担心体重，先吃饱吃够脂肪，使自己进入营养性生酮状态并适应后，你的食欲自然会下降。

（3）调整自己放松身心：对于暴食者，调整心态和情绪比饮食更重要，这是最基础的，情绪不稳定，饮食可以先放一边，调整好自己的状态，再去尝试低碳

水化合物 – 生酮饮食。应该多做一些能让自己放松的运动，不要剧烈运动，不要过度透支自己的意志力，尽量让自己放松、开心。可以通过练习冥想，提高自控力。如学会和自己沟通、尝试情绪释放都是很不错的心理疗法技巧。就算反复暴食了也不要害怕，不要自责，先学会接纳自己，这比补救性措施、催吐、疯狂运动更重要。

（4）大脑记忆的逆转训练：我们大脑的记忆功能一直在影响我们的行为。每个人都会钟情于某一种高碳水化合物的食物，比如说，我们以前爱吃麻辣米线、肉夹馍、油泼面，很多女生还爱吃奶油蛋糕、冰淇淋等甜品。大脑对于这些独特的食物有特殊的感觉，只要一段时间不摄入，它就会提醒你，该吃点米线啦，该吃点蛋糕了，该吃一碗油泼面了。如果你一直钟情于高碳水化合物饮食，经常性刺激血糖，使大脑分泌多巴胺，给你带来幸福感，大脑也会记住这种感觉，如果没有了就会怀念，特别是在饥饿的情况下，大脑给你传达的信息是："快吃高碳水化合物的食物吧，我需要多巴胺。"所以低碳水化合物 – 生酮饮食初期，当大脑还没有彻底忘记这些食物，反复暴食碳水化合物是很正常的。你可以采取循序渐进的方式，开始低碳水化合物 – 生酮饮食时可以尝试一天吃半碗米饭，一周进食 1 碗米线并进行运动，其实效果也还不错。慢慢地开始戒掉碳水化合物食物。当完全进入营养性生酮状态并适应后，每次想"爆碳水"的时候甚至会出现晕碳水、疲惫的情况。此时，你会发现大脑已经训练到不再对碳水化合物食品的刺激感到敏感了。

7. 对顽固出现"低碳水化合物—'爆碳水'—低碳水化合物"循环困扰者的建议

有的人经过努力还是总被"低碳水化合物 – '爆碳水' – 低碳水化合物"的恶性循环困扰，下面的几个建议，希望对你有帮助。

（1）要保证足够的饮水：这是最重要的一条。低碳水化合物 – 生酮饮食后会因暂时性尿量增加而容易脱水，大家都知道，口渴很容易刺激食欲，尤其想喝点甜的有味道的，这是很多人一直以来养成的习惯，可能会想喝饮料，吃点东西，安慰一下自己。其实，大部分情况下，喝点水就能解决问题。

（2）适当多吃一些脂肪和蛋白质：前面我们讲了，一开始采用低碳水化合物饮食，不建议让自己处在饥饿状态。因为这个时候，大脑还在怀念碳水化合物，一饿就会想"爆碳水"，所以，吃好很重要。尽管这样可能会影响减肥的速度，但“爆碳水”的可能性会更小，这样反倒更加容易渡过难关取得成功。只是有些人一开始非常心急地追求减肥速度，不敢让自己多吃，走进了饥饿的认识误区。

（3）可以提高盐的摄入量：一开始接受低碳水化合物－生酮饮食，可能感觉嘴里总是没味，或者感觉少点什么，有时候还会觉得口苦，这和低碳水化合物常引起脱水，带走矿物质有关系。这种饮食的拥护者们都知道，低碳水化合物后不建议少盐，如果你想“爆碳水”，可以适当饮一些淡盐水，特别是夏天，淡盐水的作用很不错。

（4）补充足够的矿物质和镁剂：除了盐，还可以补充一些镁，钾和镁缺失，也可以引起暴食，补充这些矿物质的好处是众所周知的。身体的很多异常反馈都可能与电解质和矿物质流失有关。

（5）早上喝一些柠檬水或含中链三酰甘油类脂肪酸的膳食脂肪（如 MCT 油）的饮料：采用低碳水化合物的人一定要多喝柠檬水，对于早上容易饿的人，用些含 MCT 油的饮料或食物更有作用。MCT 油最常见于椰子油和棕榈油中。它可以直接供能，产生酮体，也有控制食欲的作用。

（6）特别想吃甜食者可吃一些含代糖的甜食或生酮零食：生酮的零食（参见第二部分【执行篇】3. 低碳水化合物－生酮饮食中包含素菜和水果吗？）、甜食，基本上都用的是健康的代糖，可以短暂满足一下嗜甜的欲望，欺骗大脑一下。因为这些代糖虽然甜，却不升高血糖，血糖不波动，不会导致低血糖，不会刺激食欲导致“爆碳水”。不过，尽管如此我们还是建议尽量少吃，还是让大脑尽快忘记这种甜食带来的快感为好。

（7）尝试“正念”饮食：很多女孩子喜欢吃冰激凌。吃冰激凌的确爽，如果你特别想吃，就好好吃一次，但注意用“正念”饮食的方法，即有意识地用所有感官慢慢去深入理解和感受所吃的食物，吃完最好记录下自己的感受，每吃一次，都让自己和食物建立一次重要的重新定位，也可以说是一种冥想的训练，可以帮助你摆脱对这种食物的依恋。

（8）快速补充维生素、矿物质的简单办法：一般情况下，当你特别想暴食的时候，吃两个牛油果就会很满足，基本上就不会暴食了，当然条件是你喜欢吃。蛋黄、猪肝也可以，它们都是营养价值很高的食物，只是一次不要吃太多就好。对于女性来说，如果有缺铁的症状，可以选择多吃红肉和动物血，补充足够的铁，但不要吃大枣。

总之，开始低碳水化合物－生酮饮食初期，出现“爆碳水”很正常，多在每次控制饮食瘦了几千克后就开始想吃美食，然后就忍不住暴食。其实偶尔为之并不可怕，碳水化合物虽然不健康，但也不是毒品，偶尔吃一点，第二天就少吃一点，或者适当增加一些运动，没有什么大不了，不要有太大的心理负担。如果想吃主食，吃点米饭或米粉也行，但要注意米比面和糖好些，还有暴食以后尽量不要着急去称重。最关键的是永远保持一颗平常心，绝不要因此而自我否定，失去对自己目标实现的信心。

8.“爆碳水”或暴食后采取的对策

不少人“爆碳水”或暴食后很后悔，很想补救回来。一旦出现这种情况该怎么办呢？我们给出几个办法你可以试试。

（1）先好好睡一觉：一般暴食都发生在晚上，或者下班后回家的路上，特别是从事那种特别累的工作，加上家门口就是美食一条街，这个时候回家，很容易刺激食欲，想要吃一顿大餐。或者晚上一个人的时候，无聊，不知道做什么，就会想吃东西。很多人晚上暴食后，就开始忏悔、自责，其实没有必要，吃都吃了，忏悔也没用，好好睡一觉再说。

（2）适量的运动：暴食后，很容易导致失眠，如果时候还早，可以尝试做一些简单的运动。有的人暴食后会选择疯狂运动，这不是好办法，因为运动消耗的热量很少，多吃一个馒头可能要运动半个小时。这个时候最重要的不是消耗热量，而是健康的消化这些食物，多摄入的热量，可以通过基础代谢自然消耗掉。所以我们建议做一些低强度的运动，可以散散步，或者做做瑜伽、试着冥想，安安静静跟自己沟通；不建议跑步、高强度间歇性训练、深蹲、硬拉等高强度运动。

（3）多饮水：暴食后，饮水可以帮助缓解胀气，也可以帮助消化。所以建议暴食后的第二天早上，起床后先喝几杯柠檬水，可以增加饱腹感，让你今天自然少吃一点，当然，喝点黑咖啡也不错，可以帮助你控制食欲。

（4）暴食后第二天的进食办法：主要是适当少吃，把握两个重要原则。①饿了再吃，不饿可以不吃；②可以适当饿一会儿，但是不要强迫自己长时间忍受饥饿。暴食后断食不是好建议，容易陷入恶性循环。尽量进食原生态食品、营养丰富的食物，主要食物来源为蔬菜、肉类、鸡蛋、脂肪，建议摄入三文鱼、蔬菜沙拉，或者鸡胸肉沙拉；建议吃牛油果、适量蓝莓等莓类水果，可以吃一些醋，特别是暴食碳水化合物后，吃醋可以帮助稳定血糖。总之，忘记昨天的暴食，直接进入正常生活。

（5）尽量找到暴食的原因：这个非常重要，今天虽然暴食，但以后尽量不暴食，只有找到原因，才能慢慢去缓解暴食。可以仔细回顾一下每次是什么引发自己暴食的？有的人是因为看到或想到了甜品、面包、锅巴等深加工食品；有些人是因为闻到了辛辣、很香的味道；更重要的是注意观察是什么情绪，如压力、嫉妒、孤单、无助、对生活的失望引发的暴食。只有学会自我分析反省，才有机会走出“低碳水化合物－‘爆碳水’－低碳水化合物”的怪圈。很多时候，千万不要轻易让他人或他物影响你的生活，也不要着急责怪自己，因为问题不在自己，而是在于影响你行为的其他因素。

（6）排解郁闷简化生活：很多人暴食，就是因为孤单，无助；所以暴食后，找个人倾诉或聊一些开心话题很重要。还可以去户外走一走，用心去感受环境的美丽，简单地呼吸空气。还有其他方法，如看一本自己喜欢的书，听一些自己喜欢的舒缓的音乐等。其实暴食者最需要做的是简化自己的生活，减少自己的欲望，避开一些引发自己暴食的食物，做一些能让自己静心的事。所以你最好克服囤积食物的习惯，夜间清空自己的冰箱，白天只买一天需要的东西，因为是否暴食可能就发生在夜间的一念之间；平时少逛商场，少买东西，关闭手机购物网站；累了回家做一些简单的家务，早点休息，睡个好觉比什么都重要。

（7）正确善待自己：做到三点。①相信自己。每个人都会有不顺心的时候，人的欲望太多，社会太复杂，我们经常会迷失方向，然后情绪低落，尤其是当生活突然失去了目标时很容易导致暴食。所以我们需要多向长远看，少计较一两天的成败，努力做好自己。②原谅自己。这一点很重要，因为很多暴食者都有自暴自弃的心态，其实暴食后最重要的不是如何消耗热量，如何降低体重，而是你必须原谅自己，因为只是一次饮食失控而已，不是什么不可原谅的错误，前进中出现曲折很正常。正确善待自己才真正利于降低血脂。③寻求帮助。经常暴食的人，如果一直无法原谅自己，可以寻求专业医师的帮助。可以暂时不要节食，不要控制饮食，也不建议继续坚持低碳水化合物－生酮饮食。先解决了心理问题，处理好自己和食物的关系，想通了怎么吃最健康，怎么运动最科学再去实践。

9．“爆碳水”或暴食后最不应该做的事

（1）称重：很多人喜欢称重，饭前称，饭后称，上完厕所称，这样频繁称重是没有任何意义的。如果你在减肥，建议 1 周称 3 次，后期可以 1 个月称 1 次。如果你“爆碳水”或暴食了，最不应该做的事就是称重。因为你吃下去的食物必

然会增加体量，这个时候没有必要自寻烦恼，再说此时的体重也不真实，增加的体重中大部分只是食物的重量，它们大都会被代谢掉，用不着要过分担心，建议3天以后再去称重。

（2）催吐：催吐会让“爆碳水”或暴食成瘾，也加剧心理障碍，可能还会导致抑郁、腐蚀牙、伤胃等，让情况变得更加糟糕。

（3）疯狂锻炼：疯狂锻炼是一种试图弥补错误的方法，我们认为没有必要，所有合理的选择，都应该是在平和的心态下进行的。疯狂锻炼有一种自我否定、自虐的情绪，你并没有在享受运动，你眼里只有消耗热量，这样很难接纳和原谅自己。

（4）自责：我们一直强调，暴食是一种严重的心理问题，曾困扰了无数年轻人。研究发现90%的暴食都发生在晚上，因为晚上回到家放松了自己，人的自律性、自控力都会降低到最低点，加上食物的引诱和情绪，是引发“爆碳水”或暴食的最多时段。其实“爆碳水”或暴食并不是天崩地裂，吃了就吃了，天塌不下来，不要焦虑。还自己一颗平常心，明天一睁眼还是阳光明媚的一天。对严重的暴食者，不建议控制饮食，要劝他们去医院接受专业的治疗，当他们能够处理好和食物的关系，学会爱自己、爱生活、享受生活的时候，一切问题都会迎刃而解。

断 食 篇

1. 断食的概念

在低碳水化合物－生酮饮食中有一种饮食方法叫断食，其更准确的名称叫作间歇性断食。这决不是指不吃食物，而是指一种正常能量摄入和能量限制（或完全禁食）交替进行的膳食模式。

断食是保持健康的一个古老的秘密。古老，是因为它已经贯穿了整个人类历史。它又是一个秘密，是因为这种强大的饮食习惯几乎被遗忘。现在有很多人都在重新审视这种饮食方法。认为这种饮食方法如果做得好，可以带来巨大的益处，如减肥、缓解 2 型糖尿病等。当然，断食还能帮你节省时间和金钱。

断食绝不是让你忍饥挨饿，因为它具有可控制性。饥饿属于非自愿的食物缺乏，既非故意也不可控。另外，我们说的断食是出于理性思考，出于维护健康或其他原因而自愿拒绝食物。食物其实很容易买到，但你可以选择不吃。

这种断食可以发生在任何时间段，可以持续几小时到几天甚至几周。参加者可以随时开始随时结束。断食者可以出于任何原因或根本没有理由。目前低碳水化合物－生酮饮食中的断食并没有制定任何标准和持续时间，只是如果医师认为有必要或有益处会建议患者采用一种自己能适应的断食方法罢了。广义的所谓断食很常见，只要你不吃东西，就是在断食。如在晚餐和第二天的早餐之间在断食，为 12 ~ 14 小时断食。从这个意义上说，断食应该被视为日常生活的一部分。我们这里所说的断食也不是某种残忍和不寻常的惩罚。现在讲的断食是每天都在进行的一种饮食方法，即每天只是持续一小段时间不吃东西。断食可以是日常生活的一部分，在低碳水化合物－生酮饮食中将它作为了一种治疗手段。其实它不是才出现的新创造，应该是相当古老且有效的一种有利于健康的饮食方式。

2. 断食的作用机制

断食的核心是让身体燃烧多余的脂肪。重要的是断食的人要意识到这是一种正确的方法，不会带来不利的健康后果。身体内的脂肪是储存起来的食物能量。如果你不吃东西，你的身体就会用“吃掉”自己脂肪的方式来获取能量。

世界要维持平衡就不会发生战争，生活要维持平衡大家就会和谐相处，这一道理同样适用于进食和断食。断食只是吃东西的另一面，如果你不吃东西，你就是在断食。进食和断食是在维持人体健康的平衡。下面我们讲一下断食的作用原理。

（1）能量的储存：当我们吃东西时，摄入的食物能量比身体可以立即使用的能量要多。这些能量中的一部分必须存放起来以备后用。胰岛素是参与食物能量储存的关键激素。

我们吃饭时胰岛素上升，有助于以两种不同的方式储存多余的能量。一种是糖连接成长链，生成糖原，储存在肝中，但存储空间有限，一旦达到上限，肝会开始将多余的葡萄糖转化为脂肪，这个过程被称为脂肪的重新制造。

这些新产生脂肪中的一些储存在肝中，但大部分脂肪储存在体内的其他脂肪组织中。虽然这是一个非常复杂的过程，但可以储存的脂肪量却是不受限制的。因此，我们的身体中存在两种互补的食物能量储存系统。一种很容易实现，但存储空间有限（转化为糖原的途径）；另一种较难以实现，但有无限的存储空间（转化为体脂肪的途径）。

（2）能量的使用：当我们不吃东西（断食）时，这个储存过程会反过来。没有食物摄入，胰岛素水平下降，身体开始燃烧储存的能量。于是血糖下降，身体首先必须将储存的葡萄糖分解燃烧以获取能量。糖原是最容易获得的能量来源，它被分解成葡萄糖分子，为其他细胞提供能量。这种能量可以满足身体24～36小时的能量需求，当糖原的储备用完了以后身体开始分解脂肪这种能源以获取能量。

因此，人们基本处于两种食物摄入状态中，即进食（胰岛素升高）状态和断食（胰岛素降低）状态。维持人体的活力存在两种方式能量利用方式，要么储存能量，要么燃烧能量，非此即彼。如果进食和断食是平衡的，那么人体就没有重量增加。

（3）恢复能量平衡：实际上人们在很多情况下能量并没有维持平衡，超重、糖尿病等就是能量不平衡的结果。按照常见的饮食方法不断地进食，那么你的身体就会使用正在摄入的能量而不会燃烧体内储存的脂肪。为了恢复能量平衡或减肥，你只需要增加燃烧食物能量的时间（断食即为达到此目的）即可。实质上，断食的目的就是让你身体使用其储存的能量。你要理解的重要一点是断食不会带来任何健康问题，这就是我们身体保持或恢复能量平衡的一种方式。犬、猫、狮和熊如此，人类也是如此。

（4）激素的调节适应：当我们什么都不吃时身体会发生什么？几十年前就首次提到并被广泛认可，不管进食什么，只要是食物都会增加胰岛素分泌，因此降低胰岛素的最有效方法是避免食用食物。最近的研究表明，间歇性断食可以作为降低胰岛素的方法之一，还可以显著改善胰岛素敏感性。虽然我们可以采用低碳水化合物－生酮饮食减少强烈促进胰岛素分泌的食物，降低了胰岛素分泌，最初体重会降低，但胰岛素抵抗问题仍没有解决，胰岛素抵抗仍然存在，而断食是降低胰岛素抵抗的有效方法。因此，目前认为调节激素使之适应健康的需要，断食是一种最有效的策略。

3. 断食的实施阶段

从进食状态到断食状态的转变要经历如下几个阶段。

（1）进食阶段：在用餐期间，胰岛素水平升高。这就使葡萄糖进入诸如肌肉或脑的组织中以提供能量，过量的葡萄糖会作为糖原储存在肝中。

（2）吸收后阶段：开始断食后 6 ～ 24 小时，胰岛素水平开始下降，糖原分解成葡萄糖供能，持续约 24 小时。

（3）糖异生阶段：24 小时至 2 天，肝进行“糖异生”，利用氨基酸合成新的葡萄糖。这样使得非糖尿病患者的血糖水平下降但保持在正常范围内。注意此阶段内蛋白质也可以分解产生葡萄糖的。许多人认为这就意味着身体正在燃烧“肌肉”以提供葡萄糖，其实并非如此，过量的蛋白质确实会被分解为葡萄糖，但不一定是在肌肉，也会在结缔组织、皮肤、旧细胞等处。所以如果只强调蛋白质在肌肉的分解而忽略其在其他组织的分解，则可能不能清楚认知蛋白质过多对整个机体健康带来的影响。

（4）酮体阶段：开始断食后 2 ～ 3 天，身体低胰岛素水平会刺激脂肪分解。脂肪会被分解成甘油主链和三个脂肪酸链，甘油用于糖异生，脂肪酸可以作为体内许多组织的能量来源。虽然大脑不能直接利用脂肪酸，但可以利用能够穿过血脑屏障的酮体。断食 4 天后，大脑使用的约 75%的能量均是由酮体提供的。

（5）蛋白质维持期：断食 5 天后，高水平的生长激素会维持肌肉质量，身体通过使用游离脂肪酸和酮体几乎可以完全满足维持基础代谢所需要的能量。此外，随着蛋白质分解利用的结束，身体将重建之前被分解的蛋白质储备。

4. 断食的好处

断食以后我们会获得许多明显的好处，最明显的就是减肥。长久以来人们就知道人不能24小时都在进食，胃肠必须要休息。断食通常被称为人体在自我“清洁”、“排毒”或“净化”，这些活动的实质其实是相同的，即出于健康原因在一段时间内自动停止食用食物。用这一方法排除身体内的毒素并使自己恢复活力。根据国内外实施低碳水化合物－生酮饮食的实践，目前公认为断食具有以下诸多好处。

（1）思路更清晰，反应更敏捷，注意力更集中。

（2）体重下降和身体脂肪减少。

（3）降低血液胰岛素和血糖水平。

（4）缓解2型糖尿病。

（5）增加能量。

（6）改善脂肪燃烧。

（7）增加生长激素。

（8）降低血液中的胆固醇。

（9）预防阿尔茨海默病（潜在的）。

（10）延长寿命（潜在的）。

（11）刺激机体自噬作用，激活细胞清除不正常构型的蛋白质、功能先调的细胞器和外来侵入的异物（这一发现被授予2016年诺贝尔生理学或医学奖）。

（12）减少炎症。

总而言之，断食为低碳水化合物－生酮饮食提供了许多重要的独特优势，这是传统的饮食习惯无法提供的。当前人民生活水平改善不少，但与不良饮食习惯相关的各种健康问题也在凸显，面对不断变化的饮食品种和口味，人们的进食无疑越来越多且不加节制，因此断食具有无可置疑的调节功效。现在尚没有发现能比断食史有效降低胰岛素和减轻体重的方法。

5. 常用的断食种类和方法

我们在这里只介绍目前常用的一些断食的种类的方法。

（1）短期断食（＜24 小时）：短期断食比较常见。该断食的好处是具有无限的灵活性，你可以随心所欲地在 1 天内断食。这里有一些流行的断食方案。

● 16∶8 断食法：每天断食 16 小时，这就是只有 8 小时的吃饭“窗口”。在 8 小时的时间内吃完所有的饭菜，剩下的 16 小时断食。这种断食方式通常可以每天或几乎每天进行。如你可以在上午 11 点和下午 7 点之间吃掉所有餐点，这意味着不吃早餐，在前述的这 8 小时内吃两到三餐。

● 20∶4 断食法：是指 4 小时的饮食窗口和 20 小时的断食时间。如你可以每天下午 2 点至 6 点吃一餐或两餐，而其他 20 小时则断食。

（2）较长时间断食：主要有 3 种。

● 24 小时断食法：包括从晚餐到晚餐（或午餐到午餐）的断食。如果你在第 1 天吃晚餐，那将跳过第 2 天的早餐和午餐，并在第 2 天再次吃晚餐。这意味着你每天仍然都在吃，但在断食那一天只吃 1 餐。通常每周进行 2 ～ 3 次。

● 5∶2 断食法：通常为一周内 5 天正常摄入能量，连续或非连续的 2 天将能量摄入减少至正常所需的 1/4 ～ 1/3，迈克尔 · 莫斯利博士在他的《轻断食》一书中推广了这一方法，所以又称轻断食法，是指 5 个正常进食日和 2 个断食日。然而，在这 2 个断食日，每天可以摄入 2000J 的热量。这些热量可以在白天的任何时间摄入，可以是一天总共摄入 2000J，也可以一餐摄入 2000J。

● 36 小时断食法：这是指一整天的断食。如果你在第 1 天吃晚餐，你将在第 2 天全天断食，直到第 3 天早餐再进食，通常断食为 36 小时。这提供了更强大的减肥效益，另有个很大的好处是这种断食避免了在第 2 天吃得过饱的诱惑。

（3）长期断食：你几乎可以无限期地断食。一般来说，对于超过 48 小时的断食，建议使用多种维生素来避免微量营养素缺乏。鉴于再喂养综合征的高风险，一般不鼓励人们断食 14 天以上。

6. 当前流行的断食方法

目前有几种流行的方法来实现断食，下面我们介绍 3 种最受欢迎的方法。基本原则是不吃早餐或推迟当天的第一餐来延长过夜断食时间，即早上不摄入热量，晚上摄入较多热量，这个概念称为热量“倒锥形”。

我们日常饮食包括 12 小时断食（过夜）加上 12 小时的进餐（包括三餐，早餐、午餐和晚餐）。然而大多数人实际上进食时间超过 12 小时，从早上开始吃东西直到深夜，中间会吃很多零食，所以一般人的进食窗口可能超过 12 小时。

（1）Leangains 断食法：该法由健美运动员马丁 · 伯克汉姆（Martin Berkhan 推广，是目前最流行的断食方法。这个模式包括 16 小时的断食和 8 小时的进食窗口，就是每天早上不吃早餐，当天的第 1 餐从中午开始，然后在 8 小时的进食窗口内正常吃午餐和晚餐。如早上 6 点起床，不吃早餐，中午 12 点吃午饭，晚上 8 点之前吃晚饭。允许在您的进食窗口期间吃零食。

（2）战士饮食：这种模式是由奥利 · 霍夫马克勒（Ori Hofmekler）首先在军队中推广的，做法是在一天内大部分时间断食，即不吃早餐和午餐，然后在晚餐的 4 小时窗口期间吃一顿丰盛的晚餐，即断食 20 小时，进食 4 小时。这种断食方法可以让你在一天结束时吃到非常满意的饭菜，对于那些晚上有社交需求，比如聚餐的人来说是比较可行的。虽然白天断食比较困难，但确实会有助于燃烧脂肪和降低胰岛素水平，也有助于提高胰岛素敏感性。

（3）断食 24 小时：这种模式是由健美运动员布拉德 · 皮隆（Brad Pilon）推广的，就是断食整整 24 小时。假设你在前一天的晚上 8 点吃了最后一顿饭，第 2 天就不吃早餐和午餐，然后将晚餐安排到晚上 8 点。这种方法实施起来比较困难，因此仅建议每周实施一天。虽然比较难坚持，但到断食 24 小时结束时，你的脂肪氧化水平会达到新的层次，胰岛素水平会降低。许多人认为，断食后的第 2 天他们会狂吃食物，前一天断食带来的好处就抵消了，但事实并非如此。多项研究已经证明，第 2 天人们即使会吃掉较多热量的食物，但仍然没有正常进食所摄入的热量那样多。

这些断食方法都非常有效，你可以根据需要灵活使用这些方法，也可以根据需要混合搭配。在生活的任何一天实施都可以，并可以随时终止。比如你计划断食 16 小时，但只能做到 13 小时，那也没关系，已经比你每天早晚进食好得多了。

7. 认清断食的必要性

（1）进食与断食：将你的身体设计成在进食和断食两个对立状态之间的来回过渡。进食状态下胰岛素升高，这表明你的身体会在你的脂肪细胞中储存多余的热量。如果胰岛素足够，燃烧脂肪会停止，身体会自动燃烧葡萄糖（来自你的最后一餐）来供能。而在断食状态下，胰岛素水平较低（与胰岛素作用相反的激素如胰高血糖素和生长激素水平升高）。身体要从脂肪细胞中调动储存的体内脂肪，并燃烧这种脂肪来获取能量（不是葡萄糖），这表明你只能在断食状态下燃烧储存的脂肪，在饱食状态下则需储存更多的身体脂肪。

（2）胰岛素抵抗的形成：在人类的历史长河中，人类似乎花费在断食状态上的时间越来越少，在“吃”上花费的时间则越来越多。结果是我们身体的细胞燃烧储存的脂肪来获取能量的能力越来越弱，反而过度依赖葡萄糖燃烧的途径。所以体内胰岛素一直维持在高水平，身体主要依靠葡萄糖供能而没有燃烧储存的体内脂肪。

这种长期暴露于高胰岛素的状态会导致“胰岛素抵抗”，即身体分泌更多的胰岛素以响应进食状态。慢性胰岛素抵抗是“代谢综合征”的原因，这些代谢性综合征包括肥胖、腹部脂肪储存、高三酰甘油血症、高密度脂蛋白（HDL）胆固醇降低，最终患上2型糖尿病（地球上每12个人中就有1人患有2型糖尿病，35%的成年人和50%的老年人患有代谢综合征或处于糖尿病前期）。

有胰岛素抵抗的人在细胞水平上主要燃烧葡萄糖，他们很少有机会燃烧任何体脂肪。当这些人从他们的最后一餐中获取的葡萄糖供能耗尽后，不会过渡到断食状态来燃烧脂肪，而是渴望更多的葡萄糖（来自碳水化合物），因为他们身体的细胞降低了动员和燃烧脂肪的能力。

（3）越胖越饿的道理：为什么重度肥胖的人常会感到饥饿？其实他们有足够的脂肪储备，能维持很长时间断食。但是，超重的人习惯在细胞水平上持续燃烧葡萄糖而不是脂肪，平时总在进食，很少断食，所以长期处于高胰岛素血症状态中，具有胰岛素抵抗，这种高胰岛素水平会促进脂肪储存，抑制脂肪细胞的动员，甚至改变了线粒体这个细胞内微小能量工厂的工作方式。

线粒体可以燃烧葡萄糖或将脂肪作为燃料，随着时间的推移，它们会优先选择葡萄糖，成了“糖燃烧器”，减少或下调了燃烧脂肪供能的途径。

那么停止进食几个小时的超重者其“糖燃烧器”会发生什么改变呢？当他们耗尽最后一餐中所摄入的葡萄糖后，不能无缝过渡到断食状态，动员和燃烧储存的身体脂肪，于是感到饥饿起来，渴望从碳水化合物中获取更多的葡萄糖。他们每天大部分时间都会被困在每隔几个小时进食一次的周期中，葡萄糖飙升，一旦血糖下降时就会感到十分饥饿。

有一个很好的比喻是高速公路上装满油的油罐车，如果油罐车的汽油耗尽，它就会停止运转，尽管油罐里有10 000升的现成汽油。这是为什么？因为它不能自动将油罐里的汽油转输到汽车油厢里做为燃料。只有专门设计制造了这一结构，油罐车才能实现汽油的自动补充。

8. 对断食的详细指导

那么肥胖者怎样才能在断食状态下无缝过渡到燃烧脂肪的供能状态呢？这就需要适应并学习如何用脂肪供能并提高这种能力。人类是有能力"适应脂肪供能"的群体，生来具有能够通过训练提高利用储存在体内的脂肪来代替葡萄糖供能的能力。然而，这需要时间和练习，你的身体必须做很多事情才能成功。下面我们就指出几条慢慢上调（或增加）这种能力的途径。

（1）积极改善胰岛素的敏感性：要想将脂肪细胞中的脂肪动员成游离脂肪酸，在细胞水平（在线粒体中）上促进脂肪燃烧，有下面几种方法可以改善这种"适应脂肪供能"的能力，使之能够成功燃烧储存的体脂。

● 低碳水化合物饮食：进食高脂肪食物为主的低碳水化合物饮食（LCHF）以提高身体利用脂肪而不是葡萄糖的能力，因为即使在进食状态下，脂肪的摄入也比葡萄糖的摄入更多。

● 锻炼：高强度运动迅速耗尽葡萄糖和糖原，迫使身体转换并利用更多脂肪作为燃料。逐步改善胰岛素的敏感性。

● 热量限制：摄入更少的热量也等于减少可用于燃料的葡萄糖，于是身体会更经常被迫依赖储存的体脂作为燃料。研究已经证实如果你只食用自然界中存在的全天然、未加工的食物，如新鲜的瓜果、蔬菜等，那摄入体内的将始终是所需的最低热量。

● 断食：让断食状态持续更长的时间，让身体有更多的机会"练习"燃烧脂肪。

（2）用断食促进代谢锻炼：可以用增加断食作为代谢锻炼的一种方法，加强身体燃烧脂肪的能力训练。这种能力可以随着锻炼的持续而加强，但也会因缺乏锻炼而降低，就像手臂骨折打上几周石膏之后肌肉会萎缩一样。代谢锻炼的好处包括：

● 降低血糖。

● 降低胰岛素水平。

● 增加胰岛素敏感性。

● 增加脂肪分解和游离脂肪酸动员。

● 增加细胞脂肪氧化。

● 增加胰高血糖素，加速糖异生。

● 增加生长激素。

要获得这些好处的秘密是“断食”，但这可不是毫不费力就能做到的。逐渐延长在断食状态的时间实际上是代谢锻炼的一种形式，这样你可以训练身体达到快速有效地从脂肪组织中调动游离脂肪酸的能力。

（3）少进食、多断食最直接简便：实现轻松持久减肥的方法之一就是训练自己每天只吃两餐（并且不吃零食）。其中最简单、最容易做到的方法就是不吃早餐。不吃早餐，轻便的午餐和丰盛的晚餐可以最大限度地增强身体在交感神经系统和副交感神经系统之间的自然切换。使你白天具有更高的警觉性（交感神经支配），晚上在进食后状态下更利于休息（副交感神经支配）。

通常情况下，进食后接下来的 3 ～ 5 小时，身体开始消化并吸收刚吃的食物，胰岛素显著上升导致多余的能量储存转化为脂肪。然后身体进入所谓的吸收后状态，在此期间，最后一餐的能量成分仍在循环中。最后一餐吸收后的状态可持续 8 ～ 12 小时，这 8 ～ 12 小时可以完全进入断食状态。这就是为什么许多开始断食的人会在不改变饮食和运动的情况下减肥成功的原因。

（4）避免碳水化合物摄入：碳水化合物，尤其是精制的米、面、糖类会导致葡萄糖和胰岛素升高更快。一般来说，在你吃饭后，你的身体需要花费几个小时消化食物，并从中摄取能量来供能。因为食物容易分解供能，你的身体将更容易优先选择使用吃进去的东西作为能量来源而不是你储存的脂肪。如果此时你只摄入碳水化合物，它们会迅速转化为葡萄糖，你的身体更喜欢将糖作为能量来源。所谓高浓度葡萄糖“有毒”就指身体会优先燃烧葡萄糖以消除它，就像在饮酒后，身体会优先燃烧酒精供能一样。所以我们提倡多食一些脂肪类的生酮食品，训练身体对新供能途径的适应。

（5）多进食一些脂肪：如果你已经开始使用以高脂肪食物为主的低碳水化合物饮食（LCHF），那断食就会容易多了，因为这种饮食会促进人体适应脂肪供能。脂肪是不太刺激胰岛素分泌的常量营养素，会降低胰岛素的分泌和葡萄糖的利用率，尤其将低碳水化合物 – 生酮饮食和断食结合起来效果将事半功倍。如果你很想摄入碳水化合物，那么建议摄入血糖生成指数低的食物，而且不建议在早上摄入，因为这将使脂肪燃烧大打折扣，使你的血糖和饥饿感出现“过山车现象”。

（6）从运动中获益：运动有助于身体适应脂肪燃烧，糖原会在睡眠和断食期间被消耗，如果运动进一步促进脂肪和糖原消耗殆尽，会大大增加胰岛素敏感性。换句话说，此时运动后进食的能量储存方式主要为肌肉储存糖原，只有过剩的能量以脂肪的形式储存起来。

（7）喝咖啡的好处：在断食期间，你可以随意饮用任何你想喝的非热量饮料，如水、咖啡（含或不含甜菊糖等非热量甜味剂）、茶（热或冰）、没有热量的小苏打水等。不建议饮用任何含热量的饮料，因为少量的热量就会刺激胰岛素分泌，破坏你的燃脂速度。强烈建议在早上喝一杯咖啡或茶，尤其推荐在早上喝一杯防弹咖啡（参见第二部分【解惑篇】24. 我一定要喝防弹饮品吗？）更好，会有助于脂肪燃烧，提高注意力，使你的断食更加轻松愉快。

9. 采用断食的步骤、技巧和建议

（1）步骤：如果你已经做好了断食的准备，只需按照以下基本步骤操作即可。

- 确定你想要做什么类型的断食。
- 确定你想要断食的时间长度。
- 开始断食。如果断食时您感觉不舒服，或者您有任何疑虑，请停下来寻求帮助。
- 继续完成除进食外的所有常规活动，尤其要保持忙碌并正常生活，可以想象一下，你正在“吃”自己脂肪的全套大餐。

（2）技巧：断食期间有以下几项重要技巧希望你记住。

- 多饮水、喝黑咖啡或茶。
- 保持忙碌。
- 消除饥饿感：做为辅助治疗方法，患者断食之前最好先实施低碳水化合物－生酮饮食一段时间，且在此断食期间的进食仍须坚持低碳水化合物－生酮饮食，这可最大限度地减少或消除饥饿感，使断食更容易。
- 不要告诉任何不支持你正在断食的人。
- 给自己 1 个月适应，断食后不要暴饮暴食。
- 断食期间最好使自己保持在营养性生酮状态，以促进减肥和缓解 2 型糖尿病等代谢异常状况。

（3）建议：还有一些非常有用的小建议可能对你有帮助。

- 在开始断食前最好先咨询专业医师，特别是正在使用糖尿病药物治疗的糖尿病患者更要先确定专业的随访医师才行。
- 你可以在断食时服用不含热量的维生素或补品，但如果你每天都吃大量营养丰富的食物，断食时间又不长，就不需要任何补充剂。

● 只要你在断食前后的膳食中摄入足够的蛋白质，就不必担心在断食期间因缺乏蛋白质而导致肌肉减少。

● 只要你经常锻炼，你就不会在断食时失去肌肉，我们特别推荐抗阻训练，如举重。

● 以高脂肪食物为主的低碳水化合物饮食如果能与断食搭配使用最好，因为两者都能促进脂肪燃烧。

● 断食时运动是完全可以的，无论是有氧运动还是无氧运动都行。

● 断食时要饮大量的水和无热量的饮料，早上喝咖啡和茶会使你更加健康，并能加速脂肪燃烧。

● 不要以断食为借口，在吃东西时摄入大量的垃圾食品，坚持营养密度高的全天然食品，避免加工食品！

10. 不适合在低碳水化合物—生酮饮食期间采用断食疗法的人

不是所有人都适合采用断食疗法的，如果你具有下列情况，断食可能会带来一定的危害。

● 体重不足，体重指数过低（BMI<18.5kg/m^2）。

● 妊娠，因为胎儿需要额外的营养。

● 母乳喂养，因为婴儿仍需要额外的营养。

● 18 岁以下的儿童或青少年，因为孩子们需要额外的营养才能茁壮生长。

● 在下面这些情况下，虽然你可以断食，但可能需要医师监督：①患有 1 型或 2 型糖尿病；②正在服用处方药；③有痛风或高尿酸血症。

11. 走出断食的认识误区

（1）“早餐是一天中最重要的一顿饭”——这是一个糟糕的建议。当你早上醒来时，距离前一天的最后一餐有 10 ～ 12 小时，此时胰岛素水平非常低，已初步进入断食状态。一旦进食葡萄糖，胰岛素就会迅速升高，脂肪燃烧就会停止。所以一个更好的选择是将你一天中的第一顿饭推迟至少几个小时，在此期间你可以完全进入断食状态并燃烧储存在体内的脂肪。相反，进食以后，胰岛素和葡萄糖达到峰值后，血糖会迅速下降，从而引发饥饿感。许多适应燃烧脂肪的人不吃早餐也不十分饥饿。更有趣的是人类在早期进化过程中一直都是狩猎者，会整天捕食直到晚上才大吃一餐，这其实是一个好传统。

（2）提倡“少食多餐”——这个也是毫无价值的建议，我们被告知要少食多餐，以此“保持新陈代谢”“避免进入饥饿模式”“减轻胃的负担”，这恰恰与事实相反。为了燃烧脂肪，其实你更需要有较多时间处于断食状态，让自己非常有效地利用身体储存的脂肪供能。同样地，一天内经常吃蛋白质以为可以增加肌肉，这也是缺乏证据的。每天吃一次足够量的蛋白质就够了。

（3）“断食会让你肌肉减少，新陈代谢减慢，衰弱无力”——这不是真的，情况正好相反。事实上，断食状态下（无论是在睡眠期间还是在活动期间），生长激素都会增加。生长激素也可称为“空腹激素”，它在断食 24 小时后会上升 2000%。生长激素是一种高效促进代谢合成的激素，与睾酮一起，达到增肌同时减脂的目的，如果同时进行抗阻训练，增肌效果会非常显著（强烈推荐）。在我们以狩猎为生的祖先中，白天处于断食状态，交感神经系统被激活以便寻找食物，然后在晚上大吃一顿后，进入副交感神经控制的“休息和消化”模式。假设断食和缺乏食物会让人变得疲弱迟钝，那就永远不会捕获到任何食物，人类早已灭绝了。许多研究证明，断食长达 72 小时后，新陈代谢根本不会减慢，实际上代谢可能会因儿茶酚胺（肾上腺素、去甲肾上腺素和多巴胺）的释放及交感神经的激活而轻微增加，而且让人们在此期间有更高的注意力和警觉性。

（4）“如果我不吃东西，我会得低血糖”——这没有科学根据。研究表明，没有服用任何糖尿病药物、没有潜在疾病的健康人可以在较长一段时间内断食而不会出现任何低血糖症状。事实上，所有低血糖（非糖尿病患者）的感觉都是因为几小时前你吃了高升糖指数的食物后血糖飙升导致胰岛素飙升，然后血糖迅速下降才出现的。不过，如果你是正在使用降血糖药的糖尿病患者，那么在你开始断食之前一定要咨询医师。一些糖尿病药物在断食时会导致严重的低血糖症（主要是胰岛素和磺酰脲类药物，如格列吡嗪、格列美脲和格列本脲）。

第二部分

低碳水化合物－生酮饮食问答

入　门　篇

1. 什么是低碳水化合物饮食？

碳水化合物泛指由碳、氢和氧三种元素组成的物质。饮食中的碳水化合物又称糖类，主要包含果糖、淀粉和纤维素等，是最廉价的营养素。低碳水化合物饮食其实就是少吃含果糖、淀粉等糖类的一种饮食种类，它是因美国的阿特金斯医师出版《饮食革命》一书而开始在全球升温的。阿特金斯提倡一种碳水化合物摄入量非常低的饮食，认为当身体没有得到碳水化合物来燃烧供能时，就会去寻找其他燃料，如体内的蛋白质或脂肪，所以这种饮食方法最开始常用于减肥。但一味强调降低碳水化合物摄入而不注意其他营养素配比，尤其是不吃脂肪其实是不科学的。单纯的低碳水化合物饮食常会导致精神状态差、肌肉萎缩、营养不良等新的健康问题出现。

2. 什么是酮体？

酮体是肝脏脂肪酸氧化分解中间产物的统称，包括乙酰乙酸、β羟丁酸及丙酮三种形式。人体一旦摄入足够的供应当天热量的脂肪后，多余的部分就会被肝转换为酮体，用来作为整个身体（包括大脑）的小分子燃料储备。当身体中葡萄糖（血糖）供不应求，如采用低碳水化合物－生酮饮食或断食时，人体就会将体内储存起来的酮体作为一种替代性燃料来供能。

酮体是一种很干净的能量来源，人体细胞以葡萄糖为燃料时会产生很多“废物”，如自由基等，但以酮体为燃料时，只会产生二氧化碳和水，不会产生“废物”。其中β羟丁酸是主要存在于血液中的酮体种类，占体内酮体总量的80%～90%。研究表明酮体有抗氧化、抗炎症、抗老化的作用。

3. 什么是营养性生酮状态？

膳食摄入的低碳水化合物是很容易被分解转变为血糖的，所以大量摄入高碳水化合物的饮食会引起血糖升高，此时胰腺需要大量分泌胰岛素，体内就出现了一种医学上称为高胰岛素血症的现象。久而久之，身体对胰岛素发生耐受，就会导致糖尿病。所以众所周知，糖尿病患者不能吃“糖”，也就是必须少吃含碳水化合物类的食品。但需要提醒大家注意的是蛋白质如果摄入过量也能够被转变为血糖，只有脂肪摄入较多时人体可以把多余的部分转变为酮体储存起来，需要的时候再作为燃料释放出来供燃烧使用。所以相比较糖类和蛋白质对人体升高血糖的威胁，让体内保持一定量的酮体要安全得多。正常情况下血酮处于0.1 ～ 0.2mmol/L，采用生酮饮食时血酮水平会升到 0.5 ～ 5.0mmol/L，这就是营养性生酮状态，是正常良好的脂肪供能状态。一般血酮＞6mmol/L 就是病理状态了。正确的低碳水化合物－生酮饮食不能只一味强调限制碳水化合物，一定要保证摄入一定比例的蛋白质和脂肪，使人体处于一种营养性生酮的状态。尤其要强调的是摄入脂肪的量要比蛋白质高得多，这一点正是低碳水化合物－生酮饮食的核心环节，也因此有人就将这种饮食干脆简称为生酮饮食。

4. 低碳水化合物－生酮饮食、低碳水化合物饮食和一般饮食有什么差别？

三者的差别可以通过表 2-1-1 看到：

表2-1-1　一般饮食、低碳水化合物饮食和低碳水化合物－生酮饮食的比较

种类	一般饮食	低碳水化合物饮食	低碳水化合物－生酮饮食
糖类摄取	大量	少量	极少量
脂肪摄取	少量	少量	大量
蛋白质摄取	大、中、小量都有可能	中量或大量	中量
血糖起伏状况	起伏剧烈	有起伏但较平稳	不起伏
胰岛素分泌	大量	少量	很少量
细胞热量来源	葡萄糖	葡萄糖	酮体
葡萄糖来源	饮食中的糖类	饮食中的糖类，或蛋白质慢慢转换成血糖	极少葡萄糖
血酮数值（mmol/L）	<0.2	<0.2	0.5 ～ 3
对糖尿病患者的影响	不利	改善	改善
对减肥的影响	效果差	效果还可以	速效
外出进餐注意点	随意	去掉糖类就好	去掉糖类还要适量加脂肪
执行难易度	方便，到处可食	还不难	比较不方便

5. 为什么提倡低碳水化合物–生酮饮食，有什么好处？

提倡低碳水化合物–生酮饮食是因为这种饮食对健康有益。到目前为止，我们知道的好处如下。

（1）减重：低碳水化合物–生酮饮食会将你的身体转换成一部燃烧脂肪的机器，这对于减重有着非常明显的效果。此时，胰岛素的水平明显下降，脂肪燃烧的速率和程度会大大增加。这样就会营造出一种很理想的体内环境，让脂肪开始减少的同时，又不会伴有明显饥饿感。大量翔实的科学研究表明，与其他饮食模式相比，利用低碳水化合物–生酮饮食减重成效显著。

（2）控制食欲：采用低碳水化合物–生酮饮食的时候，你能够很好地控制住食欲。当人体处于燃烧脂肪的状态时，就会持续几周或数月连续动用自身储存的能量，这样可以极大地降低饥饿感，你每天再不用和饥饿感做斗争了，这不仅仅有助于解决糖成瘾或者食物成瘾的问题，还能够改善某些饮食紊乱症，比如暴饮暴食。

（3）精力和精神持续旺盛：低碳水化合物–生酮饮食会持续地给大脑供给能量，身体会把脂肪转化成酮体，酮体是一种有助于提升大脑专注力和精力的能源，也使你避免了较大的血糖波动。这样注意力能够提升，“脑雾”症状也会消失。很多人采用低碳水化合物–生酮饮食后精力得到了很大的提高。

（4）控制血糖和缓解 2 型糖尿病：低碳水化合物–生酮饮食能够控制血糖水平，这对于缓解 2 型糖尿病非常有益。已有研究证实，这种饮食的重要贡献就在于能降低血糖水平、减少高胰岛素水平的负面影响。

（5）改善健康指标：许多研究显示，低碳水化合物–生酮饮食能够改善一些重要的健康指标，包括血脂、血糖、胰岛素水平及血压等。

（6）胃部感觉更舒服：采用低碳水化合物–生酮饮食，胃部痉挛、胀气和疼痛等症状会减缓，因此会感觉更加舒服。

（7）运动耐力增加：低碳水化合物–生酮饮食通过调动储存的脂肪来持续供能，从而极大地增加了运动耐力。当进行剧烈运动的时候，人体储存的碳水化合物（糖原）供能只能持续几个小时或者更短。但是人体储存的脂肪则能够轻松提供数周或者数月的能量。

（8）控制癫痫：20 世纪 20 年代，低碳水化合物–生酮饮食就被用来控制癫痫。早期主要用于治疗儿童癫痫，后来逐渐发展到治疗成年患者。癫痫患者采用这种饮食有助于减少或停用抗癫痫药，这就降低了药物的不良反应，提高了患者的生活质量。

以上列举了低碳水化合物－生酮饮食带来的最常见益处，除此之外，对于有些人来说，低碳水化合物－生酮饮食还可以减少皮肤粉刺、缓解偏头痛、乳糜泻，甚至有助于某些心理疾病的治疗等。部分研究还发现低碳水化合物－生酮饮食有可能延长寿命、降低癌症发生的机会，还有人尝试将这种饮食用于预防与改善帕金森病、阿尔茨海默病。

6. 营养性生酮状态和酮症酸中毒有什么区别？

酮症指的是血液中出现酮体，通常在断食、低碳水化合物－生酮饮食或饮酒多以后，身体在燃烧脂肪供能时才会使血液或尿液中出现酮体。

有的人一听见“酮”就会联想到酮症酸中毒，心里打鼓，其实这很没有必要。酮症酸中毒（ketoacidosis）又称为糖尿病酮症酸中毒，因为它一般多见于1型糖尿病或2型糖尿病末期失控时，或者糖尿病患者在发生严重感染、治疗不当，或处于创伤、手术、妊娠等应激状态的时候才会发生。此时体内脂肪被加速动员，大量酮体产生而胰岛素分泌又严重不足，于是血中的糖无法进入细胞而出现异常升高，一旦产生的酮体超过肝外组织的利用能力，不能被储存起来，就会堆积造成危害。这类患者往往血液中酮体、血糖异常增高（酮体＞15mmol/L，血糖＞13mmol/L）伴严重脱水。由于酮体含有较多的酸性物质，于是就会出现代谢紊乱和酸中毒的现象，这一情况大多进展迅速，甚至可以在24小时内就有生命危险，必须立即送医院抢救。

但大家放心，因为酮体的产生与酮症酸中毒是根本画不上等号的。两者不仅不是一回事，而且轻度的酮体升高还会有益身心。因为胰岛素正常的人在执行低碳水化合物－生酮饮食时，一般血中酮体处于0.5～3mmol/L，最多不会超过5mmol/L，这既不会让血液变酸，对血液的酸碱值影响也不大；而且人体保持一定的血酮浓度，对改善精神、体力、胰岛素敏感性等都大有裨益，所以我们称这种水平的酮症为“营养性生酮状态”，属于正常的生理反应。

大家知道，一般人吃淀粉食物或者喝下含糖饮料后血糖会升高，促使胰岛素分泌，把糖从血管送进细胞。可是前面提到的两种糖尿病患者的血糖升高后却因胰岛素分泌严重不足，而使糖滞留在血管里形成了高血糖状态，也就是俗称的糖尿病糖代谢失控。从细胞的角度来看，细胞没有能量来源是不行的，既然糖不能利用，它们就要被迫启动另一种能量来源——酮体。此时肝就会去加速分解脂肪，产生酮体，让细胞利用酮体作为替代能源。病理状态下由于胰岛素缺乏血中酮体会很高，超过了肝的利用能力就会影响到血液酸碱度，需要紧急就医。但胰岛素正常的人在执行生酮饮食时，血中酮体升高不多，为什么呢？因为胰岛素的适度分泌会抑制酮体产生，只要血酮不飙升到 6mmol/L 以上，人是很安全的。

虽然患有糖尿病前期、初期和中期的患者，通过正确的低碳水化合物－生酮饮食，可以出乎意料地快速控制血糖，甚至血糖恢复正常。但患有 1 型糖尿病或严重 2 型糖尿病的患者，如果胰岛素分泌已经不足了，还贸然采用低碳水化合物－生酮饮食的确是有酮症酸中毒风险的。所以糖尿病患者如果要执行低碳水化合物－生酮饮食，为了安全起见，建议应由专业的医师和营养师全程监控，密切关注血糖和血酮变化，血糖不得大于 13mmol/L，血酮不得大于 6mmol/L。当然这并不表示所有的糖尿病患者都不适合低碳水化合物－生酮饮食，我们绝大多数人的身体内环境并没有发生什么严重问题，用不着因噎废食，反倒放弃了利于健康的生酮饮食。

7. 低碳水化合物—生酮饮食中正确的营养素比例应该是多少？

低碳水化合物－生酮饮食中摄入三大产能营养素正确的比例应该是：碳水化合物供能 5%（而且是越少越有效）；蛋白质供能 15% ~ 25%（一般需要优质蛋白，但不宜过多）；脂肪供能≥ 70%。从我们的临床实践来看，这种比例的饮食是利于健康的。

8. 低碳水化合物—生酮饮食适用于哪些人群？不适用于哪些人群？

低碳水化合物－生酮饮食通常是非常安全的，一般健康和亚健康的人群都可以根据自身需要自行采用这种饮食方式，但糖尿病患者、肾病患者、严重肝病患者、高血压患者如以治疗为目的采用该饮食方式，或者哺乳期女性、儿童及青少年为增加营养为目的采用该饮食方式时，需要在能熟练运用低碳水化合物－生酮饮食的专业医师或营养师的指导下进行。

虽然大多数人都可以使用低碳水化合物－生酮饮食获益，但妊娠期女性不适用严格的低碳水化合物－生酮饮食，如伴有妊娠期糖尿病只适合进行相对自由的低碳水化合物饮食；而伴有营养不良的患者的饮食，则不宜机械地照搬上述三大营养素的比例，应该按照营养不良情况做评估调整。

9. 低碳水化合物—生酮饮食的安全性怎样？可以终身使用吗？

这是很多人的疑问，答案是肯定的。近期的研究表明，短期（3～6个月）执行低碳水化合物－生酮饮食是绝对安全的，甚至不少人执行这一饮食长达2年之久也是安全的。绝大部分人的营养性生酮状态在减重、清除非酒精性脂肪肝、改善睡眠、降低血糖和血脂指标等方面有显著效果。如果可以的话，建议一直坚持下去。因为低碳水化合物－生酮饮食让人精神变好、睡眠更香、头脑更灵活、耐力更好、腰腹变瘦、体脂下降、血糖稳定、肌肉增长，何乐而不为呢！

目前国外有正在进行中的干预性临床研究，评估2型糖尿病和糖尿病前期的受试者参与低碳水化合物－生酮饮食生活方式计划5年后取得的健康成果，包括可持续性治疗效果及经济影响等。还有更多相关的研究也将会为我们解答更长时期执行低碳水化合物－生酮饮食的安全性。

有一个很有说服力的实例，在艾瑞克·魏斯特曼（Eric Westman）医师的门诊，有一位女士从2007年5月就开始使用低碳水化合物－生酮饮食，她到2019年7月还在继续使用。虽然这位女士并没有特别严格的坚持，但仅她断断续续的使用过程，已表明低碳水化合物－生酮饮食与其他减重饮食相比较，仍是依从性较好的饮食。这位女士首诊的基线体重是342lb（155.1kg），2017年3月最轻时的体重是264lb（119.7kg），最近的体重则是281lb（127.5kg）（2019年7月）。

目前可以确定的是低碳水化合物－生酮饮食是一种颠覆传统观念的饮食，如果你能确保矿物质和抗氧化剂得到足够补充，而且身体没有产生不良反应，血液检查正常，那就可以将低碳水化合物－生酮饮食一直吃下去，让自己一直“生酮”下去。

不过我们劝大家采用低碳水化合物－生酮饮食之前，一定要先去做一次全身健康检查。执行低碳水化合物－生酮饮食时，度过平台期后也要随时注意自己有无不良反应发生，如果有，表示有营养素缺乏，要及时适量补充。约在满2个月的时候，再做一次全身检查，看看和2个月之前相比有无变化。若有三酰甘油升高、好的胆固醇下降等现象，表示你吃错了，要全面检讨一下，可能要在医师指导下降低热量摄取、改善食材质量，特别是脂肪酸的摄入量，或通过营养品来调整。

当然，如果你执行低碳水化合物－生酮饮食一段时间后，觉得厌倦了，或是怀念一些小吃、水果、糕点，还是可以采用较宽松的低碳水化合物饮食的，但通常不建议再采用高碳水化合物饮食，否则肥胖、血糖、心血管问题都有可能又来敲你的门。高碳水化合物饮食本来就不适合人类基因，尤其现代人的生活状态采用高碳水化合物饮食有害无益，特别是精制淀粉和含糖饮料，这些现代化的高碳水化合物饮食是万病之源，所有慢性病都和它们脱不了干系，所以还是劝你坚持低碳水化合物饮食。

10. 低碳水化合物–生酮饮食为什么会逐渐热起来？

目前，低碳水化合物－生酮饮食越来越受到国内外关注。起初它受到关注是因为短期内明显的减重效果。2008 年《新英格兰医学杂志》发表的一项研究表明，在三种饮食（低碳水化合物饮食、地中海饮食、低脂饮食）中，低碳水化合物饮食是减重效果最佳的，同时也能改善代谢指标，是能正面影响人体代谢系统的饮食。

执行低碳水化合物－生酮饮食的人，特别是体重基数比较大的人，在一个月内减重 5kg 是很常见的。举个例子，在深圳市宝安区中心医院的代谢与营养减重专科门诊，一名患有非酒精性脂肪肝的男性患者，严格执行低碳水化合物－生酮饮食 2 周后，体重减轻了 5.7kg，体重下降了 6%，体脂肪和腰围也减少了。执行半年时间的最近一次的复诊中，结果显示体重、BMI 已经恢复到健康范围，超声检查中度脂肪肝消失。

此外，低碳水化合物－生酮饮食的执行比较简便，不仅在食物选择方面具有丰富性和灵活性，而且该饮食模式的饱腹感强，能自然控制食欲过盛，从而使得执行的人依从性好，自我体验感佳。不像低脂饮食那样，在外就餐每次都要选择低脂肪的食物或者做饭采用少油的做法，口感和自我体验均不好；也不像传统做法的“斤斤计较”，每天都要计算热量的摄入；更不用像参加某些减肥项目那样，吃代餐减重那么单一且无法长期持续。这种饮食甚至不需要运动，因为运动对于减重来说并不是首要的手段，同时这一饮食方式也不容易引起体重反弹，只要你选择继续在低碳水化合物－生酮饮食中限制糖和淀粉的摄入量就足以维持疗效了。

因此，当有尝试者使用这一方法成功减重，变得苗条和更健康，甚至不用服用降血糖药、注射胰岛素，这样的效果怎么能不吸引人呢？通过尝试者们的网络、社交平台和口碑传递，低碳水化合物－生酮饮食就这样静悄悄地热了起来，引起不少人的兴趣和注目！相信经过科学的推广和大家的努力它还会越来越热的。

执 行 篇

1. 食物中哪些属于低碳水化合物食物，哪些属于高碳水化合物食物?

这个问题我们在“第一部分低碳水化合物－生酮饮食基础知识”的表1-1-1（参见【概要篇】6. 低碳水化合物－生酮饮食治疗的基本技能）中已经详细做了回答，大家可以参考。后面的回答中还会做进一步解释和说明，以帮助读者掌握这种饮食的执行方法。

2. 低碳水化合物—生酮饮食所推荐的荤菜或调料有哪些?

（1）有机和草饲肉类：未经加工的肉类为低碳水化合物食物，对营养性生酮有益，有机和草饲肉类是最健康的（图2-2-1）。但需记住，低碳水化合物－生酮饮食是一种高脂饮食而不是高蛋白饮食，不需要大量的肉类（肉中蛋白质含量并不低）。超过身体需要的过量的蛋白质仍会转化为葡萄糖，使人体更难进入营养性生酮状态。请注意加工过的肉类，如香肠、肉丸，通常含有添加的碳水化合物，如淀粉或糖。如您不能确定其成分，可查看食物成分表，建议摄入碳水化合物含量低于5%的食物。

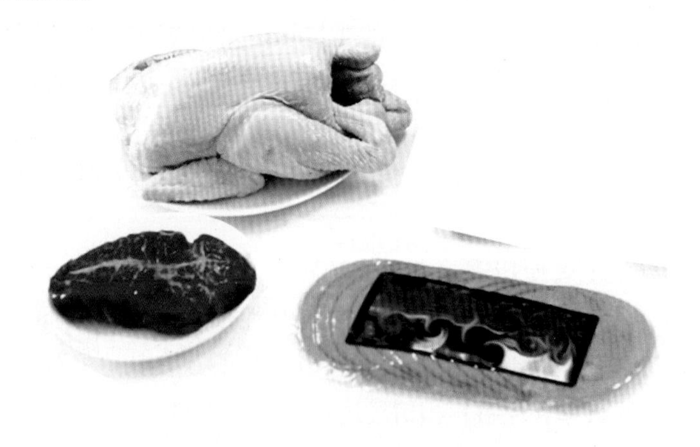

图2-2-1 有机肉类和草饲肉类摘选

（2）海鲜类：这些都是非常好的脂肪来源，如鲑鱼、虾、贝类等（图2-2-2）。但要注意在加工的时候尽量避免勾芡，因为勾芡用的淀粉含有碳水化合物。

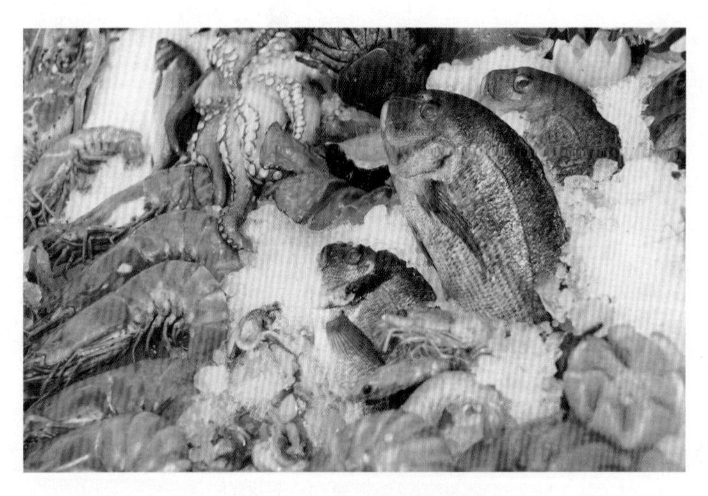

图2-2-2　海鲜类食品摘选

（3）蛋类：鸡蛋、鸭蛋、鹌鹑蛋等（图2-2-3），各种烹调方式均可，如蒸、煮、炒、煎等。条件允许尽量购买新鲜的土鸡蛋类。

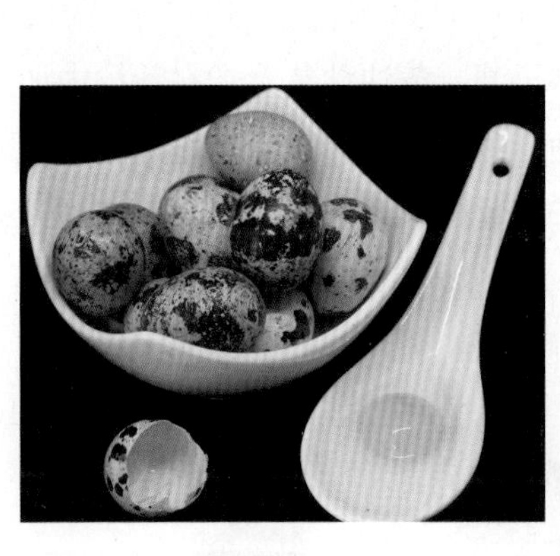
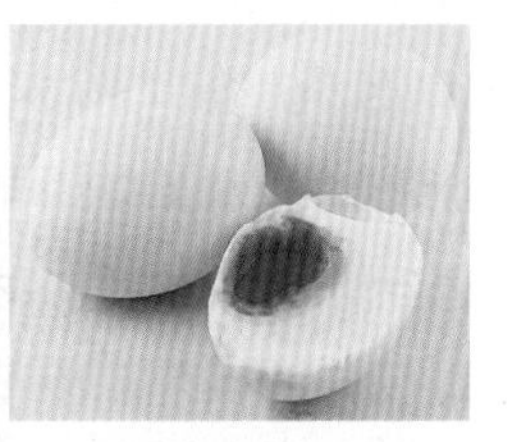
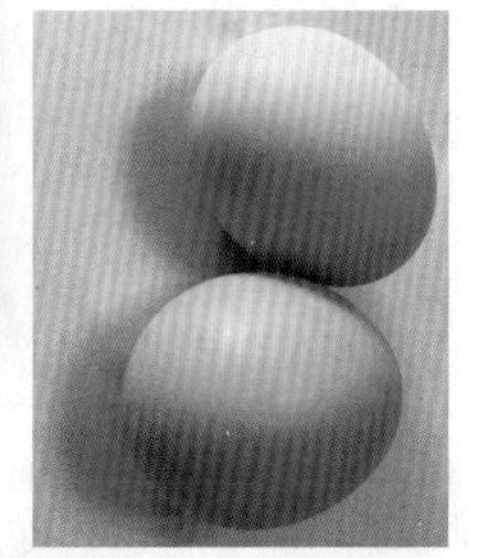

图2-2-3　各种蛋类食品

（4）天然脂肪和高脂肪酱汁：生酮饮食中的大部分热量应该来自脂肪，你可以从畜禽肉类、鱼类、鸡蛋等天然食物中获得充足的脂肪。可以在烹饪时加入黄油或椰子油，或在沙拉中加入大量橄榄油等（图2-2-4）。记住，不要害怕脂肪，在生酮饮食中，脂肪是你的朋友。当然有些含糖调料及罐头食品我们并不推荐

（图 2-2-5）。

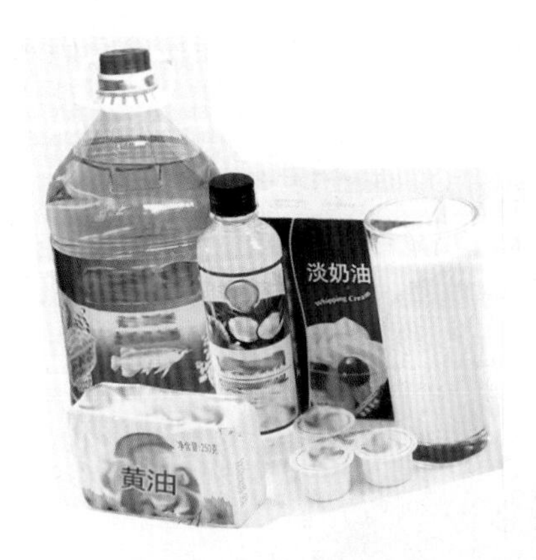

图2-2-4 适宜食用的天然脂肪和高脂肪酱汁

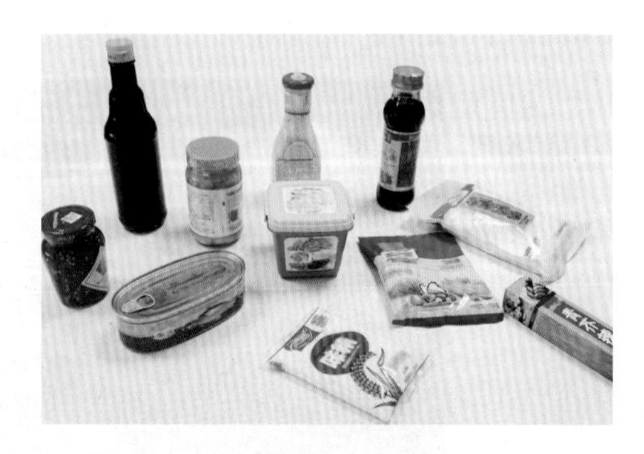

图2-2-5 不适于食用的酱汁调味汁

3. 低碳水化合物–生酮饮食中包含素菜和水果吗?

当然包括。但注意淀粉含量高的素菜和水果要少吃。我们提倡吃的有以下几种。

（1）生长在地面上的蔬菜：最好选择在地面上生长的绿色蔬菜，如花菜、卷心菜、西蓝花和西葫芦等（图 2-2-6）。低碳水化合物 – 生酮饮食中，在摄入蔬菜时可以增加脂肪的摄入，如用椰子油、黄油炒蔬菜，在沙拉中加入大量的橄榄油等。有些人甚至认为蔬菜是一种脂肪介质，它在帮助增加脂肪摄入的同时，增添了食物种类、风味和颜色。由于蔬菜取代了米饭、面条以及马铃薯等含碳水化合物多的根茎类食品（图 2-2-7），大多数人在开始低碳水化合物 – 生酮饮食后摄入的蔬菜比以前多。

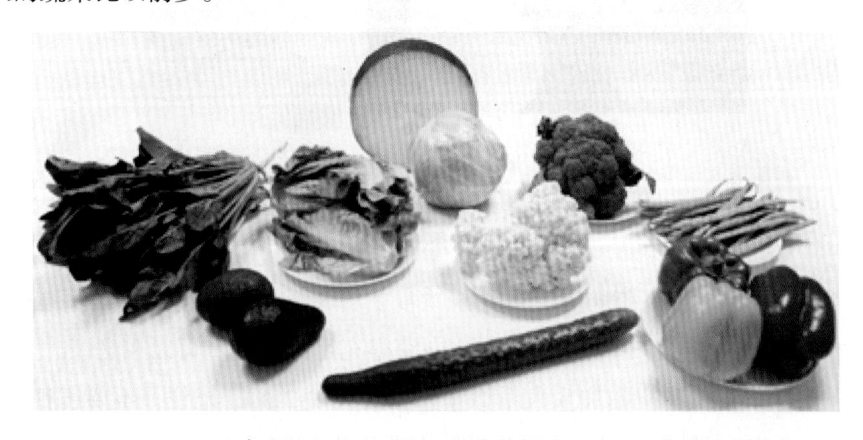

图2-2-6 适宜食用的生长在地面上的蔬菜摘选及可以入菜的牛油果

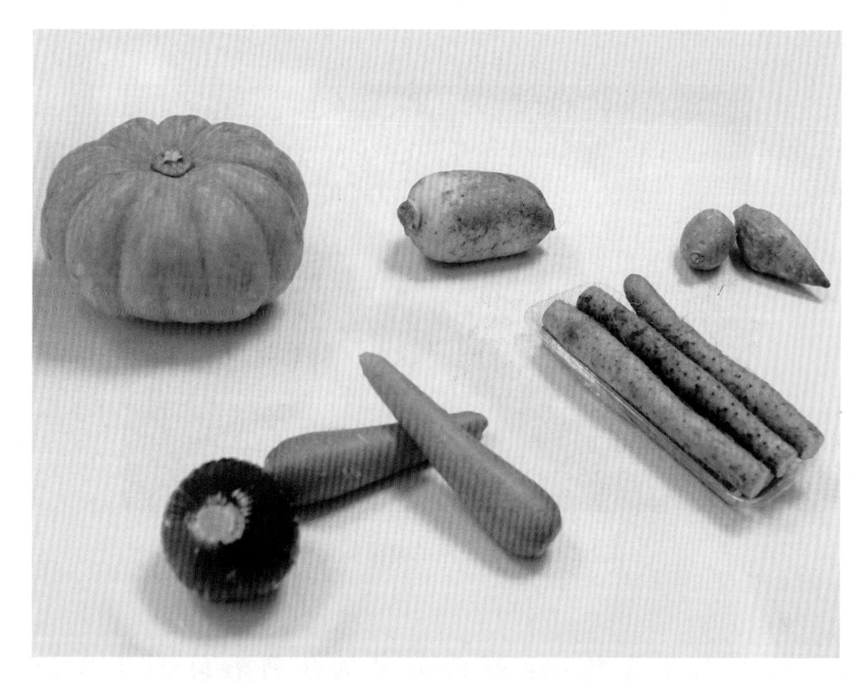

图2-2-7　不适于食用的根茎和果实类食品摘选

（2）坚果：可以适量食用，但在作为零食时要小心，因为它很容易吃过量。要注意腰果含有相对较高的碳水化合物，可选择夏威夷果或山核桃等代替（图 2-2-8）。

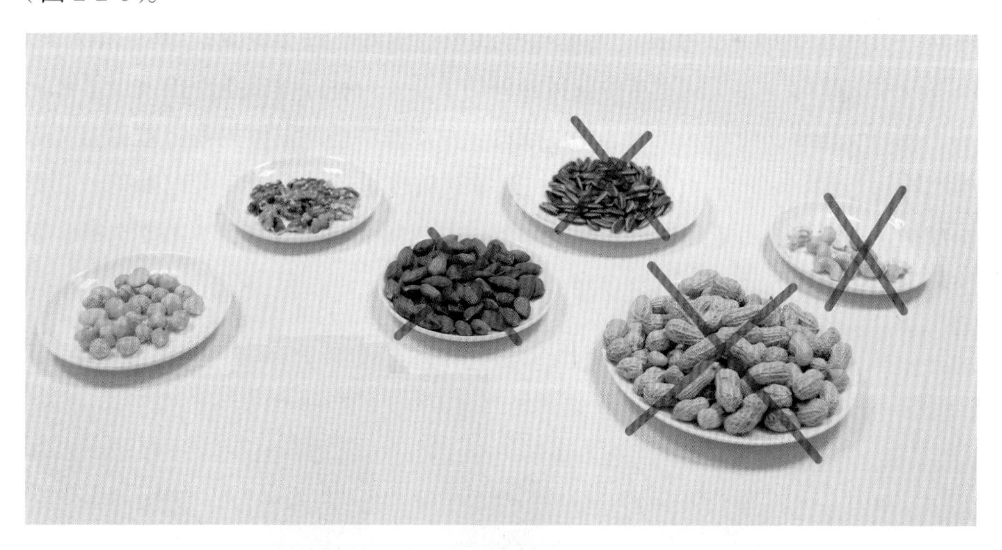

图2-2-8　图中画×的是不适于食用的腰果、花生、葵花籽、杏仁类坚果，未画×的鲜核桃、夏威夷果类坚果适宜使用

（3）浆果：大多数浆果在低碳水化合物－生酮饮食中均可以适量摄入（图

2-2-9)。

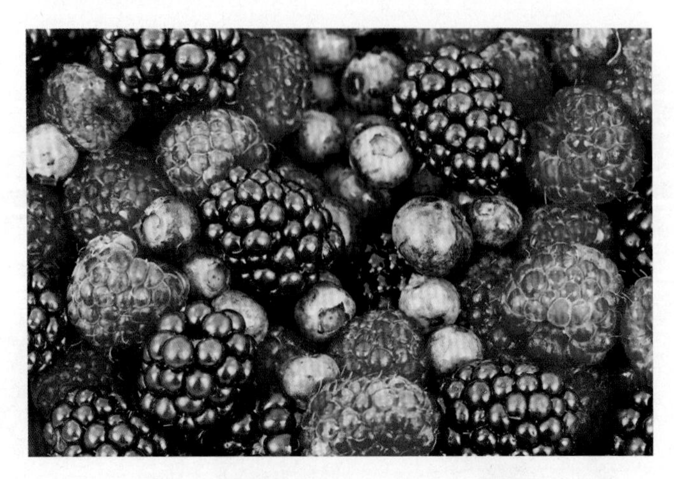

图2-2-9　适宜食用的浆果类食物摘选

4. 低碳水化合物–生酮饮食中的饮料和乳制品应该怎样选择?

(1)饮料：水是首选的、最好的饮料，饮用时可加入柠檬片或一些天然调味料改善口味。在低碳水化合物－生酮饮食过程中，如果出现头痛或"流感样"症状，可在水中加入少量盐。无糖咖啡或茶也很好(图 2-2-10)。理想情况下，不要使用甜味剂。为了从脂肪中获得额外的能量，可在咖啡或茶中加入少量椰子油、黄油或奶油。而加入黄油、奶油或椰子油以及中链脂肪酸的咖啡被称为"防弹咖啡"，当前十分流行，但要小心注意拿铁咖啡里的糖含量。可以喝茶，只要不加糖，大多数茶可以随便喝。注意不要饮酒或喝酒精性饮料，也不要选择含糖饮料(图 2-2-11)。

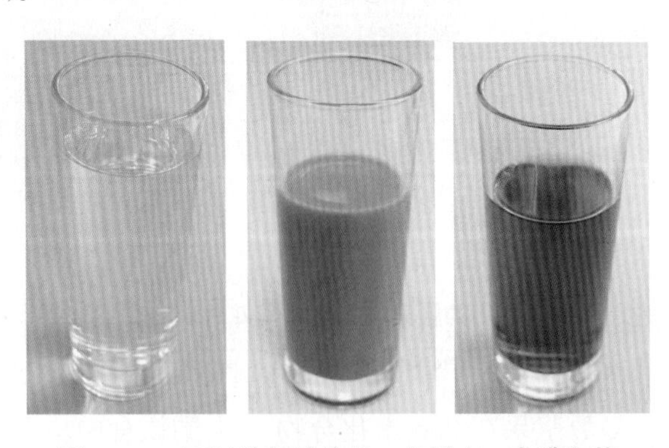

图2-2-10　可以选择的饮品，包括水、咖啡和茶

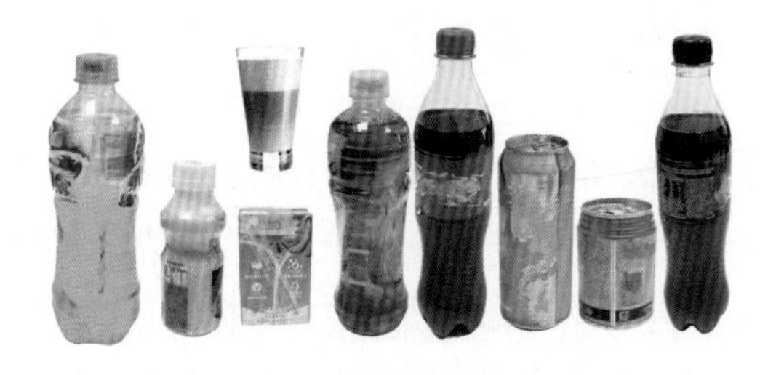

图2 2 11　不要选择的饮料摘选

（2）高脂肪乳制品：脂肪含量一般越高越好，如黄油和高脂奶酪，其中奶油还有助于提升烹饪口味。对部分患有糖尿病等代谢综合征的患者在实施严格的低碳水化合物－生酮饮食期间，医师可能会劝其暂时不喝或者少喝牛奶，因为牛奶中碳水化合物含量并不低（图 2-2-12）。此外注意咖啡中可以加入少量牛奶，但拿铁咖啡最好不要喝，因为会加入大量糖，碳水化合物含量很高（一杯 350ml 的拿铁咖啡约含有 18g 碳水化合物）。还要避免喝低脂酸奶，因为它通常也含大量的添加糖。最后需要注意的是，在感觉不太饿的时候经常吃奶酪的做法是不对的，会影响减重速度。

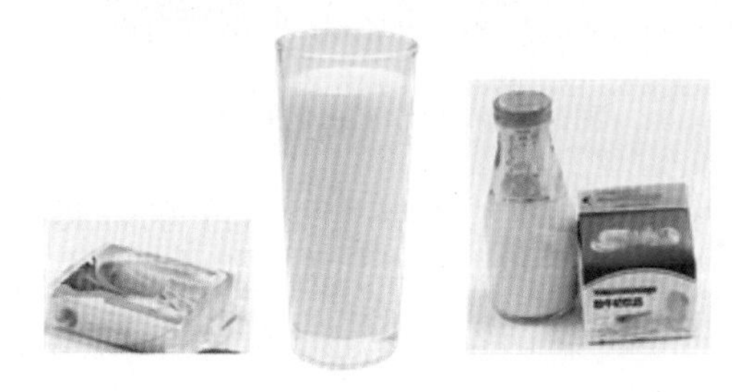

图2-2-12　尽量少喝各类乳制品摘选

（3）骨头汤：骨头汤是一种很好的饮品（图 2-2-13），富含营养素和电解质，且制作简单，可加入一点黄油获得额外的能量。

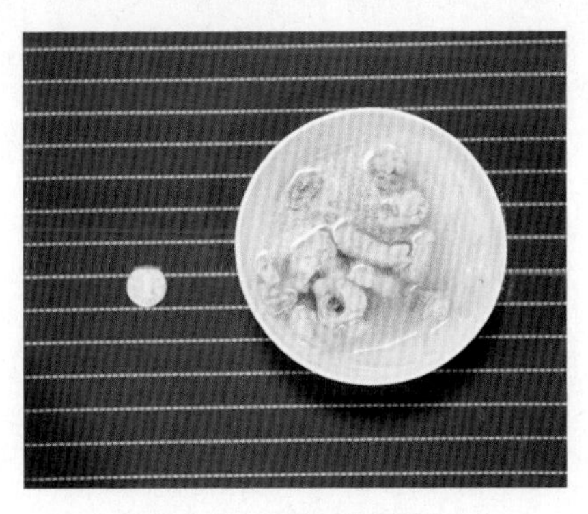

图2-2-13　熬好的骨头汤

5. 低碳水化合物—生酮饮食应该避免的食物有哪些？

（1）糖：这是大禁忌，应摒弃所有含糖饮料，如果汁、运动饮料和“维生素水”（这些都是糖水）。不吃糖果、蛋糕、饼干、巧克力、甜甜圈、冷冻零食和早餐麦片等（图 2-2-14）。要会阅读隐藏糖类的食物标签，特别是酱料、调味品、饮料、调料和预包装食品，蜂蜜和龙舌兰也含糖，尽量避免或限制人造甜味剂的摄入。

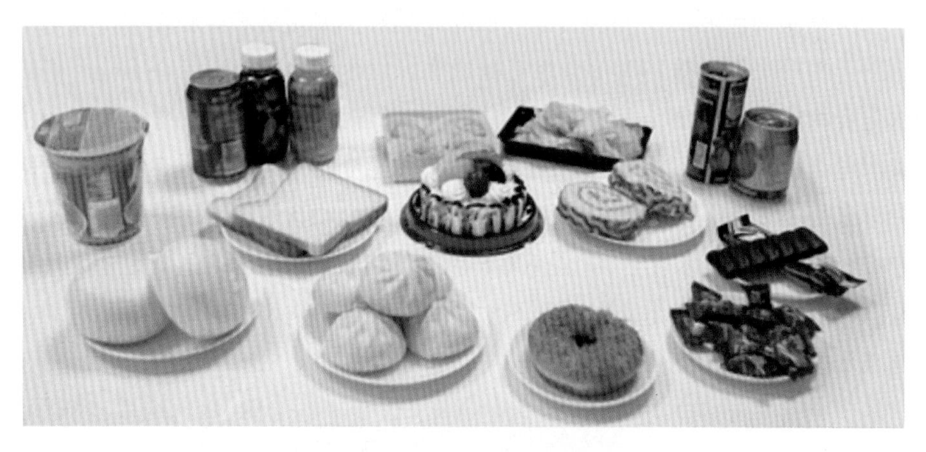

图2-2-14　含糖较多的食品摘选

（2）淀粉：包括馒头、面条、面包、米饭、米粉、马铃薯、红薯、炸薯条、薯片、粥、麦片等（图 2-2-15）。豆类中，大豆和扁豆等的碳水化合物含量也很高。一些根茎类或果实类蔬菜（比如马铃薯、山药、南瓜等）中淀粉含量比较高（图 2-2-16）。

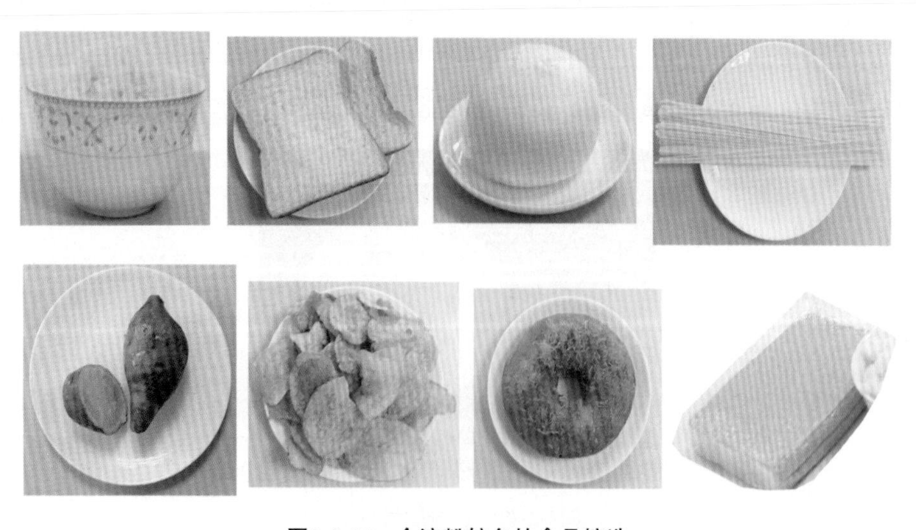

图2-2-15　含淀粉较多的食品摘选

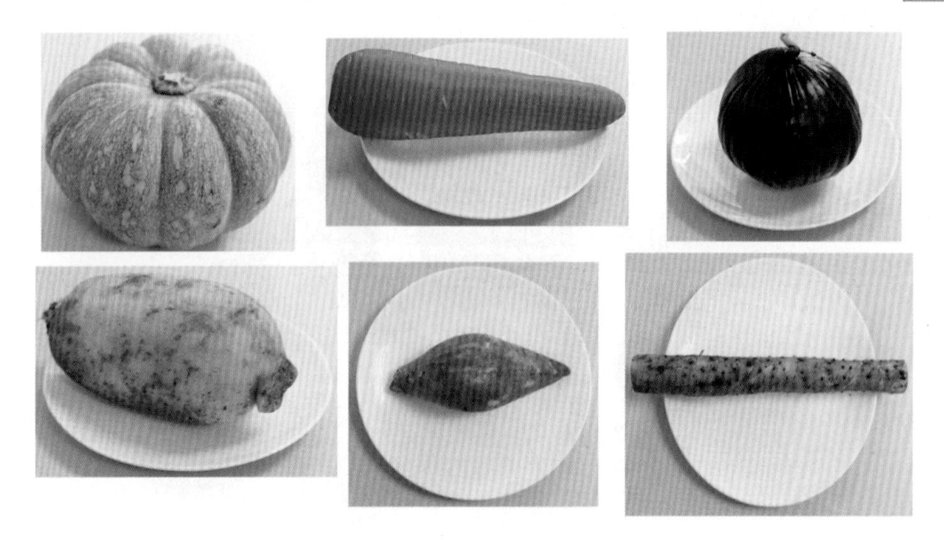

图2-2-16　淀粉含量高的蔬菜摘选

（3）啤酒：啤酒被称为液体面包，富含可迅速吸收的碳水化合物，有极少数啤酒碳水化合物含量较低（图 2-2-17）。

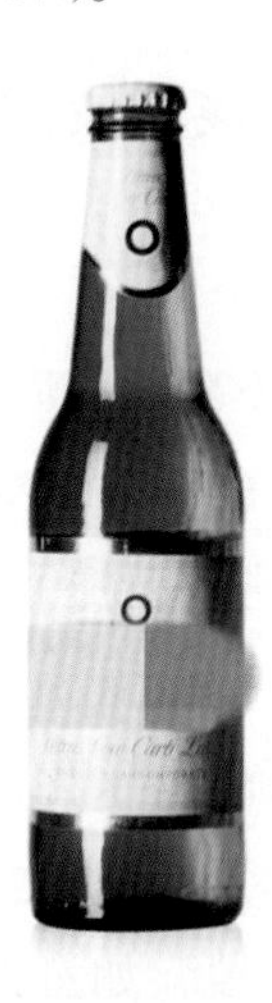

图2-2-17　碳水化合物含量较低的啤酒

（4）水果：水果通常很甜，水果是一种天然形式的糖果，其糖含量较高，可以偶尔吃一次。但严重肥胖和患有代谢性疾病的患者尽量不吃水果（图 2-2–18）。

（5）人造黄油：是工业生产中的仿造黄油，具有高含量的 ω–6 脂肪酸，对健康无益处且味道不佳，还与哮喘、过敏及其他一些炎症性疾病有关。

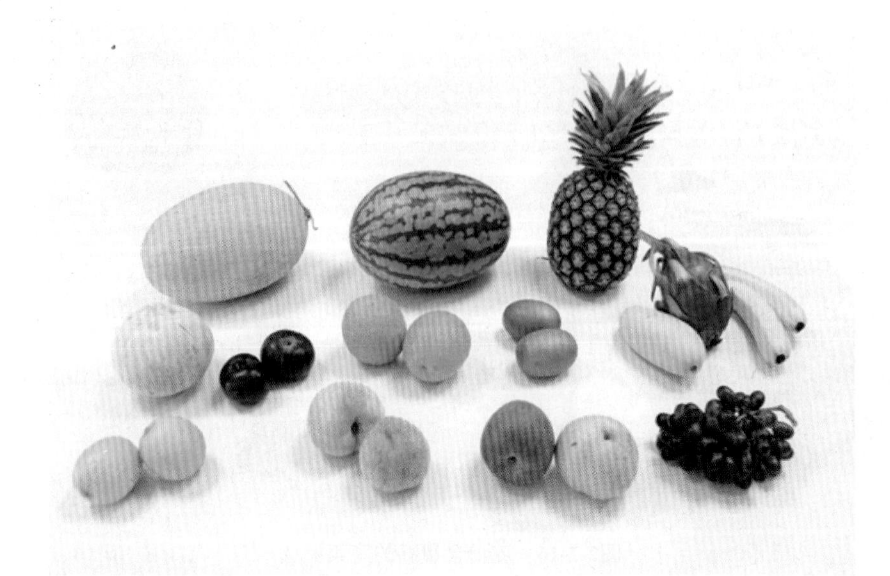

图2-2-18 含糖量较高的水果摘选

6. 购买、使用和烹饪低碳水化合物－生酮饮食的食物时需要注意什么？

（1）烹饪时不放糖、不勾芡、不裹粉；建议常在家就餐。

（2）购买包装食品时，要学会看“配料表”，要求不含白砂糖、蜂蜜和人工甜味剂（阿斯巴甜、甜蜜素、安赛蜜、糖精）。

（3）购买食物时还需仔细阅读食品标签，要求碳水化合物的标准是每100g食品中碳水化合物含量≤5g。最近低碳水化合物－生酮饮食变得非常流行，许多食品公司在新产品的标签中加上“低碳水化合物”等字样来赚钱。但我们对这些“低碳水化合物”产品要非常谨慎，如意大利面、巧克力棒、能量棒、蛋白粉、休闲食品、蛋糕、饼干和其他标有“低碳水化合物”的食品或零食其实并不是真正的低碳水化合物食品。所以购买食物时，应仔细阅读所有标签，了解哪些属于真正的低碳水化合物，附加成分越少越好。谨防那些假低碳水化合物的标签，这通常是一种隐藏真实碳水化合物含量的创意营销手段。

（4）如果需要严格的低碳水化合物－生酮饮食，最好乳制品（奶类、奶酪类、酸奶）也限制不吃。如果没有进食坚果的习惯，请不要开始食用，进食坚果过多容易摄入过量的碳水化合物。

（5）最好专注于食用优质天然食品，或粗加工的食品。

7. 超市选购食物时如何看懂营养标签？

在超市选购食物时，首先要注意食材要新鲜，对鱼、肉、禽、蛋要留意生产日期和保质期，同时面对各种需要采购的包装食品，一定要学会看营养标签，通过看标签学会哪些该买，哪些不该买，尤其是采用低碳水化合物－生酮饮食时更要如此。营养标签主要有两类。

（1）“营养成分表”：这是一个包含有食品营养成分名称、含量和所占营养素参考值（NRV）百分比的规范性表格。它是营养标签必须展示的内容，是人们在食用后，身体所能获取的营养物质，包括能量、蛋白质、脂肪、碳水化合物、钠（盐的成分）等。一般以每 100g 和（或）每 100ml 和（或）每份的含量来表示。

（2）“配料表”：这是介绍该种食物的组成成分，是按照“食物用料量递减”的原则来标示的，很多食品没有单独标示糖的含量，但从碳水化合物含量也能看出它的含糖量高低。主要的配料种类如下所述。

● 糖类：各种添加糖在食品标签上称为白砂糖、蔗糖、果糖、冰糖、葡萄糖、枫糖、麦芽糖、糖粉、果葡糖浆、麦芽糖浆、高果糖浆、蜂蜜、花蜜等。富含添加糖的食品有：饮料、糖果、面包、饼干、汉堡、蛋糕、冰激凌等。

● 谷物类：注意警惕高碳水化合物的谷薯类食品。谷类包括小麦面粉、大米、玉米、高粱等及其制品，如米饭、馒头、烙饼、玉米面饼、面包、饼干、麦片等。薯类包括甘薯（又称红薯、白薯、山芋、地瓜等）、马铃薯（又称土豆）、木薯（又称树薯、木番薯）和芋薯（芋头、山药）等。

● 食用油和乳类：尽量选用椰子油、橄榄油、棕榈油、猪油、紫苏油、菜籽油等油类；根据营养成分表正确选择调味料、干货制品、乳制品等加工食品，如同样都是牛奶，含糖量大不相同。在市场选购牛奶时，尽量选择 100ml 奶制品中碳水化合物偏低的，一般牛奶中含有乳糖，含量在 5% 左右，但有些调制乳及酸奶等产品中会额外添加糖来改善口感，因此要尽量避免选择额外添加了糖、炼乳等配料的牛奶。

8. 低碳水化合物—生酮饮食中各类食物所含的碳水化合物量如何估算？

水、咖啡和茶中基本没有碳水化合物（图 2-2-19）。而图 2-2-20 所示是低碳水化合物－生酮饮食中提倡使用的典型的食物，图中数值是每 100g 食物中

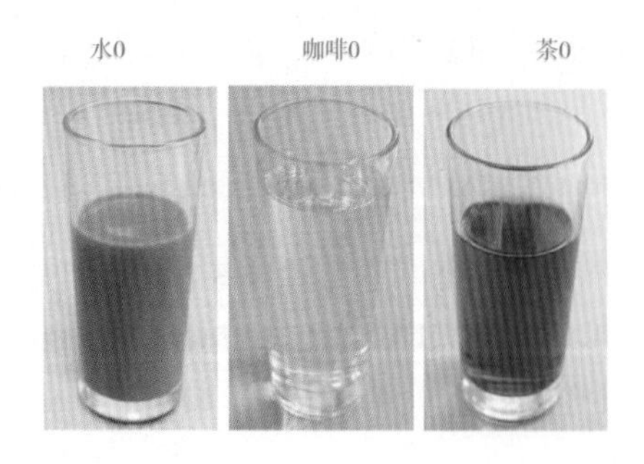

图2-2-19　咖啡、水和茶中基本不含碳水化合物

碳水化合物的净含量（单位为g），也就是除去膳食纤维后食物中碳水化合物的含量。为了保持酮症的状态，一般选择碳水化合物含量越低的食物越好。图 2-2-21 所示为采用低碳水化合物－生酮饮食时应该避免的食物，如面包、面食、大米和马铃薯这样的淀粉食物。图中数值也是每 100g 食物中碳水化合物的净含量，它们都含有大量的碳水化合物（糖和淀粉）。这意味着在低碳水化合物－生酮饮食期间，基本上需要完全避免这样的含糖食物。

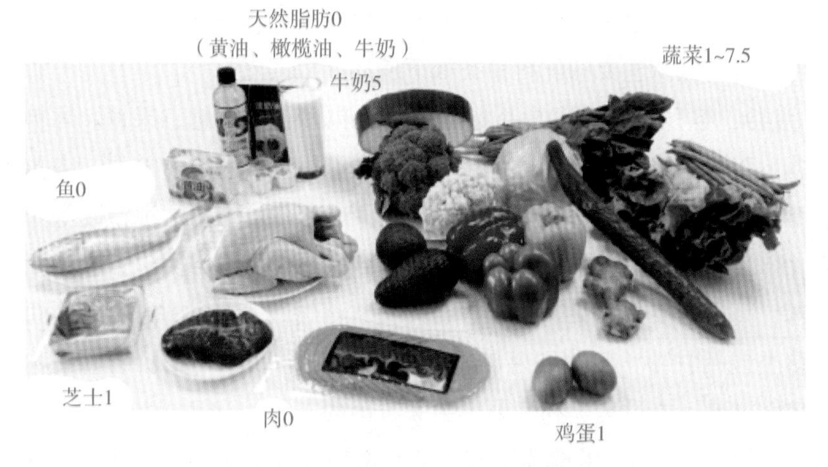

图2-2-20　常用的典型低碳水化合物–生酮饮食的部分食品

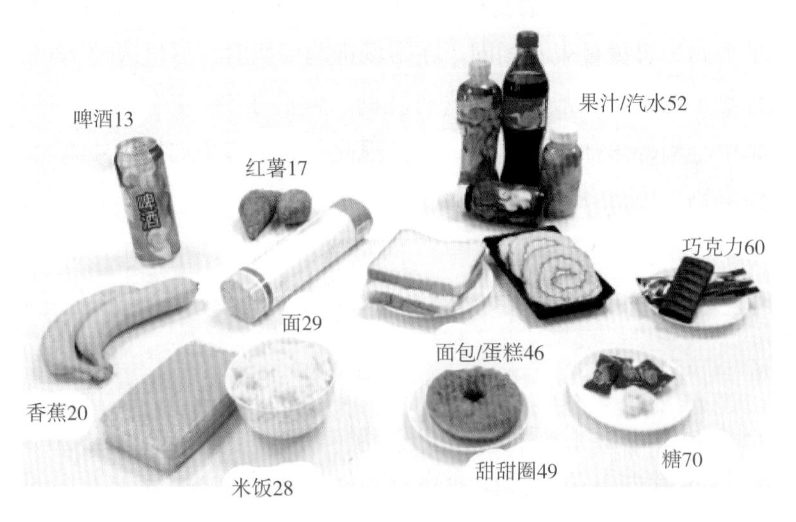

图2-2-21　低碳水化合物–生酮饮食应该避免的部分食物

总之，凡是执行低碳水化合物－生酮饮食，其过程中很重要的事情首先是尽量减少碳水化合物的摄入。每天碳水化合物的摄入量应该保持在50g以下，如果保持在20g以下的话，效果会更好，但这样低的碳水化合物摄入的量也要看你自己目前的身体状态而定。以我们的经验来看，你刚开始采用低碳水化合物－生酮饮食的时候，学会计算碳水化合物的含量是很有帮助的，但是如果你坚持食用我们推荐的食物，即使不用精确计算碳水化合物含量也能达到生酮状态的效果。

9. 是不是所有的低碳水化合物饮食都能生酮或进入生酮状态？

不是。并不是只要减少了碳水化合物的饮食就叫作生酮饮食的。图2-2-22是我们给大家示范的常见的三种类型的低碳水化合物饮食，其中只有A才是真正意义上的低碳水化合物－生酮饮食。

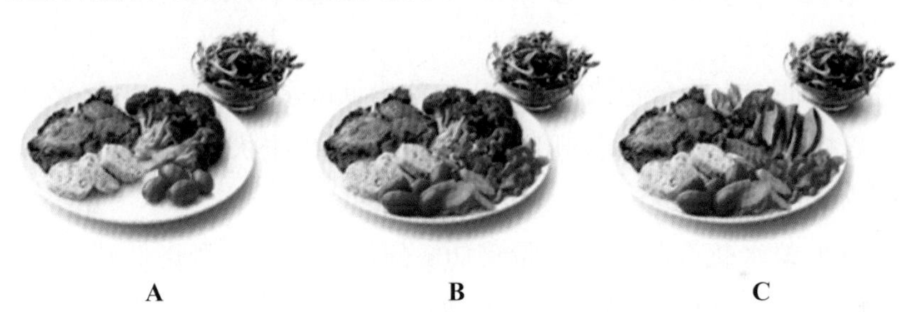

图2-2-22　不同低碳水化合物饮食的图示

A. 严格低碳水化合物饮食（低碳水化合物-生酮饮食）；B. 中度低碳水化合物饮食；C. 自由低碳水化合物饮食（引自：https://www.dietdoctor.com）

（1）严格低碳水化合物饮食：这是真正可以达到生酮状态的饮食。每天碳水化合物摄入量低于20g，约占总供能比4%（总能量约为8368kJ），与此同时，蛋白质的供能比也要保持较低或者适中的水平（因为大量的蛋白质同样会转变为碳水化合物）。蛋白质的供能比依据低碳水化合物的比例而定，具体可参照以下方案：

- 采用4%碳水化合物供能比：蛋白质供能比为25%。
- 采用3%碳水化合物供能比：蛋白质供能比为27%。
- 采用2%碳水化合物供能比：蛋白质供能比为29%。
- 采用1%碳水化合物供能比：蛋白质供能比为31%。
- 采用0%碳水化合物供能比：蛋白质供能比为33%。

适用人群主要包括：严重肥胖的人群、严重胰岛素抵抗患者、2 型糖尿病患者、食物或者糖成瘾的人。

（2）中等程度低碳水化合物饮食：每天 20 ～ 50g 碳水化合物，供能比为 4% ～ 10%。

（3）比较自由的低碳水化合物饮食：每天 50 ～ 100g 碳水化合物，供能比为 10% ～ 20%。

中等程度和比较自由的低碳水化合物饮食基本不能或达不到所需要的生酮状态。通俗地说，大多数人采取的低碳水化合物－生酮饮食只是低碳水化合物就足够了，只有对特定人群有实施“生酮”需求时才采取较为严格的低碳水化合物饮食，使患者保持在较好的营养性生酮状态中。

10. 要想使自己进入营养性生酮状态应该怎么做？

上述几种低碳水化合物饮食都可以统称为低碳水化合物－生酮饮食，临床上医师可以根据需要建议患者选用。下面按照产生生酮状态的力度大小来介绍低碳水化合物饮食：

（1）每天碳水化合物的摄入量≤ 20g 的饮食，即“严格低碳水化合物饮食”。这是最重要、也可以说最确切有效的低碳水化合物－生酮饮食（即临床常说的生酮饮食），不过这种饮食对不提供能量的膳食纤维不加限制；图 2-2-23 中显示的均是含碳水化合物较低的饮食，其中每 100g 低于 5g 碳水化合物的蔬菜可以相对自由的吃。

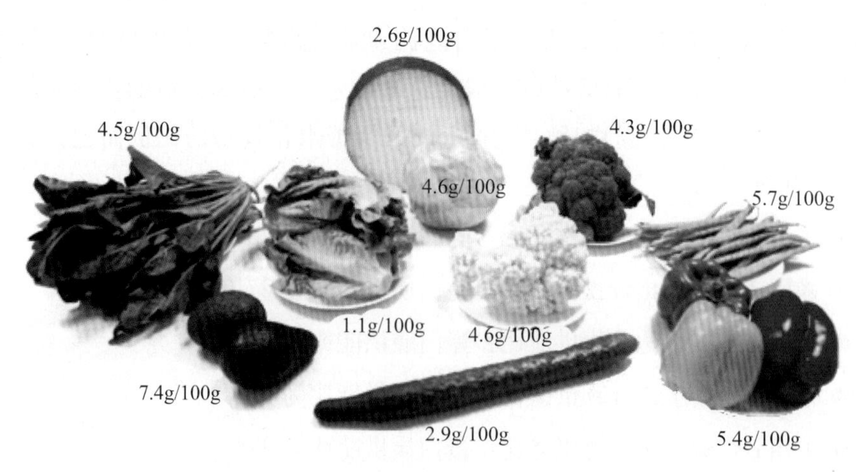

图2-2-23　含碳水化合物较低的部分蔬菜品种

不能或极少允许用的食品如下。

● 不要食用高淀粉类的食物，如米饭、面包、面条、谷物杂粮类。

● 不要食用高糖分食物，如甜品、蛋糕、饼干、巧克力、碳酸饮料等，因为任何用米粉、小麦粉（面粉）制作的食品都含有大量能迅速消化吸收的碳水化合物。

● 不要食用根茎类和高淀粉类蔬菜，如马铃薯、红薯、芋头、山药、莲藕、南瓜、胡萝卜、洋葱等。

● 不要食用坚果类的杏仁、腰果、开心果。松子仁的碳水化合物含量也相对较高。如果有进食坚果的习惯，最好选择碳水化合物含量相对较低的鲜核桃、巴西坚果、夏威夷果仁、榛子仁。

● 不要食用豆类，如黄豆、绿豆、红豆、黑豆、小扁豆，这些豆类每100g约含有20g或以上的碳水化合物，如采用严格的低碳水化合物饮食时就最好选择不吃。豆制品类的豆腐皮、豆腐干、腐竹也最好也不吃。

● 水果含有果糖，大部分的水果都不适合在采用严格低碳水化合物饮食的时候进食。

● 酒精类、加入糖分或带糖的包装饮料或制作饮品，如果汁、奶茶、奶昔、拿铁咖啡等，在严格低碳水化合物－生酮饮食时不宜饮用。

● 含有隐形碳水化合物的食品，如用大豆、米、小麦制作的酱料和调味品（酱油、醋）要严格控制用量。甜的酱料（如甜面酱、豆瓣酱，必须查看包装上的营养标签、配料表）、鸡精、芥末、果酱、蜂蜜、红糖、冰糖等含大量糖的酱料和调味品严格不用。

（2）每天控制碳水化合物在20～50g的饮食，即“中等程度的低碳水化合物饮食”。使用者仍应严格控制摄入精制碳水化合物食物，如白米饭、面条、白面包、包子、含糖饮料和零食，以及根茎类、高淀粉类蔬菜和豆类等，可以适当选择的食物如下。

● 浆果类水果，如草莓、黑莓、树莓、杨梅、小番茄。牛油果也是相对低碳水化合物高脂肪的水果。可以吃少量其他水果，如西瓜（200g）、桃（100g）、香瓜（200g）、哈密瓜（100g）、木瓜（100g）等。但注意高糖分的水果，如苹果、香蕉、葡萄、热带和亚热带水果（榴莲、荔枝）需要严格控制不吃。

● 乳制品，如全脂牛奶、奶油、酸奶。

● 豆制品，如豆腐皮、豆腐干、腐竹。

（3）每天控制碳水化合物摄入量在 50 ～ 100g 的饮食，即“比较自由的低碳水化合物饮食”。这种饮食要注意以下几点。

● 可以选用乳制品、豆制品、浆果类水果，可以吃少量其他水果如西瓜（200g）、桃（100g）、香瓜（200g）、哈密瓜（100g）、木瓜（100g）等，但高糖分的水果如苹果、香蕉、葡萄、热带和亚热带水果（榴莲、荔枝）仍然需要严格控制不吃。

● 可以添加部分不容易使血糖升高的五谷杂粮，但不能选择容易升高血糖、可刺激大量胰岛素分泌的精制碳水化合物，如白米饭、面条、白面包、包子、含糖饮料和零食等。

11. 除了控制碳水化合物的摄入外，蛋白质和脂肪应该怎么吃，还要做些什么？

还要注意做到以下 6 点。

（1）将蛋白质摄入量限制在中等水平：进行低碳水化合物－生酮饮食的时候，你应该摄入一些蛋白质以满足身体的需要，但是不要过量。这主要是因为过量的蛋白质在体内会转变成血糖，使饮食控制的效果大打折扣。很多人不能成功进入营养性生酮状态的最常见原因是摄入过多的蛋白质。如果可以的话，蛋白质的摄入量最好保持在每天每千克体重 1g 以下。比如，一个体重 70kg 的成年人，每天蛋白质摄入量不要超过 70g，70g 蛋白质相当进食约 350g（约 7 两）的红肉。

（2）摄入充足的脂肪，让自己有饱腹感：这也是低碳水化合物－生酮饮食和断食疗法（同样也能达到生酮状态）最大的区别。低碳水化合物－生酮饮食是可持续的，而断食疗法不会持续太久。如果你感觉到饥饿，可以多吃肥肉、五花肉补充动物油和橄榄油、椰子油等天然优质油脂。

（3）没有饥饿感的时候不要吃零食：仅仅是为了乐趣或者食物就在旁边，而不是饥饿的时候吃过量的食物，这样会降低生酮状态的程度及减重的效果。因此，最好的办法就是只有感觉到饥饿的时候再吃东西。

（4）灵活运用间歇性断食：比如省去早餐，或者采用 16 小时断食（白天 8 小时内吃东西，其余 16 小时禁食），这对于提升酮体水平是非常有效的，而且会加速减重的进程及 2 型糖尿病的缓解。如您可以在中午 12 点和下午 8 点之间吃掉所有餐点，这意味着不吃早餐，但可以在这 8 小时内吃 2 ～ 3 餐。

（5）适当增加运动量：低碳水化合物－生酮饮食时候，无论增加哪种形式的运动都会适量提升体内酮体的水平，也能一定程度上加快减重和2型糖尿病逆转的进程。锻炼和运动对于进入营养性生酮状态并不是必须做的，却是有益健康的。

（6）保持充足的睡眠：对于大多数人而言，每天至少要保持平均7小时以上的睡眠。睡眠不足的时候，精神压力增高会促使血糖水平升高，继而减慢抵达营养性生酮状态和减重的前进步伐。这样使你更难坚持低碳水化合物－生酮饮食并更难抵制食物的诱惑。

12. 怎么才能知道自己是否进入营养性生酮状态？

如何判断你是否处于营养性生酮状态呢？可以根据一些症状来判断，如是否出现口干口渴、尿量增加、有味儿的酮症呼吸、饥饿感减少、精力增加等；但更准确的判断要通过尿液、血液或者呼吸的气体检测来判定。图2-2-24是采用血酮作为参考时的浓度数值变化情况。

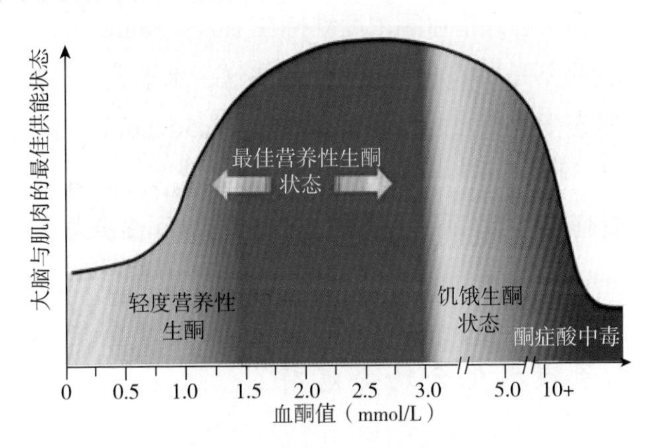

图2-2-24　低碳水化合物–生酮饮食中参考的血酮浓度检测数值变化（引自：https://www.dietdoctor.com）

我们解释一下从图2-2-24中看到的血酮水平变化情况。

（1）深绿色血酮水平区域：血酮浓度为1.5～3mmol/L，被认为是最佳营养性生酮状态，此时精神和身体都会达到最佳状态。这也是脂肪燃烧最快的状态，会持续使体重降低。

（2）浅绿色血酮水平区域：血酮浓度为0.5～1.5mmol/L，属于轻度营养性生酮。这有助于减重，但不是最佳状态。

（3）灰色血酮水平区域：血酮浓度≤0.5mmol/L，不能称作营养性生酮状态。尽管有一种说法认为数值为 0.2mmol/L 时便接近了营养性生酮状态，但这个水平离脂肪燃烧最大化还很远。

（4）黄色血酮水平区域：血酮浓度＞ 3mmol/L，其实是没有必要的，但它同样也属于达到了较高的生酮状态。但过高的血酮浓度有时可能意味着你没有摄入足够的食物（饥饿生酮）。对于 1 型糖尿病来说，可能是由于严重缺乏胰岛素而导致的，这就需要紧急关注和治疗。

（5）橙红色血酮水平区域：血酮浓度＞ 8mmol/L，一般情况下单纯采用低碳水化合物－生酮饮食达不到这个状态，这是一种疾病状态。目前出现这种情况主要见于 1 型糖尿病伴有严重胰岛素缺乏。常见症状包括恶心、呕吐、腹痛和意识模糊。这可能导致糖尿病酮症酸中毒，甚至危及生命，因此需要紧急抢救治疗。

13. 是不是必须达到最佳营养性生酮状态才能获得健康效益呢？

最佳营养性生酮状态是指血酮浓度维持在 1.5 ～ 3mmol/L，我们采用低碳水化合物－生酮饮食是不是要求血酮必须保持在这一水平上呢？其实并不是这样。在比较低的酮症状态下（如血酮水平达到 0.5 ～ 1.5mmol/L）就已经可以获得很多益处，比如减重、腰围下降、慢性疾病指标正常化等。但有时为了达到更好的状态你可能需要更高的血酮水平，这要在医师的指导下逐步去实现。

14. 采用低碳水化合物－生酮饮食多久才会进入营养性生酮状态？又多吃了碳水化合物会怎样？

在深圳市宝安区中心医院的低碳医学门诊，我们观察到患者在严格低碳水化合物－生酮饮食后的 1 周血酮会达到 0.5mmol/L 或以上。血酮检查可以监测和判断患者的代谢情况是否跟随低碳水化合物－生酮饮食而发生变化，对于低碳水化合物－生酮饮食的依从性以及身体是否处于燃烧脂肪（生产酮体）的状态。当你的身体已经进入到较好的营养性生酮状态并适应该状态（keto-adaptation）时，意味着身体正在以脂肪、酮体为燃料，此时血酮会维持在 0.5mmol/L 或以上的水平。

当你处于这个状态的时候，若进食碳水化合物≥ 75g 的话，你的血糖会随即升高、身体分泌胰岛素，脂肪燃烧停止，脂肪被锁死在细胞里。即使随后你继续严格的低碳水化合物饮食，你的身体在长达 2 周的时间可能都不能恢复到你之前的酮适应状态。所以如果你希望一直在燃烧身体脂肪和继续获得低碳水化合物 – 生酮饮食带给你身体的益处的话，是不能够在执行低碳水化合物 – 生酮饮食期间有作弊行为的，也就是不能允许破坏规矩，超标摄入碳水化合物。因为那样做脂肪燃烧会随即停止，且要再次恢复脂肪燃烧的状态需时不短。如果你想要重新进入并适应那种营养性生酮状态很可能还会经历在刚开始采用严格的低碳水化合物 – 生酮饮食时，身体因为切换能源模式而出现的相关不良反应。

不良反应篇

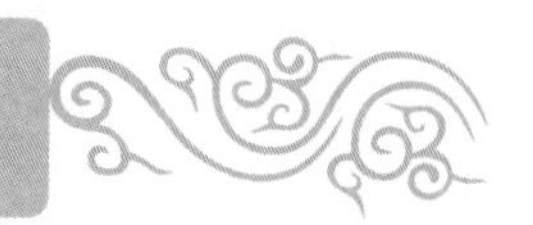

1. 听说低碳水化合物—生酮饮食有一些潜在的不良反应，是哪些呢？有办法应对吗？

当你突然将身体的供能模式从燃烧碳水化合物（葡萄糖）转变为燃烧脂肪时，可能会有一些不良反应，常见的不良反应有6种：流感样症状、腿抽筋、便秘、口臭、心悸、运动功能下降；较少见的不良反应包括：哺乳期的潜在危险、胆结石、暂时性脱发、胆固醇升高、酒精耐受性下降、出疹、痛风、空腹血糖升高等。如果流感样症状（头痛、疲乏等）、抽筋和心悸等症状是轻微和短暂的，可以通过增加水和盐的摄入量来减少甚至消除这些症状，最简单的方法就是每天喝1～2次的肉汤，同时，可以补充一些复合维生素制剂，绝大多数人这些不良反应都能很快消失。

2. 为什么采用低碳水化合物—生酮饮食会出现流感样症状，怎样应对？

采用低碳水化合物－生酮饮食后，大部分人会在第一周，特别是前2～5天经历流感样症状，主要包括头痛、嗜睡、恶心、意识模糊、“脑雾”和易怒。这个过渡期中最常见的是头痛，往往伴有疲乏、嗜睡和无精打采；其次是恶心，还有可能感到意识模糊或“脑雾”——即反应迟钝；另外就是变得易怒，这一点你身边家人的感受是最明显的。但值得庆幸的是这些症状几天内会自行消失，造成流感样症状的主要原因是尿量增加导致的脱水和（或）盐分缺乏。解决方法如下。

（1）摄入水和盐：通过充足饮水和摄入适量的盐可以有效缓解这些不良反应，部分症状甚至很快就完全消失。可以在水杯里（200～250ml水里）加入0.2g盐，喝完盐水后15～30分钟，症状即可缓解。如果你确实出现了不适，在低碳水化合物－生酮饮食的第一周里，可以每天都喝一杯盐水。也可以选择口感比较好的肉汤，如鸡汤、牛肉汤或骨头汤。如果你有高血压或其他需要限制盐和水分摄入的心血管问题，则不要用盐，盐最多摄入量为每天 2g，摄入的水分最多每天 2L。另外请保持充足的休息，或服用镇痛药缓解头痛和身体疼痛。

（2）摄入充足的脂肪：因为低碳水化合物的同时如果脂肪摄入过低的话会导致强烈饥饿感，还有疲惫感增加。不少人开始低碳水化合物饮食后不能适应“忍饥挨饿”。正确的低碳水化合物－生酮饮食应该包含充足的脂肪，这样才有很好的饱腹感和能量感，还可以缩短“适应期”，减少低落感。那么，低碳水化合物－生酮饮食的时候如何保证充足的脂肪摄入呢？其实非常简单，在你的食物中加入一些脂肪（烹调油、黄油等）就可以了。如果喝了盐水后仍然不能缓解流感样症状，最好的办法就是暂时不管它，当身体适应了低碳水化合物－生酮饮食，开始由脂肪供能的时候，所有的症状在几天内都会逐渐消失。

当然，如果有必要的话，也可以适当地进食一点碳水化合物，让过渡期更温和一些，但是这不是首选，因为这样会延长过渡期，同时降低减重速度，减缓健康改善的程度。

3. 如何应对腿抽筋、便秘和口臭这些不良反应？

出现这些症状常常说明经过一段时间的低碳水化合物－生酮饮食，身体进入了较好的营养性生酮状态，快速减脂减重正在进行中。

（1）腿抽筋：低碳水化合物－生酮饮食初期，腿抽筋比较常见，会带来疼痛感，这主要是由于尿量增加导致矿物质流失造成的，特别是镁离子。如何避免腿抽筋的发生呢？有 3 个办法：①足量饮水，摄入必要的盐，这样可以减少镁离子的流失，避免腿抽筋的发生。②必要情况下，可以补充镁离子，如前 20 天，可以每天服用 3 片镁缓释片，后期每天 1 片。③如果以上方法没有效果，可以考虑增加碳水化合物的摄入量以缓解腿抽筋，但摄入的碳水化合物越多，改善健康的效果就会越差。

（2）便秘：低碳水化合物－生酮饮食的初期，消化系统处在过渡期，可能会出现便秘的情况。防止便秘的发生有 5 个办法：①足量饮水，摄入必要的盐。因为造成便秘的主因是脱水，大肠吸收水分增加，粪便更加干燥、硬度增加导致便秘；所以建议饮水或同时补充适量的盐。②多吃蔬菜或补充其他来源的膳食纤维。因为摄入充足的优质膳食纤维可以促进肠道蠕动，减少便秘风险；而低碳水化合物－生酮饮食可因一些膳食纤维的来源被限制引起便秘，通过增加大量非淀粉类蔬菜的摄入补充膳食纤维则可以解决这个问题。③如果以上建议仍然无效，可以服用含氧化镁的牛奶（简称镁乳；milk of magnesia）缓解便秘。④必要时可适当增加一些碳水化合物。⑤不要吃太多的坚果，要养成每天定时排便的习惯，排便前喝些冷盐水可促进肠道的蠕动便于排便。

（3）口臭：呼气中带有卸甲水的气味，这种气味来源于丙酮，标志着你的身体正在大量的燃烧脂肪，使得其转化的酮体能给大脑供能。有时身体也散发出这种气味，特别是健身和大量出汗后。并不是所有低碳水化合物－生酮饮食的人都会有这种口臭，大部分人在 1 ～ 2 周后口臭消失，身体会逐渐适应并停止通过呼吸和出汗排出酮体。但对有些人来说，口臭可能会一直存在，对这些人我们有以下一些建议：①足量饮食，补充适量的盐。如果你感到口干，表明用于冲刷细菌的唾液减少，进而导致口臭，所以要确保足量饮水。②保持口腔卫生。每天刷两次牙不能保证酮体气味消失，因为它来自肺部，但口腔清洁能保证不再混入其他的味道。③规律使用口气清新剂，这样可以掩盖酮体气味。④如果被口臭问题长期困扰，想要摆脱口臭，简单的方法就是降低低碳水化合物－生酮饮食的强度。这意味着可以稍微吃一点碳水化合物，达到每天 50 ～ 70g。当然这样做，对减重和缓解糖尿病等的效果会打折扣，但也可能有些人仍然有效。⑤配合断食。每天摄入 50 ～ 70g 的碳水化合物并配合合适的断食，这样与低碳水化合物－生酮饮食的效果几乎一致，并且没有口臭。上述措施中的前两个比较通用，后三个是专门针对生酮引起的口臭的。一般使用这些方法后可以观察 1 ～ 2 周，注意看口臭是否能消失或减轻，大部分人的口臭都是暂时的。

4. 采用低碳水化合物—生酮饮食后总感到心悸怎么办？

在采用低碳水化合物－生酮饮食的初期，通常会感觉到轻微的心率加速或心搏强度增加，老是感到心慌、心悸，这种情况很正常，无须过度担心。主要原因是脱水和电解质缺乏导致身体的血流量减少，此时心脏通过增加节律或强度来保证血压维持正常。快速的解决方法是饮足量的水，摄入充足的盐。如果增加水和盐的摄入仍然不能完全消除心悸，那么这种心悸可能还涉及神经中枢促肾上腺分泌激素的调节增加所至，通常这是为了保证血糖水平，特别是你正在服用降糖药治疗的时候更容易发生。不过这种心悸也是暂时的，经过 1 ～ 2 周的时间，等身体适应了低碳水化合物－生酮饮食，症状就会消失。特殊情况下，有些人的心悸会一直存在，如果觉得困扰，就适当增加碳水化合物的摄入，当然，改善健康的效果也会减弱，这个需要自己来平衡。

对正在服药的糖尿病或高血压患者特别需要提醒注意的有如下几点。

（1）糖尿病：因为采用低碳水化合物 - 生酮饮食，避免摄入了易引起血糖上升的碳水化合物，所以对降糖药物的需求也会相应有所降低。如果你仍然在使用和之前相同剂量的胰岛素，可能会导致低血糖的症状，其中一个主要表现就是心悸。所以开始低碳水化合物 - 生酮饮食后要经常监测血糖，及时调整用药，这些最好在内科医师的指导下进行。如果你是单纯通过饮食和（或）二甲双胍可以控制的糖尿病患者则无须担心这一点。

（2）高血压：低碳水化合物 - 生酮饮食后，高血压的情况会得到改善，于是对药物的需求会降低，如果仍按照过去的剂量吃药可能会导致低血压。其中一个表现是心搏加速和心悸。如果高血压患者有这些症状，需要经常测量血压，如果低于 110/70mmHg，请联系经管医师商讨应该如何减药或停药。

5. 低碳水化合物—生酮饮食使得运动功能下降是怎么回事？如何应对？

开始低碳水化合物 - 生酮饮食的最初几周，你身体的运动功能可能明显下降，这主要由 2 个原因造成。

（1）身体缺乏液体和盐分：这是低碳水化合物 - 生酮饮食适应期人体运动功能明显下降的主要原因，特别是在活动量增加的时候更加显著。应对之法是运动前 30 ~ 60 分钟，饮一大杯盐水（约 2.5g 盐），这样可明显改善你的运动表现。

（2）适应期的过渡性表现：采用低碳水化合物 - 生酮饮食通常需要几周的适应期，身体需要从优先利用糖供能的模式转变成优先利用脂肪供能的模式，肌肉组织也是如此，这个时间长度从几周到几个月都有可能。但在这种低碳水化合物高脂肪的饮食模式下，最好仍然坚持你的运动量，而且运动越多，适应期越短，受益相对也就越多。

总的来说，开始采取低碳水化合物 - 生酮饮食后，虽然运动功能短期内会下降，但长期来看反而会得到改善。我国许多专业运动员目前的饮食就属于低碳水化合物高脂肪型，这些运动员在比赛中的成绩都得到了明显提升，特别对于长跑和其他耐力型运动员更加有益。因为与肌糖原的储存相反，人体脂肪的储存量是非常大的，这意味着一旦运动员适应了脂肪供能后，可以长期持续运动而不需要额外再补充能量，或者需要消耗的脂肪量比其他人少得多。这样一方面减少了消化系统出现问题的风险，另一方面让大量的血液充分流经肌肉组织供氧、供能。所以采用低碳水化合物－生酮饮食最终能够达到降低身体脂肪百分比的目的，减轻身体负担，提高运动功能。

6. 采用低碳水化合物—生酮饮食后有人出现了暂时性脱发应该怎么办?

采用低碳水化合物－生酮饮食后引起暂时性脱发的原因很多，包括饮食突然改变。暂时性脱发尤其常见于使用严格的低碳水化合物－生酮饮食（如节食、代餐等）的时候，但中等程度的或自由的低碳水化合物饮食者也偶尔会出现。暂时性脱发情况通常发生在饮食改变后 3 ～ 6 个月后，在梳头发的时候尤为明显。但这种情况一般都是暂时性的，而且只有一小部分头发会脱落，并不是十分明显。几个月后，毛囊会生出新的头发，并且发量和之前一样多；如果是长发则可能恢复时间会长一些，需要 1 年或更久。

出现暂时性脱发不要着急，让我们先来看看头发是如何生长出来吧。人头上的每一根头发的生长周期为 2 ～ 3 年，之后 3 个月会自动停止生长，这是因为新的头发会在同一个毛孔长出来，将旧的头发替换掉。这是一种比较常见的现象。你每天都会脱落一些头发，只是所有的头发并不是同步脱落的，所以这一过程你感觉不是很明显。因为总有旧的头发脱落，新的头发生长，你的发量是恒定的。那么为什么采用低碳水化合物－生酮饮食后会引起暂时性脱发，又应该怎样应对呢?

如果你最近心理压力比较大，脱发可能会比较严重。还有其他多种原因也会导致脱发，比如饥饿（包括限制能量摄入和代餐）、疾病、剧烈运动、妊娠、哺乳、营养缺乏、饮食突然发生大的改变等。这些原因可能打乱了头发的生长节奏。

如果是由于生育或由普通膳食转变到低碳水化合物－生酮饮食导致的脱发，实际上不必采取什么措施，因为这种脱发都是暂时的。脱发发生后，不会因为你停止低碳水化合物－生酮饮食，头发就会加速恢复。因为脱发一旦启动了，就会进行下去，无论采取什么措施都没有快速中止脱发效果。有的人可以通过抽血检查一下是否存在营养缺乏，这种检查对未补充维生素 B_{12} 的素食主义或素食饮食者的意义较大，对于其他人则没有什么实际意义。

对低碳水化合物－生酮饮食者来说脱发还是比较罕见的，大部分人并不存在这个情况。目前还没有关于如何降低这种饮食者脱发风险的研究。没有补充较足够的脂肪，所以采用低碳水化合物－生酮饮食的人最好还是注意不要一下子过分限制营养素的摄入。因为采用低碳水化合物饮食的同时如果没有补充较足够的脂肪就意味着身体易处在饥饿状态。而减少碳水化合物摄入的同时又注意保证摄入充足的脂肪，才是真正意义上避免饥饿的低碳水化合物－生酮饮食。此外，刚开始用低碳水化合物－生酮饮食的第一周，尤其应该排解心理压力，保证好的睡眠质量，并且不要在一开始就参加特别剧烈的运动，至少要等到几周以后再开始。

7. 怎样认识和对待低碳水化合物—生酮饮食使胆固醇升高的问题？

低碳水化合物－生酮饮食总体来说有调节胆固醇的相关作用，可以降低心脏疾病风险。但它与降血脂药物不同，主要表现为初期胆固醇轻度升高，其中以良性胆固醇——高密度脂蛋白胆固醇（HDL–C）的升高为主，同时还能降低三酰甘油，使得低密度脂蛋白胆固醇（LDL–C）结构相对疏松，不易在血管壁沉积，所以心脏冠状动脉发生粥样斑块的风险就相对降低了。有研究提示，坚持 2 年低碳水化合物－生酮饮食者都能够改善冠状动脉粥样硬化的相关指标。但需要注意如下 3 点。

（1）关于潜在风险：低碳水化合物－生酮饮食不是降脂药，它并不能完全阻止胆固醇的潜在风险，虽然总胆固醇和低密度脂蛋白胆固醇只是轻微的升高，但仍有 1% ～ 2% 的人需要谨慎对待这个问题，如一小部分人群存在高胆固醇的基因问题，开始此种饮食后若总胆固醇＞ 400mg/dl（10.34mmol/L），低密度脂蛋白胆固醇＞ 250mg/dl（6.46mmol/L），即使高密度脂蛋白胆固醇升高，三酰甘油下降，这种情况仍属于不正常。对这部分人要经常进行胆固醇监测，通常情况下如果监测结果显示低密度脂蛋白胆固醇偏高，载脂蛋白 V、载脂蛋白 B 与载脂蛋白 A1 的比值增高，提示患心脏病的风险增加，需要咨询医师配合药物应用才行。目前针对这一情况的研究还比较少，期待进一步探讨并提出解决这种潜在风险的方法。

（2）如何应对这种问题：如果你开始低碳水化合物－生酮饮食后出现了脂蛋白异常的问题，需要特别注意以下几点。

● 不喝“防弹咖啡”/饮品（指加入椰子油、奶油、黄油及中链脂肪酸的咖啡或饮品）：未感到饥饿的时候不要进食大量的脂肪，这一点可以有效地降低胆固醇水平。

● 感到饥饿后再进食，配合间歇性断食，这样也可以降低胆固醇水平。

● 多食用不饱和脂肪酸：如橄榄油、鱼油和牛油果。虽然这样做能否改善健康并不确定，但肯定可以降低胆固醇水平。

如果以上 3 种方式仍然无效，那么你需要重新审视一下自己的健康状态，是否真的需要低碳水化合物－生酮饮食。如果温和的低碳水化合物饮食（碳水化合物 50 ～ 100g/d）对你来说仍然有效，那么可以适当增加碳水化合物的摄入，以降低胆固醇水平，注意要选择优质的碳水化合物而不是面粉或精制糖。

（3）关于他汀类药物的使用：可能有人说与其那么费力地采用低碳水化合物－生酮饮食，不如干脆吃他汀类药物算了。这里我们要呼吁一声，他汀类降胆固醇药物的临床使用一直备受争议，这类药物确实可以降低患心脏病的风险，可同时也增加了肝损害、精神不振、肌肉酸痛、2 型糖尿病和轻微智商（IQ）降低的风险。现有相关的指南中指出，如果你有患心脏病的风险，服用 5 年的他汀类药物确实可以降低 1% 的心脏病发病风险，同时延长 3 天寿命，你是否仍然坚持使用并忍受它带来的不良反应呢？我们认为与服用他汀类药物相比，生活方式的改变对心脏健康的影响更大，且不良反应少。我们应把选择权放在自己手上。

8. 低碳水化合物－生酮饮食与酒精耐受度、痛风有没有关系？

（1）与酒精耐受度的关系：对开始低碳水化合物－生酮饮食的人应告诫他们降低酒精的摄入量，因为他们可能比往常更容易醉酒。采用低碳水化合物－生酮饮食后更容易醉酒的原因目前还不太清楚，可能因为肝是主要产生酮体和糖原的场所，采用低碳水化合物－生酮饮食后，这一转化工作量增加，于是使代谢酒精的速率相对减慢。也可能因为酒精和糖代谢的途径类似，糖摄入量减少了，肝相应的代谢途径会减弱，所以对酒精的代谢能力也降低了。因此，采用低碳水化合物－生酮饮食后的第一次饮酒要谨慎，可能达到平时的 1/2 酒量即可。因为无论什么原因，你的酒精耐受能力确实会在低碳水化合物－生酮饮食初期减弱，应该避免醉酒和大量饮酒。

（2）与痛风的关系：低碳水化合物－生酮饮食常被质疑摄入过多的肉类会

造成痛风，我们列举两个事实来反驳这一点：

● 低碳水化合物－生酮饮食并没有摄入很多肉类，只是比平时稍微增加了一些，摄入更多的是油脂。

● 从长期来看，低碳水化合物－生酮饮食会减少部分痛风患者的临床表现。

不过在低碳水化合物－生酮饮食的初期，由于脂肪摄入量的增加，有些高尿酸血症的人痛风的危险性确实会轻度增加，所以对这些人来说如何采用低碳水化合物－生酮饮食要征询医师的意见。

9. 采用低碳水化合物—生酮饮食经常容易出现的问题有哪些？

（1）没有耐心：因为身体不习惯以酮体作为细胞能量来源，身体常会发生流感样症状，许多人立刻就将其归咎于低碳水化合物－生酮饮食，其实只要有耐心，通常两三天之后，流感样的症状就会完全消失，进而让你走入营养样生酮状态。

（2）油脂吃得不够：千万要记得，一开始低碳水化合物－生酮饮食的油脂量最好占总热量的70%，这已经是一个非常高的剂量了。注意光吃肉还不够，必须额外吃些油。这和以前的饮食习惯刚好相反，很多人本来就怕油腻，但现在要找油来吃才够。所以你一定要有思想准备，克服多年来被灌输的“脂肪恐惧症”。

（3）蛋白质吃得太多：蛋白质摄取太多时，在体内会转换成葡萄糖，照样会升高胰岛素，致使身体无法把能量来源从葡萄糖切换成酮体，于是你无法很快体验到低碳水化合物－生酮饮食的好处。所以在吃饭时要注意控制蛋白质的摄取量，不可吃太多。可按约1kg体重吃1g蛋白质来计算摄入蛋白质的限制量。买肉时，不要买瘦肉，要买五花肉。少选鸡胸肉，多吃鸡腿肉，最好连皮一起吃。吃鱼时，最好把肥的鱼肚吃下去。记得，蛋白质只能占总热量的15%～25%。吃太多的蛋白质，身体是无法生酮的。

（4）缺乏电解质：缺乏钠、镁、钾会造成头痛、恶心、便秘、嗜睡、疲倦、抽筋等现象。胰岛素使肾储存钠，当饮食中的淀粉摄取大幅下降时，胰岛素分泌也会跟着显著下降，这时，肾的储钠功能就会受到影响，使钠从尿液中大量流失。所以，要在汤里面、菜肴中加足量的盐。建议不要吃精盐，因为精盐只有氯化钠，而要吃低钠高钾盐，或天然岩盐、湖盐、海盐，或是额外补充钾。钾在心脏和全身的代谢活动中非常重要，要大量摄取深绿色含钾丰富的蔬菜。还有镁，它在身体大部分的生化反应中都扮演着催化剂的角色，光从蔬菜中摄取可能不足，还需要从营养品中补充。

（5）吃了太多隐藏的碳水化合物：许多加工食品，如鱼丸、贡丸、肉丸、香肠、假蟹肉、甜不辣等，其中都添加了不少含有淀粉和糖的物质，我们要尽量避免。

（6）蔬菜吃得太少：蔬菜中含大量维生素、矿物质，这些对于体内生化反应的正常运行非常关键。蔬菜中的膳食纤维有促进肠道蠕动、喂养肠道益生菌和组成粪便这三大作用。平时以淀粉为主食的人，如果蔬菜吃的不够，可从五谷杂粮中摄取到一些维生素、矿物质及纤维素，所以似乎对健康并没有影响。但改成低碳水化合物 – 生酮饮食后，因为大幅降低淀粉的摄取量，若不提高蔬菜的摄取量，这三类营养素就会明显不足，可能会造成许多不舒服的症状，如恶心、冒冷汗、抽筋、便秘等。

（7）担心酮症酸中毒，心理压力大：酮症酸中毒只会发生在胰岛素严重不足的人身上，如 1 型糖尿病、末期的 2 型糖尿病，这些人因为胰腺无法分泌胰岛素，于是血糖无法从血管进入细胞中，这时细胞就会处于缺乏葡萄糖能量来源的饥饿状态，而身体就会自发启动肝分解脂肪，产生超大量酮体（高达 15 ～ 25mmol/L），血液因此变酸（酮体是酸性的），造成酮症酸中毒，危及生命。但只要有胰岛素在，就可以控制血酮，让酮体不要产生过多。正常人是不会发生酮体失控这种状况的，只会产生生理性的酮症，即营养性生酮状态，不会产生病理性的酮症酸中毒。基本健康的人担心低碳水化合物 – 生酮饮食会产生酮症酸中毒，就好比人坐在家里看电视，担心屏幕上的飞机冲进客厅一样，有点杞人忧天了。

解　惑　篇

1. 以前的人们一直用高碳水化合物饮食为什么没事？

多少年来人们的主食都是以米面为主，家里如果不富裕菜吃得少，逢年过节才吃肉。那时的人摄入的碳水化合物占比在总热量里达到 70% 之多，是标准的高碳水化合物饮食，然而却没有这么多肥胖问题，也很少有人得糖尿病，这是怎么回事呢？因为那时候的人十分辛劳，别忘了当时的日子苦，为了吃饱饭农夫在田间的耕作时间常常每天长达 10 小时，且全是体力劳动。即使是上班族、学生出门不是走路就是骑单车，单程行走 1 ~ 2 小时是很平常的事。但是现在完全不同了，生活富裕，东西吃不完，没几个人工作之外一天运动 3 小时以上、一天走 20km 路了。我们将当时人们虽然是高碳水化合物饮食却不容易肥胖或出现“三高症”（高血压、高血脂、高血糖）的原因归结为以下 3 点。

（1）大量的体力劳动，吃进去的淀粉几乎会用完，所以没剩下多少可以囤积成脂肪。而且体能消耗能让身体保持对胰岛素的敏感，因此血液中的胰岛素会长期处于高水平状态。

（2）娱乐少，生活单纯，没电视、没电脑、没网络、没手机，所以睡眠普遍充足，很少有失眠或熬夜的情况，身体修复得比较好。

（3）虽然粗茶淡饭，但食物比较原始、高纤维食品、农药和化肥使用较少，食品添加剂也较少。

而现在的人进食高碳水化合物容易出现肥胖和血糖不稳定，总结起来原因有以下 3 点。①体能活动太少，能量消耗不完，只好以脂肪形式囤积起来。加之运动缺乏，导致胰岛素普遍太高，更加促进脂肪囤积。②普遍缺乏睡眠。生活压力大，身体较为虚弱，修复能力较低。③进食精制淀粉和甜食饮料很多。精制糖分广泛地用于加工食物，让胰岛素居高不下，常引起肥胖和糖尿病等慢性疾病。

说起来以前朴实辛劳的日子有益健康，但现在人们已经很难返璞归真，过上优哉游哉的生活了。如果现代人要想在快节奏的生活常态里保持结实精壮、血糖稳定，最正确的维持方式就是大幅度降低碳水化合物的摄入，坚定采用低碳水化合物－生酮饮食。

2. 低碳水化合物—生酮饮食是如何帮助身体减重的？

低碳水化合物－生酮饮食有助于身体减重的原因有很多，包括摄入膳食蛋白质的饱腹感和脂肪的满足感而导致食欲下降；控制食欲的相关激素发生变化，其中包括生长激素释放多肽（ghrelin）和瘦素（leptin）的改变（瘦素的作用是促使人体减少摄食、增加释放能量和抑制脂肪合成，而低碳水化合物－生酮饮食可以提高大脑对瘦素的敏感性）；酮体可能具有抑制食欲的作用，通过减少炎症从而减少对瘦素的抵抗性；用于燃料的脂肪增加及身体脂肪储存的减少；加上糖异生的作用，身体生产与葡萄糖和蛋白质食物热效应相关的代谢率增加。所以肥胖的人开始低碳水化合物－生酮饮食后就会体重下降，直到激素变化使之维持在一个平衡点上，然后体重也达到一个平稳点。

3. 在低碳水化合物—生酮饮食里，我吃了这么多脂肪，比起储存在我身体的脂肪它们会首先被燃烧用掉吗？

某些脂肪，如在椰子油或 MCT 油中均发现了较丰富的中链三酰甘油脂肪酸，它们是不能被储存在身体脂肪中的，所以被摄取后虽然进入人体，但都必须被迅速燃烧以获取能量。这就意味着，如果你的饮食在脂肪消耗之上添加这类脂肪，除了满足你的饱腹感外，它还是优先考虑被用掉的。对于普通的膳食脂肪，一旦被消化，它们就会进入循环，参与所谓的“脂肪酸循环”。无论进食还是禁食，身体总是在释放、燃烧和储存脂肪。当胰岛素含量高时，虽然主要是储存脂肪，但周转仍在继续。当胰岛素低时，脂肪释放和氧化作用占主导地位。如果你同时吃脂肪和大量的碳水化合物，此时脂肪很容易被储存。因此采用低碳水化合物－生酮饮食时，经食物摄取的脂肪和经脂肪细胞存储的脂肪都很容易被作为燃料燃烧掉而供给能量。不过要记住，这些脂类一旦被消化和吸收后，膳食脂肪和储存的脂肪就会进入“周转池”，并且处于持续的混合状态。所以结论是选择摄取合适种类的脂肪和坚持低碳水化合物－生酮饮食（低胰岛素水平），身体就会进入动员和燃烧脂肪的状态。

4. 我进行低碳水化合物—生酮饮食几个月了，为什么体重没有下降，反而越吃越胖？

因为你吃太多了！如果低碳水化合物－生酮饮食使用正确：淀粉降到 5%（净碳水化合物不超过 30g），蛋白质不超过 25%（每千克体重不超过 1.5g），就不容易饿。为什么不饿？因为细胞的能量来源，已经从葡萄糖改成酮体，所以，光是身上的脂肪，就可以燃烧 3 ～ 4 个月或以上，甚至进食很少也无性命之忧。所以，有食欲、胃里空空的，并不代表“身体饿”，如果身体中还有脂肪没有被动员出来，这就是在告诉你，库存的脂肪足够，不必从体外吃进脂肪。所以，脂肪摄取＞ 70% 并不是进入营养性生酮状态的必备条件。

但你若不饿，却又三餐照吃东西，就会吃了超过身体所需要热量的食物，过多热量就会囤积成脂肪，这是很简单的道理，最后当然会发胖。所以，低碳水化合物－生酮饮食后，如果不饿，就少吃一点，即使感到饿了，也不要超量进食。

5. 我减肥速度现在没那么快了，或者说我的体重已经停滞不降了，该怎么办呢？

许多人在进行身体减重时一开始都会采取少进食的方法，这种方法见效快，是因为减掉的很多是水分，一般体重减到一定程度常常会遇到瓶颈，出现平台期，这是因为脂肪没那么容易减。然而，采用低碳水化合物－生酮饮食的减重原理则完全不同，这种饮食并没有减少进食而主要是改变食物成分的比例，开始时人体会把肝里的肝糖原转换成葡萄糖，而肝糖原是非常亲水的，也就是说，每一个肝糖分子都结合了很多水分子，所以肝糖原变成葡萄糖之后，这些水分子就会随着尿液排出来，估计 1g 肝糖原带着 3g 水分子，所以体重也会像采用其他方式的减重一样下降。但接着如果进入营养性生酮状态，这时减下的重量才会是以脂肪为主的减重。

减重和减重速度对每个人来说都有所不同，这意味着在相当长的一段时间内体重可能快速下降，然后一段时间内体重下降停滞或出现平台期，这都是很正常的现象。只有进一步调整饮食成分比例并且一直坚持下去，才可能会帮助你越过平台期。这里就介绍几个可以考虑的饮食上的小变化。

（1）检测血酮，调整蛋白质摄入量：如果你的碳水化合物摄入量低于你的个人耐受性，这表明你已经在摄入最低的碳水化合物量了，那么下一个要考虑的问题就是蛋白质摄入量，检测血酮可能有助于识别是否需要改变饮食。

（2）考虑饮食中消耗的脂肪量：将减少脂肪作为减重的主要目标时，如果你摄入的热量与每天的能量需求相匹配，那此时饮食中的脂肪摄入量可能会导致体重下降停滞。你可以试着慢慢减少饮食中的脂肪，看看能不能在不增加饥饿感的情况下打破平台期。这可能是帮助你恢复减重的方法。

（3）其他：你还可以考虑以下几点，如只在饿的时候进食，不要吃零食；试着采用适合你的间歇性禁食方法断食；保持睡眠充足（每晚 7 ～ 8 小时）；避免过度的压力。

6. 听说左旋肉碱可以辅助减重，我可以补充肉碱吗？

肉碱是一种水溶性的小分子物质，存在于肉、蛋、奶当中，容易被身体吸收。身体也会自行合成，大部分会储存在肌肉中。

肉碱对于脂肪代谢非常重要，长链脂肪酸若要进入线粒体中燃烧产生热量，就需要肉碱。若要在线粒体中转换成酮体，也需要肉碱。肉碱就像是一辆快速货车，把长链脂肪酸带入线粒体，肉碱越多，脂肪燃烧越有效率。不过中链脂肪酸则可以快速转换成酮体而不需要肉碱的帮助就能进入线粒体。绝大多数人的饮食中都含长链脂肪酸（猪肉、奶油、橄榄油、花生油等），如果体内的肉碱足够，就可以转换成酮体，反之，若肉碱不够，就不容易生酮。如果你的低碳水化合物－生酮饮食中摄入的长链脂肪酸比较多，适量补充肉碱是可以帮助生酮的，但最好在执行了一段时间的这种饮食后再补充。

市面上有很多肉碱的补充产品，如果选购，需要仔细查看产品是否含有碳水化合物，即糖分、淀粉类等添加种类的剂量，这是低碳水化合物－生酮饮食的大忌。最好请你的医师或营养师评估后再决定是否需要补充肉碱。但光依靠从外界摄取肉碱并不是减重的良方，应该遵循低碳水化合物－生酮饮食方案、适当增加摄入中链脂肪酸的比例、适当进行断食（间歇性断食）才是正确的帮助减重的方法。

7. 低碳水化合物—生酮饮食会不会影响我的肌肉？我可以一边用这种饮食，一边进行增肌训练吗？

有些人在采用低碳水化合物－生酮饮食之前有较好的身体素质且喜欢运动，他们改变饮食后能否保持肌肉呢？我们的回答是：能。甚至提倡在采用低碳水化合物－生酮饮食期间进行单抗阻训练，这种运动是不会在减重的过程中对身体脂肪消耗有很大的影响的。有研究发现，抗阻运动所引起的肌肉超负荷会对肥大的骨骼肌纤维产生合成代谢刺激，在任何一种饮食方式的改变中，抗阻运动（每周 2 ～ 3 天）都可以在减重过程中保护瘦体重。抗阻运动具有强大的刺激肌肉质量和力量增加的作用，所以在低碳水化合物－生酮饮食期间完全可以配合举重等抗阻训练来进一步的改善身体成分和功能。低碳水化合物－生酮饮食加上抗阻运动可以显著地消耗脂肪和保存完美的瘦体重。

许多举重运动员就是采用低碳水化合物－生酮饮食在减少脂肪的同时更好地保护瘦体重，以便为比赛做准备。普通人当然也可以采用此方案，这样在减重的过程中就不会丢失肌肉了。

8. 偏瘦或体重正常者可以采用低碳水化合物—生酮饮食吗？

当然可以，但要吃够。很多人听到低碳水化合物－生酮饮食可以减肥，第一印象就是我已经很瘦了，会不会越减越瘦？不用担心，如果你有进入营养性生酮状态的需求，但不胖，那只需每天吃的食物超过你需要的热量，就不会瘦了，你还有可能会长肌肉，但要记住身体启动生酮后，你若摄取的热量不足，身体会自动燃烧自身脂肪，你就会更加瘦了。

很多人误以为低碳水化合物－生酮饮食是减重饮食，其实这是外行人的想法。保持营养性生酮状态可以减肥，但也可增重，主要看你吃的热量是过多还是过少。请问，如果你每天吃 20920kJ（5000kcal）的低碳水化合物－生酮饮食，你还会减重吗？反之，低碳水化合物－生酮饮食如果每天只吃 4184kJ（1000kcal），怎么可能不瘦。

还有一点就是要正确认识肥胖的定义，体重指数（BMI）在正常范围的人，不一定就是“体重正常”。需要做更全面的人体成分分析，了解自身的体脂率，体脂率是指人体内脂肪重量在人体总重量中所占的比例，反映人体内脂肪含量的多少。如果你的 BMI 在正常范围，但是体脂率超标、腰臀比超标，甚至是内脏脂肪超标，那么低碳水化合物－生酮饮食是适合你的。

9. 不吃淀粉或糖，会营养不良吗？

不会。而且你可能会更健康。人体具有三大供能的营养素，即碳水化合物、蛋白质和脂肪。大家都听说过“必需氨基酸”“必需脂肪酸”。“必需”的意思是如果人不吃它，会有生命危险，所以一定要从食物中摄取。至于葡萄糖、果糖、乳糖、麦芽糖，不管是单糖或双糖，没有一个是必需的。换句话说，饮食中没有碳水化合物，人不会死。但不吃蛋白质、不吃脂肪就无法存活。

从生物化学的角度来看，人类即使没有摄取碳水化合物，但如果细胞需要葡萄糖的话，氨基酸可以在肝中转变成葡萄糖（称为糖异生），只要人体进食，体内都会有葡萄糖的存在，其实身体所需的葡萄糖量很少，全身血液中的糖才不过 5g 而已。因此我们的结论是不吃碳水化合物是没关系的，但要吃蛋白质和脂肪。不管是低碳水化合物饮食还是低碳水化合物－生酮饮食，都强调少吃碳水化合物。

10. 大脑不需要淀粉或糖吗?

大脑的活动可以完全不需要淀粉或糖。在严格的低碳水化合物－生酮饮食中，大脑的能量主要来自脂肪。脂肪在肝中转化为酮体物质，而这些酮体物质可以通过血脑屏障被大脑用作燃料。这意味着脂肪燃烧明显增加，这对想要减肥的人来说有很大好处。此外，我们的身体可以通过一种叫作糖异生的过程，将其他的营养物质如脂肪、蛋白质类转化为葡萄糖，从而满足机体对葡萄糖的需要。所以饮食中不一定非要碳水化合物不可，无论有没有碳水化合物，大脑都可以用酮体作为能量照样正常运作。

11. 人老吃肥肉就容易长肥肉，这种说法对吗?

身上的肥肉从哪里来？ 99% 的人都会回答说：当然是吃肥肉来的。这听起来理所当然，但其实是很错误的认识。正确的答案是：吃的脂肪越多，碳水化合物越少，你就会越结实。

因为人体全身的血液中，所含的全部血糖加起来，也不过 1 小勺之多，约 5g。但你随便吃一餐米饭或面食里面含的淀粉，就会迅速被小肠消化成 100g 葡萄糖进入血液。这时为了维持血糖稳定，胰岛素就会被分泌出来，把血糖送进细胞。对于平常不做肌肉抗阻运动的人或有胰岛素抵抗的人，血糖进不去细胞，只能逗留在血管中或从尿液排出。试想一下，如果血液中有一大堆无处可去的葡萄糖，它们很容易就会被赶到肝内转变成脂肪酸，然后再释放入血（这就是三酰甘油的来源），最后以肥肉的方式储存起来。所以说老吃高碳水化合物的东西反倒容易长肥肉。

12. 低碳水化合物—生酮饮食期间体重减轻会让肌肉流失吗？

组成肌肉纤维的主要成分是蛋白质，而低碳水化合物－生酮饮食期间，肌肉的持久性供能主要来自脂肪燃烧的酮体。如果没有蛋白质肌肉就会萎缩，大家也都知道肌肉失用性萎缩的原理，如果没有能量维持肌肉不断运动则肌肉也是会发生失用性萎缩的。低碳水化合物－生酮饮食期间，饮食中蛋白质的比例为15%～20%，足够维持新陈代谢所需要的蛋白质量，加上身体维持着营养性生酮状态，脂肪在肝转化中不断产生酮体，源源不断为肌肉供能，因此低碳水化合物－生酮饮食不但不会造成肌肉流失，还会使肌肉强壮。

13. 为什么低碳水化合物—生酮饮食会使坏胆固醇与总胆固醇升高？

低碳水化合物－生酮饮食期间如果蔬菜摄入不足，导致体内的抗氧化剂减少，便会使“坏胆固醇”如低密度脂蛋白胆固醇升高，这样的情况可以通过吃大量的蔬菜来改善；另外，膳食中如果油炸食物太多，会导致自由基增多，或是摄取了大量的ω–6脂肪酸（如大豆油、玉米油等），使身体容易产生炎症反应，这些都是身体“坏胆固醇”升高所造成的。因此，我们建议在采用低碳水化合物－生酮饮食期间少吃油炸食物，尽量低温烹调，多食用蔬菜，多摄入ω–3脂肪酸（如鱼油、亚麻籽油、核桃油、芥花油等）、饱和脂肪酸（猪油、黄油等）、单不饱和脂肪酸（橄榄油、苦茶油、花生油等）。不少采用低碳水化合物－生酮饮食的人一开始总会出现总胆固醇升高的现象，这可能是因为此时肝需要制造多一点的酮体原料而没有加强胆固醇处理所致，但这只是暂时的现象，在体重降下来之后，总胆固醇会恢复到正常水平。

14. 低碳水化合物—生酮饮食会加重便秘吗？那原有便秘的人怎么办？

应用低碳水化合物－生酮饮食时排便量有所减少，这很正常，毕竟低碳水化合物－生酮饮食期间你的食物摄入量减少了。但如果发生了便秘，大便坚硬或难以排出，就会让人难以接受。怎么办呢？通常可以通过增加每天的水分，达到摄入 2L 以上，来解决这个问题。其他应对方法还有以下几点。

（1）临睡前服用一茶匙镁乳（milk of magnesia）一周，这段时间还可以服用自己熬的骨头汤、肉汤，冷冻后切块保存的肉汤块（bouillon cube）或盐水，或无糖膳食纤维（sugar–free fiber）。

（2）多吃蔬菜。造成便秘的原因之一可能是蔬菜摄入量不足，因为低碳水化合物－生酮饮食限制了水果和谷物的摄入量，因此这一部分的膳食纤维需要用蔬菜来补足，建议低碳水化合物－生酮饮食期间多食用新鲜蔬菜，保证膳食纤维的摄入量。

（3）注意保持良好的排便习惯，但每天排便的次数和时间可以因人而异。

15. 我用了低碳水化合物－生酮饮食后常常觉得心情不好，正常吗？

在采用低碳水化合物－生酮饮食的前 1 ～ 2 周，通常会出现类似于抑郁症的症状（如嗜睡、疲劳、易怒、“脑雾”）。这些问题通常会在几天或一周内消失。大多数情况下，只要摄入足够的水分和盐，如每天喝 1 ～ 2 次肉汤就可以避免这些问题。

长期来看，坚持低碳水化合物－生酮饮食通常会产生愉悦效果。营养性生酮状态经常使人感到精力充沛，可以提高精神集中度和耐力。患者经常提到他们感觉到的“思维变清晰了”。少数人可能会感到沮丧，其中一个原因是他们对高碳水化合物（如甜食）有依赖。 当人们对这些食物上瘾时，不吃这些食物可能会导致暂时的失落感和悲伤感，类似抑郁的症状。这就像上瘾时戒除尼古丁或酒精的感觉一样。要知道，在早期戒断症状消失后，对摆脱上瘾者来说会感到令人难以置信的解放，让脱瘾者过上更充实、更幸福的生活，所以低碳水化合物－生酮饮食绝对值得一试。

16. 低碳水化合物－生酮饮食会导致脱发吗？

暂时性的脱发发生的原因很多，包括重大的饮食习惯改变。尤其在严格限制热量摄入，在饥饿状态下、吃代餐时更容易出现，偶尔也会发生在食用低碳水化合物－生酮饮食的人中间。

如果你确实是因为采用低碳水化合物－生酮饮食才开始脱发的话（必须排除其他原因），注意通常是发生在开始新的饮食 3 ～ 6 个月后，当你梳头的时候发现越来越多的头发掉下来。这只是一个暂时的现象且只有少部分的人会发生。几个月后，毛囊会开始长出新的头发，同时重新长出来的头发的发量和发质会和以前一样。不过如果你是长发的话，完全恢复可能需要一年或更长的时间，因为每个毛囊中头发的生长期一般长达 2 ～ 3 年。

17. 为什么我采用低碳水化合物—生酮饮食后月经推迟了？

采用低碳水化合物－生酮饮食后许多女性患者反映月经更加规律了，经期综合征减轻了。但是也有患者反映月经推迟的。常见的原因有以下几点。

（1）吃的不够多，皮质醇升高：目前已经发现的激素超过 50 种，这些激素之间的交互作用更是复杂。人体通过下丘脑－脑垂体－肾上腺轴（HPA 轴）来管理和调节所有激素。你的压力水平、情绪、消化、免疫系统、性欲、新陈代谢和能量水平等，都是 HPA 轴的管辖范围。而这三个腺体，都对热量摄入、情绪波动和运动强度比较敏感。因为这些因素跟身体的压力水平息息相关，最终反映为压力激素，又称为皮质醇水平的变化。

（2）皮质醇过高，性激素不足：而当身体承受压力比较大，皮质醇水平过高时，就可能导致下丘脑性闭经（hypothalamic amenorrhea，HA）。为什么会这样呢？因为生产皮质醇和性激素的关键“原材料”是一种称为孕烯醇酮的激素。当你的身体感觉到“生存艰难”时，皮质醇和性激素就会相互争夺“生产资源”。这时，由于压力激素的优先权，性激素的分泌就会受到抑制，身体会通过阻止排卵来节能。因此，节食、重度体育训练或激烈的情绪波动都可能诱发闭经，无论是否伴随体重下降。

（3）瘦素水平低：瘦素是脂肪组织分泌的一种激素，比较胖的人，体内的脂肪含量较高，所以一般瘦素水平也较高；比较瘦或者体脂含量低的人，瘦素水平相对也比较低。进食时，脂肪细胞会释放瘦素，向下丘脑发出“吃饱了”的信号。胰岛素会刺激瘦素分泌，而低碳水化合物－生酮饮食能显著降低胰岛素，所以也可以降低瘦素水平。瘦素受体（leptin receptor）存在于卵巢和排卵前的卵泡中。如果瘦素水平较低，就可能导致女性体内关键性激素的不平衡。

不过，低瘦素水平会向身体传达一个信息：“我们正处于饥荒时期！现在的环境不适合繁衍下一代！先别管生孩子的事儿了！”所以，本来就比较瘦或体脂比较低的女性，开始低碳水化合物－生酮饮食以后可能会因瘦素分泌不足导致经期推迟，甚至停经。有人会问，那比较胖的女性不是瘦素水平较高吗？其实类似于胰岛素抵抗，比较胖的人也会出现瘦素抵抗，瘦素受体的反应敏感度下调，所以也会出现跟瘦素不足的人相似的症状。

（4）甲状腺功能减退：甲状腺通常被称为人体“主腺”，是整个内分泌系统的大管家。甲状腺会产生两种激素：甲状腺素（T_4）和三碘甲状腺原氨酸（T_3），这两种激素调节包括呼吸、心率、神经系统、体重、温度控制、胆固醇水平和性激素水平在内的多种基本生命活动。甲状腺功能紊乱既可能导致经期缺失、闭经，也可能引起经血量过多，经期下腹部痉挛。

T_3是活跃的甲状腺激素，对热量和碳水化合物摄入非常敏感。如果热量或碳水化合物摄入量过低，会导致T_3水平下降，而逆T_3（reverse-T_3，rT_3）水平上升（逆T_3是一种阻断T_3行为的激素）。低T_3和高rT_3水平会使新陈代谢减缓，导致体重增加、疲劳、注意力不集中、情绪低落等症状，也会影响雌性激素的分泌，造成经期紊乱。另外，高皮质醇水平导致整体激素抵抗，也包括甲状腺抵抗。这意味着身体对这些激素都变得不那么敏感，需要分泌更多才能完成相同的工作。

18. 怎样使你的月经规律起来？

如果女性开始低碳水化合物－生酮饮食以后，月经变得不规律了，不要慌，你可以按照下面的对策调整一下。

（1）要吃足够的食物，确保你只是在降低碳水化合物的摄入，而没有在节食。

（2）低碳水化合物－生酮饮食、高强度训练、间歇性断食，不要一股脑同时进行。一般等安然度过适应期，自己各方面都感觉良好了，再慢慢增加锻炼强度，或尝试适合自己的断食。

（3）暂时先不要执行严格的低碳水化合物饮食（见本书第4页【概要篇】2. 低碳水化合物－生酮饮食含义、摄入标准与种类）。可以每天摄入50～100g复合碳水化合物如红薯、芋头等。最好放在晚上吃。为什么最好放在晚上吃呢？因为晚上空腹时间长，如果血糖过低会刺激皮质醇升高。如果你身体内有充足的葡萄糖可供一整晚消耗，有助于稳定你的皮质醇水平。

（4）可以执行中等程度的或称温和的低碳水化合物－生酮饮食模式。

（5）摄入镁、锌、碘等微量元素和B族维生素，比如，绿叶蔬菜、海苔、海鱼和动物内脏等。

（6）少喝含咖啡因的饮料，如咖啡、可乐等。因为咖啡因会刺激皮质醇上升。但可可和茶会降低皮质醇水平，有缓和情绪的作用。

（7）衡量自己的压力水平。想办法改善睡眠，做舒缓的运动，听喜欢的音乐，多和朋友谈心，去户外晒太阳……总之，做所有有助于减轻压力的事情。

19. 断食会让我进入饥饿模式吗？如果我只吃菜和肉，没有饱腹感怎么办？

这是一个让人误解较深的问题。事实上，研究已经表明，断食恰恰可以增加基础代谢率，让你摆脱总吃高碳水化合物＋干体力活儿时经常出现的饥饿感。我们首先需要澄清低碳水化合物－生酮饮食不是只吃肉和蔬菜，在低碳水化合物食谱中，你会看到肉类、青菜、豆腐都可以吃，甚至还可以把天然低碳水化合物的食物当作零食吃。低碳水化合物－生酮饮食的食物种类比大家想象中的丰富、美味、自由多了，不是只有吃肉配菜。

其次，你要搞清楚什么是饱腹感？如果你吃下蔬菜200g、豆腐100g、蘑菇类100g、肉100g、还有油40g，这么多的东西怎么会没有饱腹感呢？除非你已经早就饮食过量撑大了胃，一旦缺少胃的牵拉扩张感受就会觉得没有饱腹感。其实你说的只是少了米饭或面条填饱胃的那种感觉，只是一种习惯、一种错觉罢了。我们只要不感到饥饿就好，不需要米面带来的饱腹感。你老怕没有那种“饱腹感”说明你心里还是惦记淀粉类主食，要知道那只是一种依赖感、一种失落感，没关系，只要你持续一阵子低碳水化合物－生酮饮食后，你就会适应了。

20. 我经常在两餐之间感到饥饿，渴望吃食物，该怎么办？

在进行低碳水化合物饮食－生酮饮食时，一般你不会在两顿饭之间感到饥饿。如果排除了糖瘾等因素，你仍然感到饥饿，那你可以尝试一下在正餐吃足够的食物，尤其是多吃含脂肪的食品。你可以在饮食中添加更多的含脂肪的食品，直到你感到饱腹满意为止。我们推荐的食品有如下一些。

（1）吃天然健康的高脂肪或全脂食材：如鸡蛋、畜禽肉、含有丰富健康脂肪的海鱼（三文鱼）、牛油果、某些坚果、奶酪等。

（2）用来源于植物或者动物的天然油品来烹饪或者调味食物：如橄榄油、猪油、牛油、奶油、椰子油、芥花油、苦茶油（山茶油或油茶籽油）、花生油等。

（3）确保在大多数食物中都有一些美味和高质量的蛋白质来源。

采用低碳水化合物－生酮饮食你不应该一直感觉到饥饿。如果你有饥饿感说明你吃得不够多，你没有吃到足够的脂肪。随着采用低碳水化合物－生酮饮食一段时间且适应后，你能够很好地克服这种两顿饭之间感到的饥饿感，可能体重每天都会有点波动，但只要继续做你正在做的，一切都会好起来。

21. 低碳水化合物—生酮饮食需要补充营养品吗？

这是肯定的，需要适当补充。因为低碳水化合物－生酮饮食是颠覆传统观念的饮食，至少是你身体几十年来从未经历过的一种特殊的营养组合，所以你的身体里有一些生化反应及运作方式可能会一时半会儿应付不来，从而产生一些营养素缺乏的症状。为了避免便秘、抽筋、流感样症状、心悸等一些不必要的暂时的“不良反应”，我们可以适量选择表 2-4-1 里的营养补充剂。

表2-4-1　适合低碳水化合物—生酮饮食补充的营养品

可以补充的营养品	可以改善的“不良反应”
矿物质如各种微量元素（钙、镁、钾、钠）	抽筋、心悸、心律失常、疲倦
抗氧化剂（维生素 C、硫辛酸）	TC/HDL 值升高
有机天然维生素	脱发、口臭
膳食纤维素片（无糖）	便秘
B 族维生素（不含铁）	同型半胱氨酸造成的血管伤害
MCT（中链脂肪酸，C8，C10）	“脑雾”症状（大脑昏沉）

22. 每天早上吃早餐不是很重要吗？不吃是否有益于健康？

每天早上的早餐并不重要。每天吃早餐这是一种基于推测和统计的传统误解，不吃早餐只会让你的身体有更多时间燃烧脂肪以获取能量。由于早上饥饿感是最低的，因此通常最容易跳过早餐。当你采用低碳水化合物－生酮饮食时，不吃早餐会使身体较长时间处于非进食状态，更有利于脂肪燃烧。而且高碳水化合物的早餐，会导致血糖升高从而促进胰岛素分泌，胰岛素除了会促进脂肪储存还会迅速降低血糖，反而会让饥饿感更明显，这也是为什么有些人早上吃了很多如包子、油条、米线等高碳水化合物的食物后却会很快感到饥饿的原因。另外，没有研究证明不吃早餐会得胆结石，也没有促发疾病影响的报道，所以不吃早餐影响健康这是个误解。如果你不吃早餐没有不适感，那就不吃，这是保持或者降低体重的一个诀窍，但是一定要注意充分补水。

23. 应不应该少食多餐？

对于需要减肥的人来说这是个毫无价值的建议，少食多餐主要是对实施了胃切除术者的忠告。我们平时总被告知要少食多餐，以此“保持新陈代谢”“避免进入饥饿模式”，事实恰恰与其相反，为了燃烧脂肪，你需要有较多时间处于非进食状态，这样才非常有利于用身体储存的脂肪供能，而不是经常性进食。如果经常性进食，你就没有时间去燃烧自身的脂肪了。至于糖尿病患者，如果能够在医师或营养师指导下使用低碳水化合物－生酮饮食的话，血糖波动会减小，根本不需要通过这种少食多餐的方式来控制血糖。说实话，如果不用低碳水化合物－生酮饮食，仅仅用少食多餐的方式也难以从根本上控制血糖。

24. 我一定要喝防弹饮品吗？

所谓防弹饮品主要指加入椰子油、黄油、奶油或中链脂肪酸的咖啡、红茶等饮品。这是低碳水化合物－生酮饮食提倡者戴夫·亚斯普雷（Dave Asprey）到亚洲旅行后，从西藏的酥油茶得到的灵感而创制成功的。至于在低碳水化合物－生酮饮食中，是不是一定需要喝防弹饮品就不一定强求了，各人可根据具体情况而定。如果你早餐有喝咖啡、红茶或者其他一些饮品的习惯，那防弹饮品真的是一个很好的既好喝又有生酮效果的代餐，一般能提供 4 小时的热量。但如果没有这个习惯的话，选择吃一顿符合低碳水化合物－生酮饮食的早餐可能会更好。

25. 我可以吃培根、香肠、肉丸子这类食品吗？

这些都是经过加工的肉类，它们在加工制作过程中一般都会放入添加剂，如淀粉、糖类等，甚至还会有其他对身体不利的化学物质，如亚硝酸盐。加之这些肉类制品通常的烹饪方法多是烧烤、煎炸，可能使用的肉质不新鲜，会氧化变质，吃进去对健康没什么益处，所以我们认为还是不吃或少吃为好。请大家优先选择新鲜的肉类食品，如牛肉、猪肉、禽类肉、鱼肉等这些天然的低碳水化合物的食物。

26. 在低碳水化合物—生酮饮食期间可以用代糖（甜味剂）吗?

加入代糖的食品通常是低质量、低营养的食品，我们不提倡吃这样的东西。采用低碳水化合物－生酮饮食过程中患者应努力减少自己对甜食的渴望，这样有助于你选择更好的食物。到达营养性生酮状态的时候，你将不太可能会转向低营养的代糖类食物、低营养的“无糖”食品，因为选择不用代糖可以让你品尝和享受真正的食物。

在美国，商店中充满着加工食品，特别是含糖的食品，人群的糖瘾相对严重。所以在美国比较提倡实践低碳水化合物－生酮饮食，如果患者有较严重的糖瘾，可以允许运用代糖帮助患者克服糖瘾并适应低碳水化合物－生酮饮食。下面我们介绍一下代糖（甜味剂）的主要种类。

（1）无热量的人造甜味剂：这类型的甜味剂是没有热量的，也不会对血糖造成影响。这就是为什么这些甜味剂被推广和出售到肥胖和糖尿病患者群的原因。但是有越来越多的研究发现这类甜味剂对肠道菌群有不良影响并引起糖不耐受。这些人造甜味剂仍会刺激胰岛素分泌，使脂肪细胞中的脂肪不能被燃烧利用并刺激饥饿感。市面上现有的甜味剂有：阿斯巴甜（aspartame）、甜蜜素或蔗糖素（sucralose）、安赛蜜（acesulfame K）、糖精（saccharin）。

（2）赤藓糖醇和其他糖醇：糖醇来源于自然界。它们在代谢过程中会产生少量的热量。由于会在肠道内发酵，经常会引起不舒服的腹胀、胀气和腹泻。赤藓糖醇是唯一一种可以在肠道内被完全吸收而不会引起肠道不适的糖醇，其他的糖醇有木糖醇、麦芽糖醇、甘露醇、山梨糖醇等。

（3）甜菊糖和其他天然甜味剂：甜菊糖是从甜叶菊植物的叶子中提取的。甜菊糖是不可发酵的，也不会升高血糖水平。但是非常甜，比糖要甜上 200 ～ 300 倍。此外，罗汉果是另外一种天然甜味剂，与甜菊糖一样，它们现今都还没有关于食用安全性充分研究的报告。

（4）菊粉和低聚果糖：是可作为甜味剂的益生元。它们从食物中提取出来添加到不同的产品中。它们属于膳食纤维范畴，可以在肠道中被益生菌发酵。对可发酵膳食纤维不是很耐受的人群在食用这类甜味剂时容易出现气胀和便溏。甚至在某些人群中造成血糖升高。

和美国人群相比，中国人群的饮食较丰富和多样化。在中国实践低碳水化合物－生酮饮食，可供食用的新鲜、天然的低碳水化合物食物很多。然而如果你有比较严重的糖瘾，尽管对有甜度的加工食品十分渴望，还是希望你戒断糖瘾，多吃新鲜、天然的食物，这样对于你今后享受真正的食物和保持你的健康是有很大好处的。

27. 低碳水化合物—生酮饮食应选择哪些烹饪油？

基本上来说，只要是天然冷榨、无污染的食用油，都是低碳水化合物－生酮饮食欢迎的食用油。但我们比较推荐含有较多饱和脂肪酸和单不饱和脂肪的天然食用油，比如椰子油、橄榄油、亚麻籽油及动物油脂等，这些属于“生酮好油”。

市场上有很多品牌的油，鱼目混珠。在这里，我们介绍一个辨别“天然冷榨橄榄油”小方法：打开瓶子后，倒一口在嘴里，3 秒左右，会有一股橄榄多酚的辣呛味道，20 ～ 30 秒后会消失，这才是真的“天然冷榨橄榄油”，如果没有辣呛味，最好就不要买。椰子油也可辨别，一般椰香味越浓郁的椰子油品质越高，没有香味或者味道奇怪，就不要买。椰子油是低碳水化合物－生酮饮食中相当好的油品来源，它里面的 C8、C10 是超强的中链脂肪酸，含量虽然不高，但是生酮效果很好。另外，从中提炼出来的中链脂肪酸没有椰香味，但是对于提振精神、活化大脑，效果超级好。

28. 低碳水化合物—生酮饮食期间可以喝牛奶吗？

如果你是正在进行低碳水化合物饮食（不严格限制碳水化合物摄入，50g 或以上的），牛奶是可以喝的。但是要注意的是牛奶每 100ml 有约 5g 的碳水化合物（主要是乳糖），一般喝了一杯或一个包装（250ml）的牛奶，就会摄入 13g 的碳水化合物。如果你采用的严格的低碳水化合物饮食或者低碳水化合物－生酮饮食（少于 20g 的低碳水化合物），是不建议喝牛奶的，就连酸奶也要少喝，因为市面上的酸奶大部分都加入了白砂糖、蜂蜜、调味的果酱等为配料。每 100g 酸奶的碳水化合物一般超过 10g，如果你喝了 200ml 的酸奶，就已经摄入超过 20g 的碳水化合物。所以建议在购买奶制品之前，先细读包装上的营养成分表，看看每100g或100ml有多少碳水化合物，注意看配料表中食物成分有没有加入糖（关于包装食品的营养标签问题请参见第二部分【执行篇】7. 超市选购食物时如何看懂营养标签？）。细读标签，了解成分，有额外调味的糖或淀粉就更加不要碰了。

所有奶制品中，奶油是最适合低碳水化合物－生酮饮食的，因为蛋白质含量最低而脂肪含量高。如果制成印度人常用的无水奶油（Ghee butter）那就更安心了，因为在制作过程中蛋白质几乎被全部去掉，只剩下100%的脂肪。但如果你对奶制品过敏或者容易腹泻，那就最好避免食用奶油。

29. 低碳水化合物－生酮饮食期间可以饮酒吗？

酒精的代谢场所与酮体的代谢场所都在肝内，因此饮酒会抑制肝产生酮体的效率，降低血酮浓度，甚至使你脱离生酮状态。另外，酒精的热量约为每克29.3kJ，能量过剩同样导致体重增长，所以采用碳水化合物－生酮饮食时最好不饮酒。

30. 外出旅游、出差应该怎么保持低碳水化合物－生酮饮食？

我们外出旅游、出差时经常要在动车、飞机上进餐，外出用餐大都是套餐形式的，有主食（米饭、粥、面食、面包、马铃薯等）、荤素配菜、饭后甜点，很多时候不能保持标准的低碳水化合物－生酮饮食，而且可选择的食物并不一定是对生酮有利的。那怎么办呢？我们的建议有以下几方面。

（1）对于套餐中的主食和甜点可不要食用，配菜也需要注意其烹饪方法是不是含有隐藏的碳水化合物，如红烧肉、粉蒸排骨、炸鸡、炸排骨、煎鱼、糖醋鱼，还有烹饪中使用勾芡、海鲜酱、豆瓣酱、甜面酱、甜辣酱等。饮品选择水、茶或者黑咖啡。

（2）可以自带生酮较好的食物或零食，如鸡蛋（蛋类）、牛油果、奶酪、低碳水化合物的坚果（山核桃、鲜核桃、巴西坚果、夏威夷果仁、榛子仁）、浆果类水果（草莓、黑莓、树莓、杨梅）、小番茄、猪油渣（猪肉粕）等。

（3）可以自带制作防弹饮品的材料（如茶、咖啡、可可以及要添加的奶油或椰子油等），喝上一杯饱腹感满满，足够身体消耗4小时以上。

（4）如果不感觉到饿，体力也不受影响，干脆就跳过一餐不吃，除非进行激烈的体力和脑力活动。

31. 出门在外和亲友聚餐时应该怎么吃？

对于经常出门或在外和亲友聚餐的朋友，采用低碳水化合物－生酮饮食时希望注意如下问题。

（1）外出就餐前，先吃一点符合要求的低碳水化合物－生酮食物，比如一个鸡腿、牛肉干、鸡蛋。

（2）事先准备好应对朋友质疑的借口，如“我最近胃不舒服 / 患有糖尿病 / 血糖不好，医师说这段时间不能吃米饭 / 面条 / 马铃薯 / 粉，不能饮酒……”或“我正在进行饮食治疗，暂时不能吃这些东西”。

（3）心中再回顾一下低碳水化合物－生酮饮食选择食物的原则，鼓励自己一定要坚持原则。

（4）参与选择就餐场所或点菜过程，保证餐桌上有自己可以吃的食物，避免无菜可吃的尴尬局面，可以点一些不含淀粉的菜品。含碳水化合物较低的相关食谱可参考表 2-4-2。

表2-4-2　采用低碳水化合物－生酮饮食时不同菜系菜谱及主食点餐的注意事项

菜系及主食	可点菜谱与注意避免的饮食
粤菜馆	白切鸡、蒜泥白肉、红烧凤爪、豆豉排骨、牛腩汤、黑椒牛仔骨、清蒸鱼、羊肉、当归鸭、鱼汤、青菜豆腐汤、白灼时蔬、上汤菜心 / 生菜 / 桑芽叶、酿豆腐、酿苦瓜、猪肉汤、盐焗鸡、鱼胶炖老鸡、剁椒脆肉鲩、红烧乳鸽、豆豉蒸排骨、芥末无骨鸭掌、鲍汁腐皮金菇卷、萝卜焖牛腩、韭菜扒猪红、麻辣金钱肚丝、老醋蛰头、椒麻拍黄瓜、紫菜鸡蛋卷等都可以吃
火锅店	牛肉卷、羊肉卷、鸡肉、鱼肉、海鲜、黄喉、毛肚、血块、肥肠、豆腐、菌菇类、各种绿色蔬菜。注意马铃薯、山药、马蹄、红薯、南瓜、胡萝卜、玉米等高碳水化合物蔬菜不可以吃；鱼丸、牛肉丸、鱼豆腐、各种火腿肠等通常含有大量淀粉也都不可以吃！火锅的蘸料里不能加白芝麻、豌豆碎、花生碎、白糖和其他甜味酱料
烧烤店	烤鱼、烤鸡翅、烤海鲜、烤羊肉、烤绿色蔬菜、烤菌菇类。记得提前告诉店员不刷糖或含糖的酱料，否则选什么食物都不对。此外鱼丸、牛肉丸、鱼豆腐、火腿肠等最好不吃
川菜馆	回锅肉、夫妻肺片、蹄花汤、肝腰合炒、酸汤肥牛、蘸水豆花、泡椒凤爪、毛血旺等。但注意此处“糖”是极其常见的调味料，使用的频率可能和“盐”差不多，对严格低碳水化合物饮食者来说要格外的小心；汤汁和蘸料较多的菜建议过一下清水
湘菜馆	麻辣小龙虾、双色蒸鱼头、永州血鸭、剁椒鱼头、辣椒炒肉、东安鸡、九嶷山兔、宁远酿豆腐、宁乡口味蛇、岳阳姜辣蛇、小龙虾球煨臭豆腐、石湾脆肚等可以吃
西餐馆	首选肉扒类、海鲜和沙拉系列的菜品，其余如法式油封鸭腿、芝士配樱桃番茄、意大利冷切肉拼盘、澳洲生牛肉薄片、胡红椒粉炒地中海八爪鱼、轻煎红鲷鱼柳、烟熏三文鱼、鱼子酱生蚝、德式烤串、黄油芦笋等。但注意研究配料和沙拉成分
主食类	不要吃米饭、炒饭、面条、馄饨（抄手），包子、馒头、蒸饺、小笼包、排骨饭、烩饭、牛肉面、水煎包、煎饺、糕点、面包、意大利面

疾 病 篇

1. 低碳水化合物–生酮饮食为什么能够缓解2型糖尿病？

2 型糖尿病发病机制的基础是患者出现进行性胰岛素抵抗，身体对此的反应是增加胰岛素分泌以克服身体的胰岛素抵抗。高胰岛素血症促使葡萄糖和游离脂肪酸储存在脂肪组织、肌肉和内脏器官中，导致体重持续增加，于是胰岛素抵抗加重，出现并依赖于更高的循环胰岛素水平。时间长了，这种慢性高胰岛素血症可导致 β 细胞衰竭和胰岛素分泌衰竭，而胰岛素恰恰是一种增殖信号分子。高胰岛素血症可导致高血压、心血管疾病和炎症性疾病的发生，是心血管钙化的独立危险因素。胰岛素抵抗是新生动脉粥样斑块和心血管疾病的预测因子。

看似健康的人如果一旦有胰岛素升高的情况，2 型糖尿病的发病风险将显著增加。减重可以有效增加胰岛素敏感性，从而降低高胰岛素血症，而低碳水化合物－生酮饮食可以独立于减重之外有效缓解高胰岛素血症。也就是说如果你的体重指数在正常范围，但却有高胰岛素血症的话，进行低碳水化合物－生酮饮食是可以改善胰岛素抵抗的。

当全身性胰岛素抵抗超过胰腺产生足够胰岛素的能力时，就会发生高血糖。低碳水化合物－生酮饮食限制含有淀粉或糖的食物，最大限度地减少血糖波动和随后的胰岛素需求。因此，低碳水化合物－生酮饮食完全有可能维持血糖正常，同时减少胰岛素需求和改善胰岛素抵抗，中断疾病进程，达到控制糖尿病的目的。采用低碳水化合物－生酮饮食会降低糖尿病患者胰岛素的使用剂量或对降血糖药的需求，并具有较低的低血糖发生风险。

2. 为什么提倡高血压、冠心病患者采用低碳水化合物–生酮饮食？

高血压是多种心脑血管疾病的主要诱因和危险因素，会严重影响心脏、大脑、肾等重要器官的结构和功能，可进一步诱发脑卒中、冠心病、心肌梗死、肾衰竭、心力衰竭及相关并发症的发生。研究表明，摄入碳水化合物过量会导致胰岛素功能负荷过重、引起胰岛素抵抗并导致肥胖，而肥胖又是血压升高的独立危险因素。一般情况下，减重本身就会使血压下降，由于低碳水化合物 – 生酮饮食减重效果明显，因此该饮食完全可以在健康层面上降低血压。目前，低碳水化合物 – 生酮饮食对血压降低的研究虽然不多，但与超重或肥胖相关的一些营养素（如脂肪、碳水化合物、膳食纤维等）与高血压存在直接或间接的关系已成为共识。

采用低碳水化合物 – 生酮饮食一定程度上可以增加优质蛋白质的摄入，使饱腹感持续时间更长，血糖波动小。于是胰岛素和下丘脑调节机制发出信号，让饥饿感减轻，血压大幅度波动减少，这样对高血压患者有利。此外，增加蛋白质及其所含的氨基酸摄入，可能对血压的调节也有重要作用，如精氨酸是合成一氧化氮（NO）的前体，NO 是调节血管张力和血流动力学的内皮舒张因子，所以精氨酸或 NO 增加会诱导血压降低。

低碳水化合物 – 生酮饮食大大增加脂肪的利用、降低糖和复合碳水化合物的利用，而高饱和脂肪（肥肉、椰子油等）的摄入增加能降低脑卒中的风险。此外，增加脂质饮食还会增加心脏及左心室收缩功能，对维持心脏泵血和正常动脉血压有较大影响。随时间发展，低碳水化合物 – 生酮饮食对脂肪代谢的不良影响逐渐降低，脂质紊乱会随之正常化，且 ω–3 脂肪酸还有对抗低密度脂蛋白的作用，可减少高血压导致的脑血管意外的发生率。相反，高碳水化合物饮食会造成糖代谢增强、导致肥胖，而肥胖导致交感神经活动增强，这是肥胖者更容易患高血压的主要原因之一。德国两家医院针对 10 例患者进行了为期 10 年的跟踪调查，发现低碳水化合物 – 生酮饮食影响葡萄糖转运蛋白的基因表达，进而影响胰岛素对葡萄糖转运蛋白 –1（GLUT–1）的利用，使组织细胞对葡萄糖的摄取降低，从而减轻心血管病发生的风险。

研究发现，极低碳水化合物 – 生酮饮食可以切断糖代谢供能途径，使人体内的代谢状态转为脂肪燃烧，更多地通过酮体供能以满足组织的需要；此外，糖异生功能增强，循环中脂肪酸增加，于是大量的脂肪酸氧化供能，成为主要的供能物质。酮体所导致的食欲抑制、代谢性消耗增加及蛋白质的热效应，均可抑制血压升高。众所周知，主要原因是小动脉平滑肌收缩，时间长了会导致血管壁营养出现障碍、内膜增厚，小动脉发生硬化。使用极低碳水化合物 – 生酮饮食后伴随着慢性炎症状态改善、胰岛素敏感性提高、血脂水平和心血管系统功能的改善，血压会逐步降至健康范围。

低碳水化合物－生酮饮食首要的效果是体重减轻，其次是心血管风险因素降低。一般来说，身体脂肪分布与血压有关，如腹部脂肪含量与血压呈正相关，腹部脂肪聚集越多，血压水平越高；男性腰围≥ 90cm 或女性腰围≥ 85cm，发生高血压的风险比腰围正常的人群高许多。此外，过量饮酒也是高血压发病的危险因素，酒精摄入会诱导血压剧烈升高，人群高血压的患病率随饮酒量增加而升高，所以凡采用低碳水化合物－生酮饮食者都限制饮酒，这样会提高降压治疗的效果，避免因过量饮酒而诱发的急性脑出血或心肌梗死。

3. 有胆结石的人可否采用低碳水化合物－生酮饮食？

这要视胆结石的大小而定。如果是胆沙，也就是胆结石很小，小到像沙子一样，那么低碳水化合物－生酮饮食由于吃大量脂肪，促进胆囊收缩，会有助于胆沙的排放，对胆结石是有好处的。当然也需要患者同时饮充足的水分（女性 2 ～ 3L/d；男性 3 ～ 4L/d），帮助胆沙的排出。但是如果结石已经大至 >1cm，甚至 1.5cm 以上，大量脂肪摄入导致胆囊收缩，可能会引起疼痛。所以，有胆结石的人需要注意，如果摄入大量油脂以后，引起左肩或后背疼痛，那么提示油脂的摄入过多，需要循序渐进，如果真的诱发疼痛，只好处理掉胆结石以后再采用低碳水化合物－生酮饮食治疗。

目前西医处理胆结石的常用方式就是把胆囊切除。没有胆囊还能采用低碳水化合物－生酮饮食吗？由于低碳水化合物－生酮饮食每餐都会进食相当多的油脂，如果胆囊切除就不能大量分泌胆汁（胆囊的功能是储存胆汁，摄入脂肪的时候，胆囊收缩，挤出胆汁进入小肠）。理论上讲没有胆囊的人，如果采用低碳水化合物－生酮饮食，可能会无法消化大量脂肪，引起油便。但实际上并非如此，这是因为小肠里的胆汁会回收，肝持续分泌胆汁，加上回收的胆汁，也基本是够人体使用的。所以接受低碳水化合物－生酮饮食并无大碍。不过无论如何，对有胆石症的患者来说，应以身体的信号为准，如果胆结石较大或者胆囊切除，采用低碳水化合物－生酮饮食时没有油便及不适感，那么就可以进行。如果有油便，不妨在每次饮食时，考虑补充脂肪酶，帮助小肠消化。

4. 低碳水化合物－生酮饮食会损害肾吗？

这不太可能。不过目前仍然有许多人认为，低碳水化合物饮食必然要摄入非常高的蛋白质，这可能会给肾带来负担。这是错误的认识。

首先，一个精心设计的低碳水化合物饮食是高脂肪的，而不是高蛋白质。就像在大多数饮食中一样，肉类应适度。吃过多的蛋白质没有好处，因为过量的蛋白质会转化为葡萄糖。由于我们推荐的低碳水化合物－生酮饮食中蛋白质含量不高，所以完全不必恐惧这些问题。

其次，肾功能正常的人可以处理过量的蛋白质，而不会对肾造成任何损害。即使人们选择摄入的蛋白质过多，也只会在肾已经严重受损的情况下才会成为问题。原则上，如果你已有严重的肾病，且被告知要限制蛋白质摄入，自然应该遵照医嘱执行，但即使这样，成功地执行以高脂肪食物为主的低碳水化合物－生酮饮食仍是可能实现的。

总之，对于没有肾病的人来说，没有理由担心过多的蛋白质摄入。而且，最重要的一点是，没有人需要在低碳水化合物－生酮饮食中摄入过量的蛋白质。低碳水化合物－生酮饮食对肾有益处，这种饮食通过降低高血糖，可以保护肾免受最常见的损害，特别是糖尿病患者，低碳水化合物－生酮饮食可以通过帮助控制血糖水平来拯救他们的肾。

5. 为什么治疗期间在清晨时会出现血糖升高?

这种情况由两种原因导致：

（1）索莫吉效应：由于胰岛素用量过大，经常可以在午夜后凌晨的 2 ～ 3 点发生明显或不明显的低血糖，刺激人体反射性地分泌升血糖激素，如生长激素、肾上腺皮质激素、胰高血糖素等，于是导致清晨血糖升高。

（2）黎明现象：由于午夜后和清晨生理性升血糖激素的分泌增多，增加肝糖原的释放以维持空腹血糖的正常，由于糖尿病患者胰岛素的分泌不足或完全缺乏，不能使升高的血糖下降，因而他们出现清晨空腹血糖升高的现象，被称之为“黎明现象”。

二者的鉴别主要是检查午夜后凌晨 2 ～ 3 点的血糖，如果血糖 <3.3mmol/L 则诊断为索莫吉效应，应按低血糖处理，适量增加碳水化合物或减少晚餐前的中效胰岛素注射。如果血糖 >3.9mmol/L 则诊断黎明现象，应减少碳水化合物摄入或增加晚餐前的中效胰岛素。

6. 采用低碳水化合物－生酮饮食的高尿酸患者需要注意什么？

尿酸是体内的一种物质，当体重指数升高、酒精摄入增加、果糖（包括水果和加入果糖的食品）的摄入、含糖碳酸饮料的摄入和大量的高嘌呤食物摄入时，会影响它的排泄并增加它的生成。胰岛素抵抗与高尿酸血症密切相关，胰岛素是可以减少肾尿酸排泄的，所以减重和低碳水化合物－生酮饮食很适合有高尿酸血症和痛风的患者使用。

在进行低碳水化合物－生酮饮食初期的第 1 ～ 2 周，血尿酸水平会升高，这是因为初期酮体和尿酸在肾里竞争性排泄。如果你没有经历过痛风发作和痛风症状的话，这一情况不需要做任何药物干预。因为当身体适应了低碳水化合物－生酮饮食一段时间（6 ～ 8 周）后，尿酸水平可以自行恢复到之前的水平。但每个人的情况不同，在开始低碳水化合物－生酮饮食之时，请你必须咨询专业医师看是否需要配合服用药物。因为有过痛风发作史的人，可能会遇到暂时性的尿酸水平升高而引起痛风发作，在低碳水化合物－生酮饮食适应期突然减少碳水化合物摄入也会引起痛风发作。如果你有过类似情况，医师会告诉你如何在初期的治疗中使用药物干预痛风发作，你还可以适当多摄入些脂肪（烹调油，含脂肪较多的蛋白质食物，如肥猪肉），注意不要吃大量的高嘌呤类食物，如内脏肉、老火汤、炖汤等。

此外，在执行低碳水化合物－生酮饮食期间，每人还要每天摄入充足的水分，女性 2 ～ 3L、男性 3 ～ 4L 来帮助身体排泄尿酸，除了日常饮用的水外，还可以饮用其他饮品，包括茶水、无糖黑咖啡、短时间烹饪的肉汤（不包括老火汤，炖汤）。

7. 多囊卵巢综合征用低碳水化合物－生酮饮食有效吗？

多囊卵巢综合征（PCOS）的表现复杂，包括生殖功能障碍，如月经不调、不孕；代谢异常，如胰岛素抵抗、2 型糖尿病和心血管疾病。肥胖者可诱导体内胰岛素抵抗的发生，导致代谢性紊乱和生殖障碍。如果很不幸你患有 PCOS 的话，适度减重可以有效改善相关的临床表现。肥胖导致腹部及内脏脂肪堆积，脂肪组织分泌一些细胞因子，如脂联素、白介素 –6，引发相关的胰岛素抵抗，导致代偿性胰岛素水平升高，而且白介素还影响肾上腺，导致雄激素、肾上腺皮质激素分泌，出现高雄激素血症。高胰岛素血症经过一系列的生化反应也可以刺激卵巢和肾上腺雄激素的分泌，进一步加剧高雄激素血症。

雄激素升高对卵泡发育影响重大。一方面雄激素可以导致生长中的窦卵泡发育停止，同时，雄激素在外周组织转化为雌酮，向中枢神经反馈使促黄体生成素（LH）分泌增多，进而影响卵泡发育，并使间质合成雄激素增加，从而形成恶性循环。另一方面雄激素可以刺激卵巢白膜胶原纤维增生增厚，使卵泡不容易破裂，增加不孕的概率。高胰岛素还可以直接刺激卵巢和肾上腺的雄激素合成，加重卵泡发育成熟障碍，导致无法排卵和不孕的发生。

减重是治疗 PCOS、降低胰岛素水平与恢复排卵的重要治疗措施之一。有研究发现，接受低碳水化合物－生酮饮食的 PCOS 患者，减重后，月经可以恢复规律性并自然受孕，血脂、血糖、高胰岛素和高雄激素等情况都有不同程度的改善。

8. 低碳水化合物－生酮饮食可以逆转非酒精性脂肪肝是真的吗?

非酒精性脂肪肝（NAFLD）常常与胰岛素抵抗、肥胖和代谢综合征的危险因素密切相关。大概有 20g（一茶匙）的葡萄糖在我们人体循环，当我们进食过多的碳水化合物时，人体为了要处理这些多余的葡萄糖，就会将葡萄糖转化为糖原存放在骨骼肌和肝里，但当糖原超过了这些脏器的最大储存量时，这些多余的葡萄糖没有空间储存，就会再刺激胰岛素分泌造成高胰岛素血症和胰岛素抵抗，并将这些葡萄糖在肝转化为脂肪储存，还在肝内合成三酰甘油、低密度脂蛋白胆固醇，然后释放入血形成高脂血症，或者这些三酰甘油就在肝中堆积，形成脂肪肝。

低碳水化合物－生酮饮食可以限制碳水化合物摄入，包括葡萄糖、果糖，这样可以显著改善空腹胰岛素和血糖水平，降低胰岛素抵抗。因为胰岛素抵抗是 NAFLD 形成的关键机制，所以运用低碳水化合物－生酮饮食可以在代谢层面改善甚至逆转 NAFLD。

9. 低碳水化合物－生酮饮食控制顽固性癫痫为什么会成功?

低碳水化合物－生酮饮食提倡用来控制或辅助药物治疗癫痫。原因是这种饮食可以模拟人体禁食、饥饿状态下的代谢情况，产生酮体供给大脑能量，这种饮食也确实使一些患者的癫痫得到缓解或不再发作。不过对是否需长时间禁食用来控制癫痫存在争议，认为这一方法不易被普遍接受。从1920年至1950年，是低碳水化合物－生酮饮食用于控制癫痫治疗的盛行时期，后来随着新的抗癫痫药物上市，低碳水化合物－生酮饮食用于控制癫痫逐渐被放弃了。直到20世纪70年代，在美国的约翰·霍普金斯医院又开始重拾低碳水化合物－生酮饮食用来辅助顽固性癫痫发作的药物治疗。到如今这种饮食用于辅助治疗癫痫已经有长达近百年的历史了。

可以说低碳水化合物－生酮饮食被开发出来最早在临床上就是用来辅助治疗癫痫的，但其作用机制一直未明确。目前认为可能涉及如下几方面。

（1）改变脑的能量代谢方式。

（2）改变脑细胞特性，降低兴奋性、缓冲癫痫样放电。

（3）改变神经递质、突触传递等的功能。

（4）改变脑的细胞外环境，降低兴奋性和同步性。

现今，除了辅助治疗癫痫最早被运用的经典低碳水化合物饮食外，还在此基础上衍生出两种替代饮食方式，即改良阿特金斯饮食和低升糖指数治疗方案。这些都是为了迎合癫痫患者的需求而对低碳水化合物－生酮饮食辅助治疗方案的改良和再设计，这成为低碳水化合物－生酮饮食可以继续作为辅助治疗癫痫方案的一个重要元素。

10. 阿尔茨海默病适合采用低碳水化合物－生酮饮食吗？

阿尔茨海默病（Alzheimer's disease，AD）主要是由于人的部分大脑无法从葡萄糖中获取足够的能量而导致的神经系统疾病。基于这种能量不足，受影响的大脑区域神经元退化，使它们之间失去交流。这种神经沟通的中断导致了阿尔茨海默病患者出现了思维混乱、记忆丧失和行为改变等临床症状。

胰岛素是支持神经元存活的最重要的因素之一。胰岛素与胰岛素受体结合，触发了信号，支持神经元的存活；但这种生存信号可以因为长期的高胰岛素水平而变得迟钝起来。人体在胰岛素完成其指令性工作后，会自动利用酶来完成降解，这些酶中就包括胰岛素降解酶（IDE），而IDE同时也会降解β－淀粉样蛋白。如果IDE忙于降解胰岛素，就无法再分身去降解β－淀粉样蛋白。那么β－淀粉样蛋白的水平会持续增加，从而导致阿尔茨海默病的发生。所以治疗胰岛素抵抗是延缓阿尔茨海默病进展的关键环节之一。血糖升高使多余的葡萄糖可以附着在蛋白质上，干扰蛋白质的功能，这些改变会通过不同机制损害身体的功能，如触发炎症和损害血管、器官等。

脑组织是胰腺外产生胰岛素的少数组织之一，葡萄糖是脑细胞常用的燃料。如果存在胰岛素抵抗，葡萄糖就不能进入脑细胞，脑细胞就会被饿死，无法工作，除非它们转而使用酮类作为燃料。为了大脑能够运用酮体（主要成分为β羟丁酸）作为能量，低碳水化合物–生酮饮食通过摄入中链三酰甘油类脂肪酸（如椰子油、MCT 油）和断食，使糖原消耗殆尽、降低胰岛素，让身体进入燃烧脂肪状态，生产酮体，而酮体是大脑代谢活动主要的能量来源。此外，低碳水化合物–生酮饮食还可以减少大脑中的淀粉样蛋白，提高海马体中人体天然保护大脑的抗氧化成分——谷胱甘肽水平，刺激线粒体的生长并提高代谢效率。这些都可以让轻度到中度阿尔茨海默病患者的病情得到改善，提高患者的认知功能。我们衷心希望低碳水化合物–生酮可以作为辅助治疗阿尔茨海默病和其他神经性疾病的一种备选方案在临床得到推广使用。

第三部分

低碳水化合物－生酮饮食改善健康状况实例

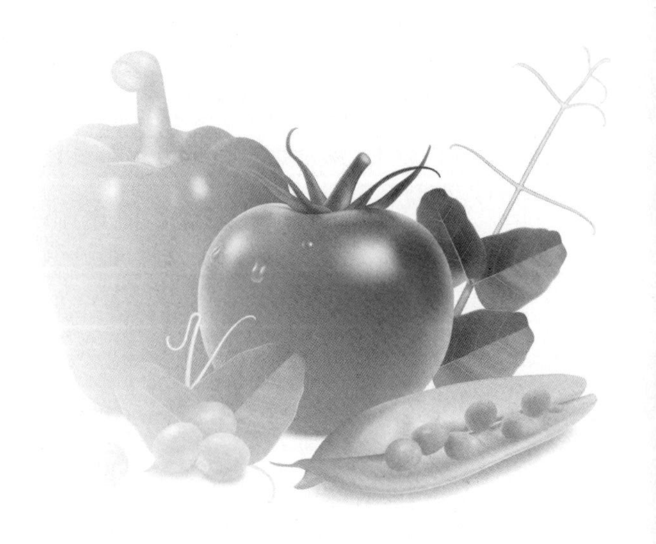

【病例1】　坚持117天使体重与尿酸降至正常范围

患者王某，女性，年龄 34 岁，超重伴有高尿酸血症；采取低碳水化合物－生酮饮食，坚持 117 天。辅助治疗结果见表 3-1-1、图 3-1-1 和图 3-1-2。显示成效显著，体重恢复正常，血尿酸指标下降。

表3-1-1　王某体重、体重指数和血尿酸变化情况

检测日期与变化幅度	体重（kg）	体重指数（kg/m^2）	血尿酸（μmol/L）
2018/7/1	57	24.6	418
2018/10/25	53	22.9	331
变化幅度	−4	−1.7	−87

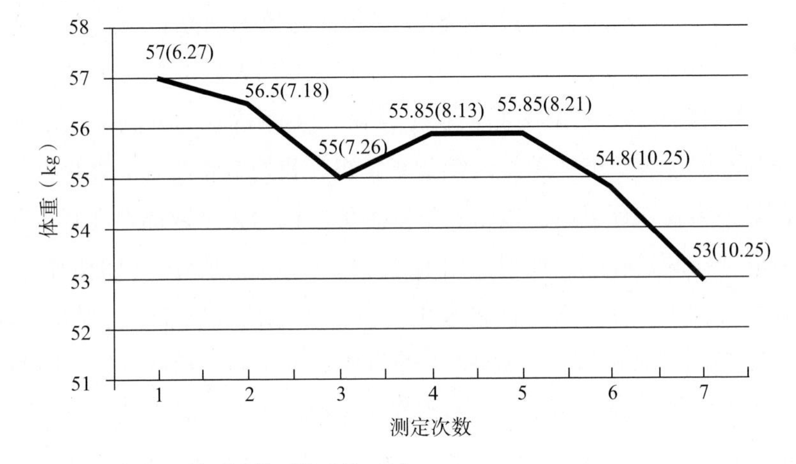

注：图中（　）中注明的是测定的具体时间（月 . 日）

图3-1-1　王某体重变化趋势

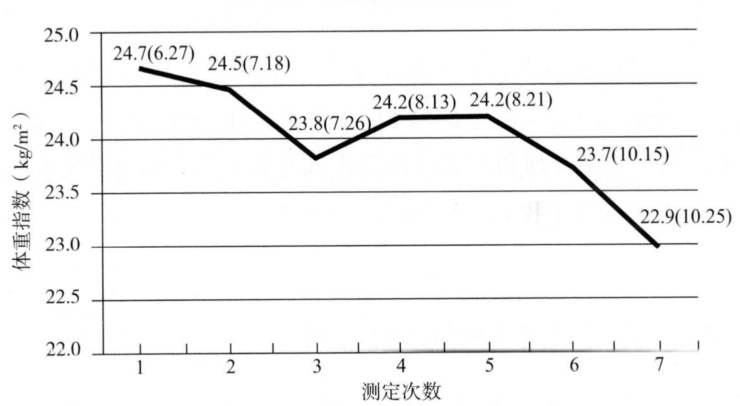

注：图中（　）中注明的是测定的具体时间（月 . 日）

图3-1-2　王某体重指数变化趋势

患者自述： 2018 年 6 月 27 日我来到深圳市宝安区中心医院找内分泌的李医师，因为我曾患过甲状腺功能亢进症，且最近的体检报告显示超重和尿酸高。李医师看了我的报告之后，建议我减重。他带我去见营养师，营养师为我讲解和指导怎么减重。

我的体重 57kg，BMI 24.6kg/m²，已经属于超重了。血尿酸 418μmol/L，也超过正常范围。营养师建议通过减重改善我的代谢指标。接着询问了我平常的饮食习惯，包括进餐的时间、品种、分量等，以及我的生活习惯，包括平时的工作强度、运动量、生活压力、睡眠等。接着为我讲解如何用低碳水化合物饮食－生酮饮食方法减重，还提供给我相关的食物清单资料。我们互相加了微信，这样可以持续地给予我指导，特别是开始改变饮食习惯的前期，当我不知道有哪些食物能吃、哪些不能吃的时候可以用微信联系。几天后的 7 月 1 日，当我自己做好心理准备时，就开始采用低碳水化合物－生酮饮食的方法了。早上因为时间和工作的原因，我只能在单位的饭堂吃早餐。我把饭堂所有的食物都拍照给营养师，营养师为我点评了单位饭堂的早餐种类，认为大多数都是高碳水化合物的食物，能够选择的是豆浆、鸡蛋，如果选择包子和馅饼要注意里面的馅。而饭堂的午餐和晚餐种类较多，符合低碳水化合物－生酮饮食标准的食物相对也多些，肉、鱼、蔬菜都可以选择。大概 18 天的时候我的体重下降了 1kg。因为我的体重超过了正常的标准只有一点，并不需要减重很多，营养师也认为这个下降幅度是可以的。但我希望下降幅度能更快一点，于是营养师建议我进行间歇性断食，一周断食（不吃晚餐）2 次。实行 1 次后体重就下降达到 1.5kg 了。之后的一个月因为上晚班的原因，体重下降不是很多，但就算上晚班觉得饿的时候，营养师也建议我要尽量地坚持选择低碳水化合物的食物。当 10 月底我去复诊的时候，体重为 53kg，BMI 22.9kg/m²，已经回到正常范围了，血尿酸 331μmol/L，也回到了正常的范围！我跟医师和营养师说我很满意我现在的体重和精神状态。低碳水化合物－生酮饮食对于我来说是真的有减重效果。

【病例2】 实现减重18.8kg的小目标

患者蒋某，男性，年龄 28 岁，肥胖症患者。采取低碳水化合物－生酮饮食减重，坚持 127 天。辅助治疗结果见表 3-2-1、图 3-2-1 和表 3-2-2，可见各项指标均有好转。经分析告知患者减重仍未达标，跟正常值比还差不少，若继续坚持采用低碳水化合物－生酮饮食会取得更理想的成效。

表3-2-1　蒋某身体各项指标变化情况

检测日期与变化幅度	体重(kg)	体重指数(kg/m²)	体脂肪量(kg)	体脂率(%)	内脏脂肪面积(cm²)
2018/8/1	107.8	35.2	34.8	32.3	140
2018/12/5	89.0	29.1	20.7	23.3	120
变化幅度	−18.8	−6.1	−14.1	−9	−20

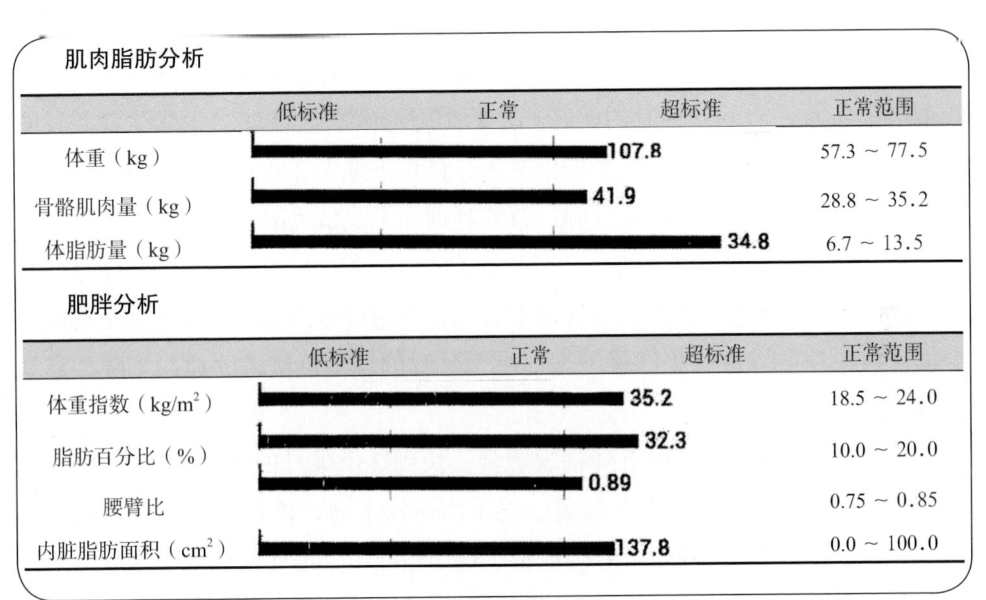

图3-2-1　蒋某有关肥胖数据检测情况分析

表3-2-2　蒋某身体质量检测结果及目标分析

检测项目	测定结果	参考值	目标值	差值
体重（kg）	89.00	56.66 ~ 76.26	67.38	21.62
体脂肪率（%）	23.30	11.00 ~ 21.90		
体脂肪量（kg）	20.70	08.44 ~ 19.15	13.80	6.90
体水分率（%）	54.50	55 ~ 65		
肌肉量（kg）	64.80	54.40 ± 5.00	50.08	14.72
推定骨量（kg）	3.50	3.20		
体重指数（kg/m²）	29.10		18.50 ~ 24.90	

患者自述： 2018年8月1日我来到深圳市宝安区中心医院的营养减重门诊。我的体型胖，需要专业的、有效的减肥方法。在门诊，营养师为我做体重、身高、人体成分分析的检测后，为我解析了检测报告结果。我的体重107.8kg，BMI 35.2kg/m²，已经是肥胖的范围，同时体脂率达到了32.3%，也是远远超出了

正常范围（图 3-2-3）。然后营养师询问我平常的饮食习惯，包括吃些什么、一天吃几餐、进餐的时间、分量以及我的生活习惯，包括平时的工作活动、运动、生活压力、睡眠等。接着为我讲解减重使用的低碳水化合物－生酮饮食方法和为什么会肥胖的机制。营养师提供给我相关的食物清单资料，为了可以持续地给予我指导，还互相加了微信，指导我在开始改变饮食习惯的前期，知道有哪些食物能吃、哪些是不能吃的。

我每餐都会将摄入的食物拍照发给营养师请教点评，他会及时纠正我在进行低碳水化合物－生酮饮食时的误区。开始实施低碳水化合物－生酮饮食后我的体重缓慢和持续性地下降，开始的前 7 天，体重下降了 2.9kg。但大概在 10 多天的时候，我经历了第一次体重反弹。营养师询问了我最近的饮食和作息，发现我那段时间因工作的原因在外奔波，导致饮食的不规律和吃了些不应该吃的食物，营养师告诉我减重的过程中会出现体重反弹，不用过分担心，要我继续坚持低碳水化合物－生酮饮食。果然接下来的半个月我的体重再次持续地往下降，降到了 100kg 以下！

9 月 5 日开始我的体重下降稍现缓慢，快到 2 个半月的时候才降到 90kg 以下。特别是国庆期间，和亲友聚餐，吃了粥还饮了酒，体重立刻就报复式地从 95.8kg 反弹到 97.3kg。我跟营养师汇报了这个情况后，他建议隔天开始就清淡饮食、多吃蔬菜、补充维生素。这期间我还根据营养师的建议使用间歇性断食，一周断食（不吃早餐或者晚餐）2 次，使体重下降到 89.6kg。

后来我去减重门诊复诊，发现 BMI 从 35.2kg/m² 下降到 29.1kg/m²，体脂率从 32.3% 下降到 23.3%，内脏脂肪面积也下降了 20cm²。代谢病学科的医师和营养师说我的体重、体脂率还有下降的空间，并鼓励和支持我继续坚持低碳水化合物－生酮饮食，而且嘱我保持饮足够的水。

经过了 3 个半月的时间，我已经减去了 18.8kg（17%）的体重（图 3-2-4），我看到了希望，以前我认为减重应该就是节食，但是这种低碳水化合物－生酮饮食方法，让我可以继续吃吃喝喝，还能减重真是太好了。整个过程中我没有感觉到痛苦，我把这个好消息分享到朋友圈，让有需要的亲友可以用不痛苦的方式减重，重拾健康和让自己更健康。

我之前的身体状况不好，都不敢要孩子。在深圳市宝安区中心医院代谢病多学科门诊的医师和营养师的指导下，现在我已经成功减去了一部分的体重。2019 年 2 月，我妻子成功怀孕了，我们就要有孩子了。我给自己定下目标，今后的日子力争体重和体脂率恢复到健康范围。

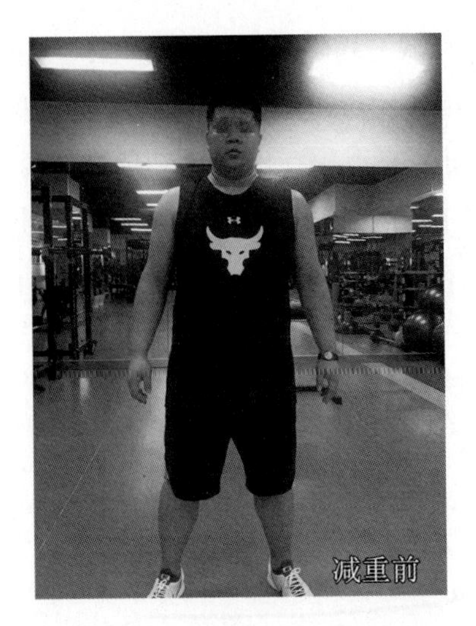

图3-2-3　蒋某2018年8月减重前的照片

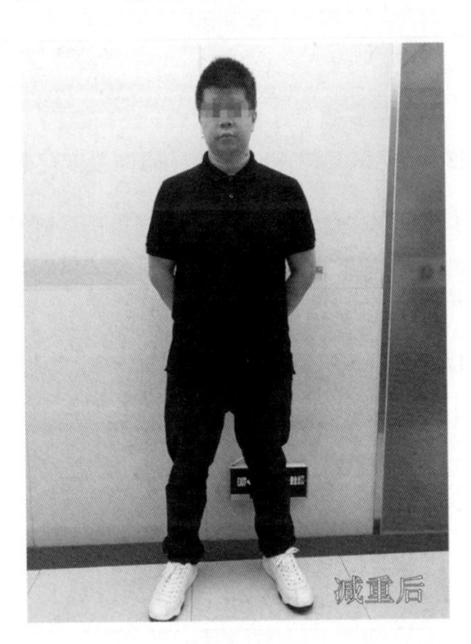

图3-2-4　蒋某2018年12月5日减重后的照片

【病例3】　57岁患者，代谢指标也可以全面改善

患者朱某，男性，年龄57岁。患有高脂血症、中度脂肪肝、肝功能异常和空腹血糖升高。采取低碳水化合物－生酮饮食93天。体重、体脂、肌肉量变化趋势见图3-3-1。

肝功能生化指标8月19日和9月4日两次检查结果对比，除谷丙转氨酶（ALT）之外，谷草转氨酶（AST）在正常范围，谷氨酰转肽酶（GGT）、乳酸脱氢酶（LDH）、总胆汁酸（TBA）均降至正常值范围，ALT 也明显下降。在 9 月 26 日的肝功能六项的检测中六项指标也均在正常值范围（表 3-3-1 ～表 3-3-3）。

空腹血糖变化：采用低碳水化合物－生酮饮食前检查空腹血糖为 7.4mmol/L，未服用降血糖药物情况下采用低碳水化合物－生酮饮食后，空腹血糖控制在 4.5 ～ 6.0mmol/L，三餐餐后血糖控制在 6.0 ～ 8.0mmol/L。

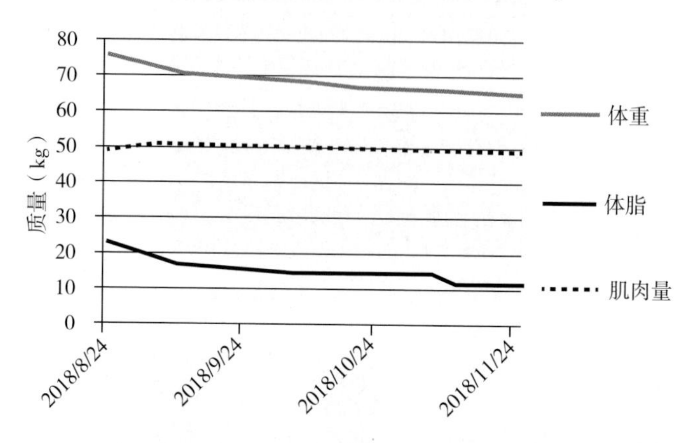

图3-3-1　朱某体重、体脂、肌肉量变化趋势

表3-3-1　朱某2018年8月19日肝功能检测结果

序号	检查项目	结果	单位	提示	参考区间	测定方法
1	谷丙转氨酶（ALT）	58	U/L	↑	0 ～ 40	速率法
2	* 谷草转氨酶（AST）	35	U/L		0 ～ 40	速率法
3	* 谷氨酰转肽酶（GGT）	58	U/L		0 ～ 50	速率法
4	* 碱性磷酸酶（ALP）	83	U/L		40 ～ 150	速率法
5	磷酸肌酸激酶（CK）	64	U/L		38 ～ 174	速率法
6	* 乳酸脱氢酶（LDH）	257	U/L	↑	109 ～ 245	乳酸底物法
7	总胆汁酸（TBA）	25	μmol/L	↑	0 ～ 20	第 5 代循环酶法
8	α－L－岩藻糖苷酶（AFU）	41	U/L	↑	0 ～ 40	酶显色法

* 为三级医院互认项目 .

表3-3-2　朱某2018年9月4日肝功能检测结果

序号	检查项目	结果	单位	提示	参考区间	测定方法
1	谷丙转氨酶（ALT）	47	U/L	↑	0 ～ 40	速率法
2	* 谷草转氨酶（AST）	26	U/L		0 ～ 40	速率法
3	* 谷氨酰转肽酶（GGT）	35	U/L		0 ～ 50	速率法
4	* 碱性磷酸酶（ALP）	72	U/L		40 ～ 150	速率法
5	磷酸肌酸激酶（CK）	89	U/L		38 ～ 174	速率法
6	* 乳酸脱氢酶（LDH）	185	U/L		109 ～ 245	乳酸底物法
7	总胆汁酸（TBA）	2.9	μmol/L		0 ～ 20	第 5 代循环酶法
8	α－L－岩藻糖苷酶（AFU）	30	U/L		0 ～ 40	酶显色法

* 为三级医院互认项目 .

表3-3-3　朱某2018年9月26日肝功能检测结果

序号	检查项目	结果	单位	提示	参考区间	测定方法
1	总胆红素（TBIL）	15.8	μmol/L		5.1 ~ 19.0	钒酸氧化法
2	* 谷丙转氨酶（ALT）	35	U/L		0 ~ 40	速率法
3	* 谷草转氨酶（AST）	23	U/L		0 ~ 40	速率法
4	* 谷氨酰转肽酶（GGT）	26	U/L		0 ~ 50	速率法
5	* 总蛋白（TP）	73.4	g/L		65 ~ 85	双缩脲法
6	* 白蛋白（ALB）	50.3	g/L		35 ~ 55	溴甲酚紫法
7	球蛋白（GLB）	23.1	g/L		20 ~ 40	计算值
8	白蛋白 / 球蛋白（A/G）	2.18	Ratio		1.2 ~ 2.4	计算值

* 为三级医院互认项目 .

【病例4】　饮食干预使空腹血糖明显下降

患者武某，男性，年龄 35 岁。患 2 型糖尿病，采用低碳水化合物－生酮饮食 30 天。糖尿病相关的血液生化指标出现明显变化，显示血糖和胰岛素水平有明显好转，具体见表 3-4-1 和表 3-4-2；平日监测一日三餐的餐前和餐后血糖基本维持在正常范围，记录见表 3-4-3 和图 3-4-1。

表3-4-1　武某糖尿病相关生化指标变化

日期	空腹血糖（mmol/L，参考范围 3.0 ~ 6.1mmol/L）	空腹胰岛素（pmol/L，参考范围 13 ~ 161.0pmol/L）
2018/10/6	15.2	157.33
2018/11/6	6.4	35.90

表3-4-2　武某采用低碳水化合物－生酮饮食前后葡萄糖和胰岛素水平的变化

时间	检查项目	结果	单位	提示	参考区间	测定方法
饮食干预前	胰岛素（Insulin）	157.33	pmol/L		13 ~ 161.0	
	* 葡萄糖（GLU_m）	15.2	mmol/L	↑	3.9 ~ 6.1	已糖激酶法
饮食干预后	胰岛素（Insulin）	35.90	pmol/L		13 ~ 161.0	
	* 葡萄糖（GLU_m）	6.4	mmol/L	↑	3.9 ~ 6.1	已糖激酶法

表3-4-3　武某采用低碳水化合物－生酮饮食后平日血糖记录　（单位：mmol/L）

日期	早餐前	早餐后 2 小时	午餐前	午餐后 2 小时	晚餐前	晚餐后 2 小时
2018/10/16	5.8	5.8	5.1	5.8		
2018/10/17	5.2		4.7	5.1	5.2	5.7
2018/10/18	6.2	7.7	6	6.8	6.3	6.4
2018/10/19	5.1	7.4	5.4	5.6	5.4	5.2
2018/10/20	5.3	6.1	4.6	5.9	4.6	6.1
2018/10/21	5.5	6.7	5.1	5.7	4.4	5.9

（续表）

日期	早餐前	早餐后 2 小时	午餐前	午餐后 2 小时	晚餐前	晚餐后 2 小时
2018/10/22	5.1	5.9	5.2	6	5.4	5.3
2018/10/23	5.4	7.2	4.5	5.4	4.5	4.4
2018/10/24	4.7	5.6	4.7	5.4	5.0	5.3
2018/10/25					5.3	4.8
2018/10/26	4.9	5.4	4.7	5.2	5	4.8
2018/10/27	5.4	5.4	4.5	5.0	4.4	4.4
2018/10/28	5.1	5.7	4.7		4.7	5
2018/10/29	5.5	6.1	5.1	6.3	4.5	5.4
2018/10/30	5.2	5.2	4.7	6.3	4.3	5.3
2018/10/31	4.9	6.0	4.4		4.4	5.6
2018/11/1			6.6	5.3	4.7	
2018/11/2	5.4		4.8	4.7	5.4	5.4
2018/11/3	5.3	5.4	4.4	5.9	4.9	6.1
2018/11/4	5.7	5.3		5.7	4.6	
2018/11/5	5.6	5.9	4.7	5.6	4.6	5.6（3 小时）
2018/11/6	5.3		5.1	6.5		

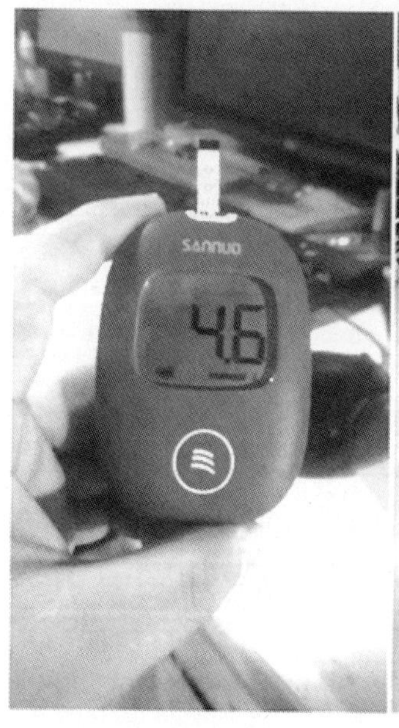

早餐前

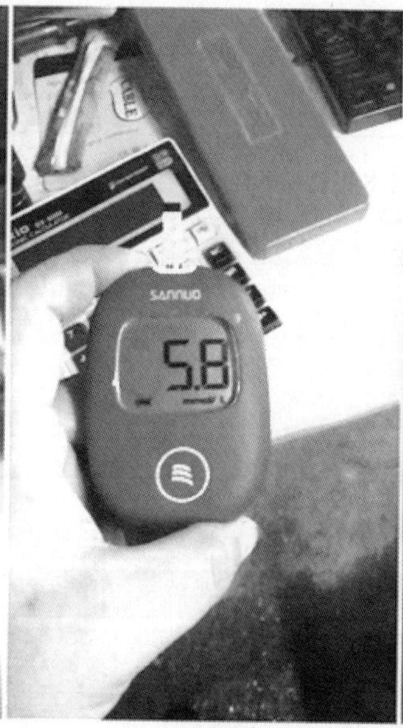

午餐前

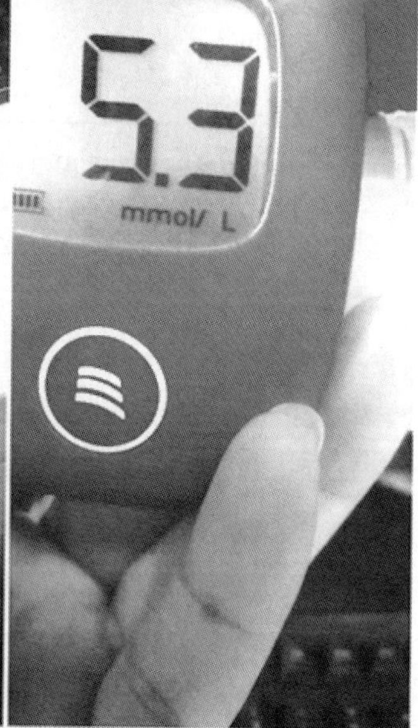

晚餐前

A

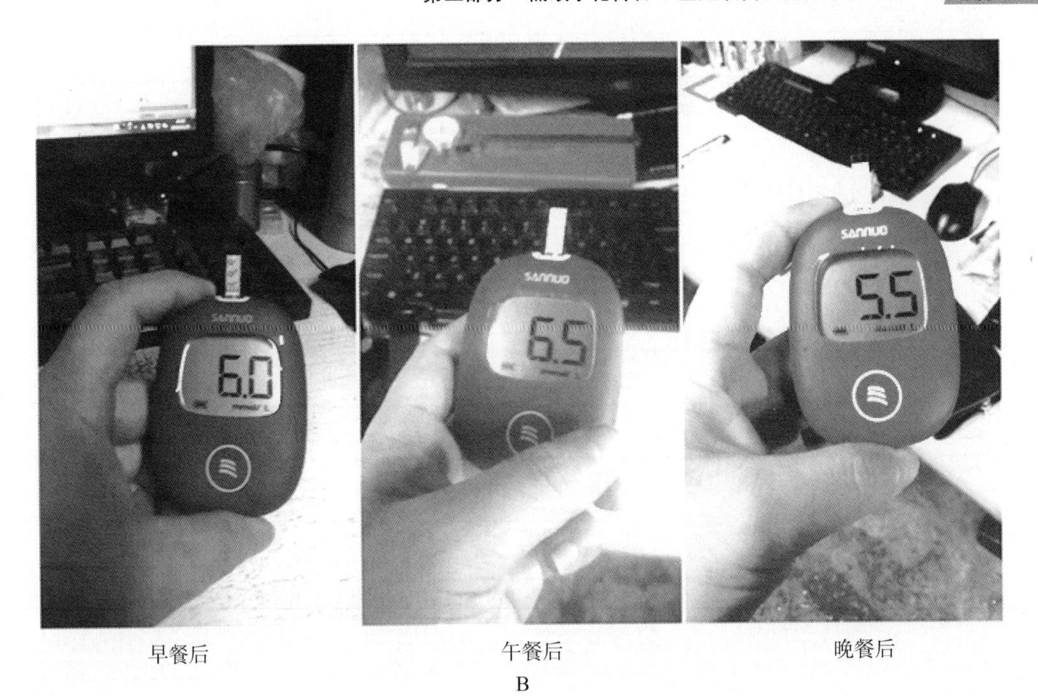

早餐后 午餐后 晚餐后

B

图3-4-1 武某11月6日以后平日血糖监测情况

A. 3张图分别为同一天三餐的餐前血糖值；B. 3张图分别为与A图同一天三餐的餐后血糖值

【病例5】 小朋友用饮食辅助治疗体重降低10kg

患者康某，年龄 11 岁。诊断肥胖伴肝功能异常和高尿酸血症。采用低碳水化合物－生酮饮食辅助治疗 120 天。监测身体质量检查结果见表 3-5-1 和图 3-5-1，显示 4 个月里体重减轻接近 10kg，身高增加 2.5cm，体脂量、体脂率均有好转。肝功能和尿酸治疗前后生化指标的变化见表 3-5-2、表 3-5-3，显示谷草转氨酶、碱性磷酸酶已经正常；谷丙转氨酶接近正常；尿酸尽管还未恢复正常但也有大幅度下降（表 3-5-4）。

表3-5-1 康某体重、体重指数、体脂量、体脂率及身高变化

检查日期	体重（kg）	体重指数（kg/m^2）	体脂量（kg）	体脂率（%）	身高（cm）
2018/8/9	86.7	31.1	35.8	41.3	167.0
2018/10/13	83.4	29.4	33.9	40.6	168.5
2018/12/8	76.9	26.5	27.5	35.8	170.5

身体成分构成（采用低碳水化合物－生酮饮食前）

全身	测定结果	参考值	判定
体重（kg）	83.40	55.02 ～ 69.37	
体脂率（%）	40.70	7 ～ 24.9	
体脂量（kg）	33.90	3.73 ～ 16.41	
去脂体重（kg）	49.50	51.29 ～ 52.96	
体水分量（kg）	36.20	50.04 ～ 54.21	
BMI（kg/m^2）	29.40	18.50 ～ 23.90	
肌肉量	46.8kg		
推定骨量	2.7kg		
基础代谢率 1854kcal	偏低 正常 偏高		
儿童肥胖指数 174	过度瘦弱 瘦弱 正常 偏胖 肥胖		

A

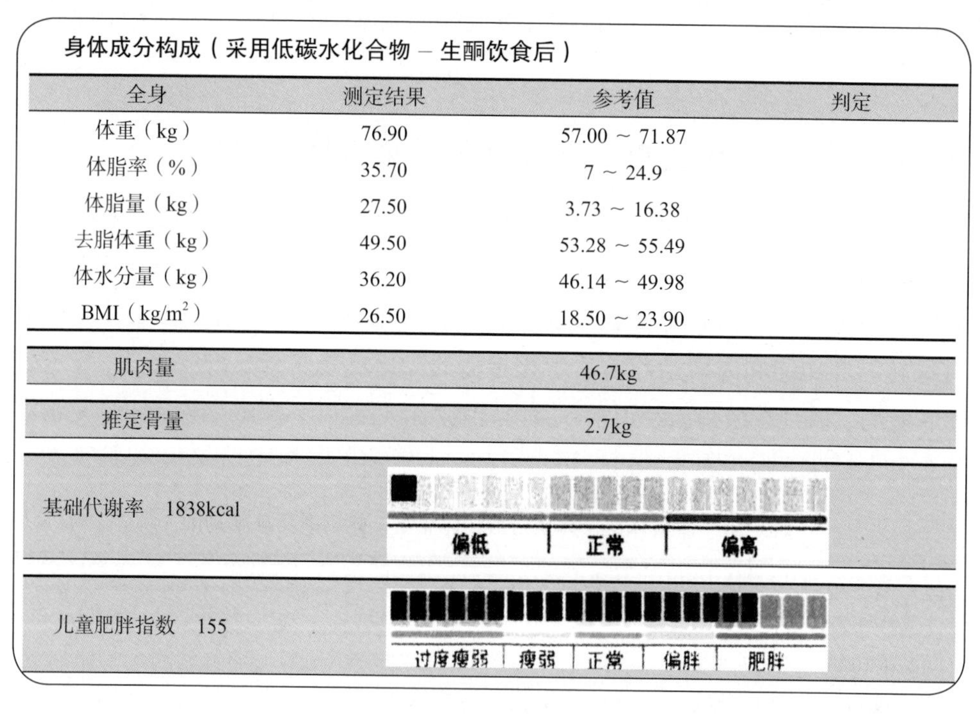

身体成分构成（采用低碳水化合物－生酮饮食后）

全身	测定结果	参考值	判定
体重（kg）	76.90	57.00 ～ 71.87	
体脂率（%）	35.70	7 ～ 24.9	
体脂量（kg）	27.50	3.73 ～ 16.38	
去脂体重（kg）	49.50	53.28 ～ 55.49	
体水分量（kg）	36.20	46.14 ～ 49.98	
BMI（kg/m^2）	26.50	18.50 ～ 23.90	
肌肉量	46.7kg		
推定骨量	2.7kg		
基础代谢率 1838kcal	偏低 正常 偏高		
儿童肥胖指数 155	过度瘦弱 瘦弱 正常 偏胖 肥胖		

B

图3-5-1 康某各项身体质量检查报告单

表3-5-2　康某治疗前和治疗2个月后肝功能和尿酸变化情况

检查日期	谷丙转氨酶（U/L）	谷草转氨酶（U/L）	碱性磷酸酶（U/L）	尿酸（μmol/L）
2018/8/7	155（参考范围 0 ~ 40）	98（参考范围 0 ~ 40）	295（参考范围 53 ~ 140）	668（参考范围 208 ~ 408）
2018/10/19	45（参考范围 0 ~ 40）	32（参考范围 0 ~ 40）	451（参考范围 40 ~ 500）	518（参考范围 208 ~ 408）

表3-5-3　康某饮食干预后肝功相关生化检查情况

序号	检查项目	结果	单位	提示	参考区间	测定方法
1	总胆红素（TBIL）	13.2	μmol/L		5.1 ~ 19.0	钒酸氧化法
2	直接胆红素（DBIL）	3.7	μmol/L		0 ~ 6.8	钒酸氧化法
3	间接胆红素（IBIL）	9.5	μmol/L		0 ~ 17	计算法
4	* 谷丙转氨酶（ALT）	45	U/L	↑	0 ~ 40	速率法
5	* 谷草转氨酶（AST）	32	U/L		0 ~ 40	速率法
6	* 谷氨酰转肽酶（GGT）	18	U/L		0 ~ 50	速率法
7	* 总蛋白（TP）	77.8	g/L		65 ~ 85	双缩脲法
8	* 白蛋白（ALB）	49.4	g/L		35 ~ 55	溴甲酚紫法
9	* 球蛋白（GLB）	28.4	g/L		20 ~ 40	计算值

* 为三级医院互认项目 .

表3-5-4　康某饮食干预后尿酸值

序号	检查项目	结果	单位	提示	参考区间	测定方法
1	* 葡萄糖（GLU_m）	5.0	mmol/L		3.9 ~ 6.1	已糖激酶法
2	* 钾离子（K）	4.1	mmol/L		3.5 ~ 5.3	离子选择电极法
3	* 钠离子（Na）	137	mmol/L		135 ~ 145	离子选择电极法
4	* 氯离子（Cl）	105	mmol/L		96 ~ 108	离子选择电极法
5	钙（Ca-m）	2.35	mmol/L		2.23 ~ 2.80	偶氮胂Ⅲ法
6	磷（P）	1.55	mmol/L		1.45 ~ 2.10	磷钼酸紫外法
7	尿素氮（BUN_m）	5.3	mmol/L		1.9 ~ 8.1	谷氨酸脱氢酶法
8	肌酐（Cre）	46	μmol/L		40 ~ 104	肌酐酶法
9	尿酸（UA）	518	μmol/L	↑	208 ~ 408	尿酸酶法

* 为三级医院互认项目 .

【病例6】　“低碳水化合物饮食让我不用服药”

某患者，年龄 59 岁。诊断为高脂血症、中度脂肪肝、肝功能异常、糖尿病。采用低碳水化合物－生酮饮食干预 3 个月，身体和生化各指标发生的变化如下。

1. 通过人体成分分析仪检测，体重、体脂、肌肉量变化如下。体重在 3 个月内降低 10.7kg，体重指数（BMI）从 28.8kg/m^2（肥胖范围）降低至 24.7kg/m^2（成人正常值范围 18.5 ~ 23.9kg/m^2）。在减重的 10.7kg 内，脂肪减少 9.8kg，肌肉量基本保持不变。说明其减重减掉的是脂肪而不是肌肉。

2. 肝功能生化指标在 8 月 18 日检查中，各项指标几乎都异常，用低碳水化合物－生酮饮食辅助治疗 10 天后，患者在进行一项胃肠道手术前检查发现肝功能生化指标改善非常明显，10 月 23 日再次复查中发现，谷氨酰转肽酶（GGT）、乳酸脱氢酶（LDH）、总胆汁酸（TBA）均降至正常值范围，谷丙转氨酶（ALT）也明显下降。

总之，此患者在采用低碳水化合物－生酮饮食治疗过程中，体脂肪量降低，肌肉量维持，同时血糖的非药物控制结果良好，肝功能、血脂生化指标也有好转。目前患者身体、精神状态均呈良好状态，一直维持低碳水化合物－生酮饮食。

患者自述：2018 年 8 月 18 日，在体检中，我被查出来有高脂血症、中度脂肪肝、肝功能异常和空腹血糖升高（空腹血糖 7.4mmol/L），体检医师告诉我这可以称为代谢综合征，是一组复杂的代谢紊乱症候群，时间长了会导致一些严重的疾病发生，如动脉粥样硬化、冠心病、糖尿病等。

我非常担心，第 2 天又去了医院复查，确诊患有糖尿病。我很沮丧，因为周围有很多人患有糖尿病，我知道这种病的并发症很可怕，而且要终身服药甚至注射胰岛素。

当时门诊的医师也告诉我，糖尿病是一种进行性发展的疾病。现在我给你开一些药来控制血糖，控制好的话会延迟糖尿病并发症的发生，但如果血糖持续增高或长期高血糖，会使大血管、微血管受损并危及心、脑、肾、周围神经、眼、足等，到时候你会出现视物模糊甚至失明、手麻脚麻、高血压、卒中或心脏病等。这些并发症一旦产生，药物治疗很难逆转，因此要尽早预防糖尿病并发症。

我问医师有没有治愈的可能，他告诉我："目前糖尿病只有通过使用药物和严格的饮食管理对血糖加以控制，预防并发症，治愈这个词不适合糖尿病，因为要终身用药才行。"我带着一些控制血糖的药物垂头丧气地回到家中，准备长期服用降血糖药，中午回家后就开始用药了。午休过后我想起来有个关系比较好的朋友是糖尿病"资深"患者，就给他打电话想寻求一些鼓励，我问他血糖控制得怎样，在服什么降血糖药，是否皮下注射胰岛素，他说他早就不注射胰岛素了，而且已经停药（降血糖药）了……

我听到后很震惊，急忙问是什么情况，他说他在参加一个"糖尿病控制项目"，只通过低碳水化合物－生酮饮食就将血糖控制住了。我有点不相信，毕竟还没听说过这样就能控制血糖不吃药的。他说这段时间随身带了血糖仪，就给我发了两张当天的血糖监测图，确实空腹血糖稳定在 5mmol/L 略多一点的水平。我又问了他是否真的没有服药，只通过饮食控制，他的回答很肯定，并推荐给了我一个专业营养师的联系方式，让我咨询。

我很快联系到了营养师，营养师建议我去他们医院门诊详细了解一下，并说他们门诊有临床医师进行联合诊治，我就约了第2天上午去就诊。

大概9点我到的门诊，医师看了我的体检报告和一些相关检查后，详细询问了我的病史，给我做了一个体成分分析，同时建议我减重。然后医师和营养师向我讲述了低碳水化合物－生酮饮食的干预办法，给我制订了饮食计划，并单独为我建立了一个健康管理群，群里有医师、营养师和健康管理师，让我每日监测血糖并汇报，还要把每日饮食发到群里，并定期回来复查。

前两周我对这种饮食稍微有一些不适应，如感到饥饿、乏力等，也有一些疑惑，但是医师耐心地为我在微信群里解答或者复查时解惑，我也逐渐适应了这种饮食，对进食米、面、馒头没有什么欲望了。最开始吃碳水化合物只是一种对医师的心理依从，其实通过低碳水化合物－生酮饮食既能吃得饱又能吃得好。

据医师说，我的胰岛功能还可以，就是有明显的胰岛素抵抗，空腹血糖也不是非常高，可以直接停药，但需要严格的饮食营养控制，并按时汇报血糖情况。真的很神奇，我当天中午开始采用低碳水化合物－生酮饮食，第3天早上一测空腹血糖竟然在5mmol/L。

我感觉运气真不错，只服了一次降糖药就开始采用低碳水化合物－生酮饮食，血糖控制得还不错，我不再惧怕糖尿病了。有了这样好的开始，我准备继续严格坚持这种饮食。到目前为止，我的血糖一直都控制得很好，空腹血糖控制在4.5～6.0mmol/L，三餐后血糖控制在6.0～8.0mmol/L。

我采用低碳水化合物－生酮饮食（严格低碳水化合物饮食）10天的时候，因为其他原因抽血查了一下肝功能和血生化，发现各项指标已有了明显变化，三酰甘油（TG）从4.65mmol/L降至0.83mmol/L，高密度脂蛋白胆固醇（HDL–C）从1.07mmol/L升至1.27mmol/L，尿酸、肌酐降低，只有胆固醇略有升高，肝功能多项异常指标物恢复正常。

另外，我的体重也有明显变化，开始采用低碳水化合物－生酮饮食的前2周减了5kg，到现在（3个月整）一共减了10.7kg。之前右上腹的胀痛现在已经没有了，医师说我的脂肪肝明显好转。

虽然现在我的体重还稍微有点超重，但是以我近60岁的年龄来看，效果已经很让人满意了，所以我不准备继续减重了。不过我还是会坚持低碳水化合物－生酮饮食的，它让我不用吃各种叫不上名字的药。对此，我真的特别感谢给我作指导的那群敬业的医师们。

【病例7】 饮食辅助治疗2型糖尿病+高血压

患者代某，男，48岁，2018年12月5日患者因“发现血糖升高8年余，血糖控制不佳伴肢体麻木半月余”入院。8年多前因行静脉曲张手术时发现血糖升高，于当地医院就诊，诊断为“2型糖尿病”，给予降血糖对症治疗（门冬胰岛素30U注射液），血糖控制良好后出院。出院后并未规律监测血糖，也未规律复诊。3年前患者出现视物模糊，偶有头晕，无黑矇，视物旋转、肢体不灵等，仍未诊治。入院半个月前患者出现双手、左下肢肢体麻木、酸痛，多次测空腹血糖10.0mmol/L，餐后血糖18.0mmol/L。入科随机指尖血糖19.0mmol/L。

既往病史：高血压5年，最高达158/95mmHg，给予苯磺酸氨氯地平5mg每日1次控制血压。

入科查体：身高180cm，体重80kg，体重指数（BMI）24.69kg/m^2。双肺呼吸音清，未闻及干、湿啰音。心率79次/分，律齐，各瓣膜听诊区未闻及病理杂音。腹平软，无肌紧张，无压痛及反跳痛。四肢各关节无畸形，无活动障碍。四肢肌力、肌张力正常。双下肢无水肿。左侧足背动脉波动偏弱，右侧尚可。震动觉、痛温觉正常。

入科诊断：①2型糖尿病；②高血压3级，极高危。

入院治疗经过：

1. 入科后完善相关检查　血、尿、便常规报告大致正常，尿蛋白阴性。生化检查示空腹血糖7.6mmol/L↑，肝肾功能、心肌酶正常；电解质检查示钠离子134mmol/L，余钾、氯、钙、镁、磷离子正常。凝血功能、甲状腺功能无异常。糖化血红蛋白10.3%；三酰甘油2.42mmol/L↑。胰岛功能示空腹胰岛素4.73pmol/L，空腹C肽0.98ng/ml，餐后2小时胰岛素88.99pmol/L，餐后2小时C肽2.19ng/ml。胰岛素抗体8.50%↑。

2. 影像学检查

（1）颅脑CT：双侧颈内动脉颅内段及右侧椎动脉硬化。余颅脑CT平扫未见明确异常。

（2）腰椎CT：腰$_{4\sim5}$、腰$_5$～骶$_1$椎间盘突出。腰$_{3\sim5}$椎体缘骨质增生，腰$_5$右侧峡部裂。

（3）胸部X线：双上肺纤维增殖灶。

（4）心脏彩超：心脏结构、房室大小、瓣膜活动及血流信号未见明显异常。

（5）双下肢血管彩超：①双侧下肢动脉未见明显异常。②双侧下肢深静脉未见明显异常。

（6）腹部彩超：肝、胆、胰、脾未见明显异常声像。

3. 降糖方案　入院后给予门冬胰岛素 10U，每日 3 次，皮下注射＋甘精胰岛素 10U，睡前皮下注射，联合二甲双胍 500mg，每日 3 次，口服。入院 2 天后开始实行低碳水化合物－生酮饮食，降糖方案改为二甲双胍 1000mg，每日 2 次，口服；联合沙格列汀 5mg，每日 1 次，口服，如表 3-7-1 所示。

表3-7-1　代某首次住院期间监测指尖血糖结果　（单位：mmol/L）

日期	空腹	早餐后	中餐前	中餐后	晚餐前	晚餐后	睡前
12.5			9.9	9.3	—	5.4	8.3
12.6	8.3	8.2	7.5	7.7	11.2	10.2	11.3
12.7	10.0	—	9.6	—	9.2	10.8	8.7
12.8	9.0	8.0	6.4	5.9	5.9	8.2	8.0
12.9	8.6	7.3	7.1	8.1	8.8	10.4	10.2
12.10	10.8	7.7	6.8	6.8	7.2	10.1	9.9
12.11	10.1	17.6	9.7	9.0	6.5	7.8	8.7
12.12	10.9	8.1	—	—	7.4	—	10.2
12.13	10.3	8.7	8.2	7.7	8.1	9.6	—
12.14	8.9	7.9	—	6.8	6.4	6.8	9.5
12.15	8.5	9.4	6.9	8.6	6.5	7.2	7.6
12.16	8.2	7.4	6.8	10.6	7.4	8.9	—

2019 年 2 月 26 日患者再次到我院住院复查相关项目，患者自 2018 年 12 月 7 日至今持续采用低碳水化合物－生酮饮食控制血糖。此次入院患者诉出院后空腹血糖波动在 5.0 ～ 6.0mmol/L，餐后 2 小时血糖波动在 6.0 ～ 8.0mmol/L。入院后降糖方案为二甲双胍 1000mg，每日 2 次，口服。各项血液检查结果对比如表 3-7-2 所示。

表3-7-2　代某住院复查各项血液检查结果对比

项目	2018 年 12 月 6 日	2019 年 2 月 27 日
糖化血红蛋白（%）	10.3	5.4
三酰甘油（mmol/L）	2.42	1.11
总胆固醇（mmol/L）	4.57	4.22
高密度脂蛋白胆固醇（mmol/L）	0.90	0.94
低密度脂蛋白胆固醇（mmol/L）	2.88	3.03
谷丙转氨酶（U/L）	29	17
谷草转氨酶（U/L）	17	15
空腹血糖（mmol/L）	9.9	6.6
血肌酐（μmol/L）	52	52
尿酸（μmol/L）	190	229
空腹胰岛素（pmol/L）	4.73	52.27
空腹 C 肽（0.98ng/ml）	0.98	2.07

以上结果显示，患者经过约 3 个月的低碳水化合物 – 生酮饮食配合治疗，空腹血糖、糖化血红蛋白、三酰甘油、总胆固醇、空腹胰岛素均明显降低，高密度脂蛋白胆固醇略有升高，肝肾功能无损伤，已不再服用沙格列汀药物了。

【病例8】 6年的糖尿病患者可以停药

患者刘某，女性，48 岁，2018 年 12 月 12 日，因“发现血糖升高 6 年，血糖控制不佳 1 个月”入院。患者 6 年前体检时发现血糖升高，空腹血糖约 10mmol/L，当时有口干，无明显多饮、多尿、多食及体重减轻，就诊于外院，诊断为“2 型糖尿病”，给予口服降血糖药治疗（具体方案不详），血糖控制理想后出院。出院后未规律监测血糖，未规律用药。1 年前患者突发脑出血住院治疗，入院后测血糖高（具体不详），给予胰岛素联合二甲双胍等药物降糖治疗，病情控制理想后出院。1 年来，空腹血糖控制在 6.0mmol/L，未监测餐后血糖，1 个月前测随机血糖 15mmol/L，自认为降糖方案无效，自行停用降血糖药，入科测随机指尖血糖高。

既往病史：高血压病史 1 年，最高血压达 160/110mmHg 左右，平时血压控制尚可；发现子宫肌瘤 1 年。

入院诊断：① 2 型糖尿病；②高血压 3 级，极高危；③高脂血症；④子宫肌瘤。

治疗经过：入院完善相关检查：空腹血糖 16.9mmol/L，血钾 4.3mmol/L，血钠 131mmol/L ↓，血氯 96mmol/L，肌酐 52μmol/L。尿酸 320μmol/L，总胆固醇 6.26mmol/L ↑，三酰甘油 3.92mmol/L ↑，高密度脂蛋白胆固醇 1.05mmol/L ↓，低密度脂蛋白胆固醇 4.43mmol/L ↑，糖化血红蛋白 10.6% ↑，肝功能正常。尿、便常规无明显异常，甲状腺功能正常，血气分析无异常。

影像学检查：腹部彩超示胆囊壁毛糙，右肾结石。血管彩超示双侧下肢动脉硬化，双侧颈动脉多发斑块形成。心脏彩超示心脏结构、房室大小、瓣膜活动及血流信号未见明显异常。子宫附件彩超示子宫内实质性占位病变，考虑肌壁间子宫肌瘤，结合临床与子宫腺肌瘤相鉴别，宫颈囊肿。X 线胸片示胸部未见异常。

降糖方案：门冬胰岛素 + 甘精胰岛素，联合二甲双胍 500mg，每日 3 次口服，2018 年 12 月 17 日开始采用低碳水化合物 – 生酮饮食，停用胰岛素，降糖方案为二甲双胍 500mg，每日 3 次，口服，12 月 22 日停用所有降血糖药。其间指尖血糖监测结果见表 3-8-1。

表3-8-1 刘某住院期间监测指尖血糖结果 （单位：mmol/L）

日期	空腹	早餐后	中餐前	中餐后	晚餐前	晚餐后	睡前
12.12				27.8	15.4	18.4	20.9
12.13	14.4	21.2	—	—	12.9	20.2	23.2
12.14	11.9	10.1	8.1	13.5	10.5	14.4	14.8
12.15	8.3	13.5	10.7	17.6	17.9	10.3	8.2
12.16	6.3	11.4	9.0	8.4	7.6	8.2	10.8
12.17	5.6	11.4	6.5	12.3	10.3	7.7	6.4
12.18	6.3	18.1	13.9	—	8.4	—	9.1
12.19	7.1	8.6	9.9	8.4	6.3	6.9	7.3
12.20	5.8	7.3	7.1	7.6	5.1	7.2	5.8
12.21	5.2	6.2	6.7	6.6	5.4	7.3	5.8
12.22	4.5	6.6	6.6	8.1	7.1	8.1	9.1
12.23	8.2	7.7	—	8.1	5.8	6.7	6.3

出院后刘某未服用任何降血糖药，3个月来，一直监测指尖血糖，空腹血糖波动于6.0～7.0mmol/L，餐后2小时血糖波动于7～8.5mmol/L

【病例9】 糖尿病患者餐后血糖明显下降

患者向某，男性，29岁，因“口干、多饮、多尿2个月”于2019年2月15日入院。查体：体温36.7℃，脉搏88次/分，血压119/77mmHg，呼吸20次/分，身高167cm，体重80kg，BMI 28.68kg/m^2，腰围94cm，臀围97cm，腰臀比0.97，双下肢无明显水肿，双侧足背动脉搏动存在且对称，10g尼龙丝试验阴性，四肢震动觉、温度觉正常。辅助检查：入院后随机指尖血糖高，血β羟丁酸0.3mmol/L。糖化血红蛋白2.7%↑。

入院诊断：2型糖尿病。

入院后相关检查

1. 基本检查 三大常规（血常规、尿常规、粪常规）、凝血功能、肝功能、肾功能、甲状腺功能、性激素、X线胸片、心电图、心脏彩超、血管彩超（颈动脉、椎动脉、锁骨下动脉、双下肢动脉）、ABI无明显异常；血脂：检查示总胆固醇5.31mmol/L↑，高密度脂蛋白胆固醇0.79mmol/L↓，低密度脂蛋白胆固醇3.61mmol/L↑。入院随机静脉血糖33.3mmol/L↑；使用胰岛素后第2天空腹血糖11.8mol/L↑；口服葡萄糖耐量试验（OGTT）胰岛功能早期评估：0分钟–30分钟–1小时–2小时–3小时血糖分别为4.3–6.9–10.7–16.9–16.3mmol/L；胰岛素分别为31.29–36.63–56.52–119.93–130.59pmol/L；静脉葡萄糖耐量试验

（IVGTT）胰岛功能第一时相评估：提前 5 分钟 –0 分钟 –2 分钟 –4 分钟 –6 分钟 –8 分钟 –10 分钟血糖分别为 6.4–15.3–16.2–16.5–16.4–15.7–15.0mmol/L；胰岛素分别为 28.37–29.68–28.37–24.78–27.37 –30 .93–30.95pmol/L。

2. 影像学检查　彩超肝、胆、胰、脾：考虑重度脂肪肝声像；彩超双肾、输尿管、膀胱、前列腺：左肾囊肿；内脏脂肪面积 95cm^2，腹部皮下脂肪面积 198cm^2。

3. 特定检查

（1）人体成分分析：体重 80.0kg，体脂率 27.60%，体内水分率 49.10%，体重指数 28.70kg/m^2；基础代谢率 6925kcal。

（2）腹部脂肪定量分析：①中度不均匀性脂肪肝。肝脂肪定量测定：肝左叶脂肪分数为 13.74%，肝右叶脂肪分数 15.03%（最大值为 15.70%，最小值为 14.06%），全肝平均为 14.35%。②胰腺未见脂肪浸润。胰腺脂肪定量测定：胰头脂肪分数为 2.30%，胰体为 2.30%，胰尾为 6.59%，全胰平均为 3.73%。③前腹壁皮下脂肪厚度最大径约为 14.8cm。

最后诊断：① 2 型糖尿病；②混合性血脂异常（高胆固醇血症、低高密度脂蛋白血症）；③非酒精性脂肪肝；④左肾囊肿；⑤双眼屈光不正；⑥腰$_2$椎体左侧结节灶：血管瘤？

治疗措施：安排如下。

第 1 天至第 5 天：低碳水化合物－生酮饮食＋胰岛素（胰岛素从最大量 60U/d 逐渐减量，至 18U/d 时直接停用胰岛素）。

第 6 天至第 7 天：低碳水化合物－生酮饮食＋二甲双胍 2000mg/d+ 阿格列汀。

第 10 天开始：低碳水化合物－生酮饮食＋二甲双胍 1500mg/d。

指尖血糖变化见表 3-9-1。

表3-9-1　向某住院期间监测指尖血糖结果　　（单位：mmol/L）

日期	空腹	早餐后	中餐前	中餐后	晚餐前	晚餐后	睡前
第 1 天					25.2	8.7	5.6
第 2 天	11.3	15.9	13.1		12.1		
第 3 天	8.8	14.1	5.9	5.8	7.1	10.8	10.3
第 4 天	8.7	12.3	9.2	9.2	5.1	4.9	5.6
第 5 天	7.7			7.5		4.8	5.1
第 6 天	6.5	6.7		5.6		4.6	4.7
第 7 天	6.1	6.6	4.6	5.2		4.8	4.4
第 8 天	4.9	15.7		3.8		5.4	4.5
第 9 天	6.2	6.6		6.1		5.6	
第 10 天	5.6	6.7				5.6	5.6
第 11 天	6.6		7.5	5.6		5.7	6.4
第 12 天	6.1						

注：患者第 12 天上午转科

【病例10】　年轻女性采用饮食干预缓解糖尿病

患者贝某，女性，25岁，否认糖尿病家族史，患者入院5天前体检发现血糖升高，空腹血糖13.4mmol/L，餐后2小时血糖19.1mmol/L，糖化血红蛋白11.6%，无烦渴、多饮、多尿，无多食、易饥，无体重下降。查体：血压133/89mmHg。身高148cm、体重63.6kg、BMI 29kg/m²。无满月脸、水牛背及皮肤紫纹，无锁骨上窝脂肪垫，甲状腺未触及肿大，双肺呼吸音清，未闻及干、湿啰音，心率85次/分，律齐，未闻及病理性杂音，腹软，全腹无压痛、反跳痛及肌紧张，双下肢无水肿，双侧足背动脉搏动对称存在。10g尼龙丝试验阴性，四肢震动觉、温度觉正常。

患者入院后完善相关检查：

（1）生化检查：血糖7.8mmol/L↑、尿酸450μmol/L↑、高密度脂蛋白胆固醇0.84mmol/L↓、低密度脂蛋白胆固醇3.79mmol/L↑、总胆红素23.7μmol/L↑、直接胆红素7.0μmol/L↑、ALT 59U/L↑、AST 42U/L↑；甲状腺功能三项未见异常；抗胰岛素IgG抗体阴性、抗胰岛细胞抗体阴性、谷氨酸脱羧酶抗体阴性。

（2）口服葡萄糖耐量试验（OGTT）空腹血糖4.2mmol/L、30分钟血糖12.8mmol/L、1小时血糖16.4mmol/L、2小时血糖11.3mmol/L、3小时血糖5.7mmol/L；空腹胰岛素21.95pmol/L、30分钟胰岛素212.48pmol/L、1小时胰岛素265.14pmol/L、2小时胰岛素391.09pmol/L、3小时胰岛素117.56pmol/L；空腹C肽1.27ng/ml、30分钟C肽3.87ng/ml、1小时C肽5.92ng/ml、2小时C肽9.46ng/ml、3小时C肽5.88ng/ml；糖化血红蛋白11.6%；8点测血皮质醇341.30nmol/L、24点测血皮质醇29.31nmol/L；性激素全套检查未见异常。

（3）影像检查：双下肢动脉血管彩超未见异常；颈动脉血管彩超未见异常；肝、胆、胰、脾彩超未见异常。

诊断：①2型糖尿病；②血脂异常；③肝功能异常；④高尿酸血症。

入院后给予监测血糖、低碳水化合物－生酮饮食、二甲双胍降血糖、保肝治疗，监测餐前血糖5.0～7.0mmol/L、餐后血糖6.0～8.0mmol/L。患者出院时停用二甲双胍，嘱患者继续低碳水化合物－生酮饮食，监测餐前血糖波动在5.0～6.0mmol/L，患者体重较前下降1kg。

【病例11】　新发2型糖尿病，饮食辅助治疗使其血糖稳定

某患者，男性，35岁，有糖尿病家族史。2个月前出现烦渴、多饮、多尿，日饮水量约4000ml，体重下降20kg，无多食、易饥，空腹血糖17.1mmol/L，糖化

血红蛋白 14.3% ↑。查体：血压 114/65mmHg、体重指数 27kg/m²。无满月脸、水牛背及皮肤紫纹，无锁骨上窝脂肪垫，全身皮肤黏膜无黄染，结膜无苍白，巩膜无黄染，甲状腺未触及肿大，双肺呼吸音清，未闻及干、湿啰音，心率 75 次 / 分，律齐，未闻及病理性杂音，腹软，全腹无压痛、反跳痛及肌紧张，双下肢无水肿，双侧足背动脉搏动对称存在。10g 尼龙丝试验阴性，四肢震动觉、温度觉正常。

辅助检查：空腹血糖 15.2mmol/L ↑；糖化血红蛋白 14.3% ↑；肝功能检查总胆红素 23.4μmol/L ↑；肾功能、电解质、血脂未见异常；尿常规检查尿糖 +++、尿酮 +；OGTT 空腹血糖 4.8mmol/L、30 分钟血糖 12.6mmol/L ↑、60 分钟血糖 19.1mmol/L ↑、120 分钟血糖 13.0mmol/L ↑、180 分钟血糖 9.0mmol/L ↑；空腹 C 肽 1.26ng/ml、30 分钟 C 肽 2.31ng/ml、60 分钟 C 肽 6.55ng/ml、120 分钟 C 肽 6.41ng/ml、180 分钟 C 肽 6.32ng/ml；抗胰岛素 IgG 抗体阴性、抗胰岛细胞抗体阴性、谷氨酸脱羧酶抗体阴性；肝、胆、胰、脾彩超考虑轻度脂肪肝声像；颈动脉彩超未见异常。

诊断：① 2 型糖尿病；②非酒精性脂肪肝。

患者入院后给予胰岛素降糖治疗，后停用胰岛素，嘱患者继续低碳水化合物－生酮饮食，监测餐前血糖 5.4 ～ 5.9mmol/L。

【病例12】 饮食辅助治疗使糖尿病患者的胰岛素注射改为口服药

患者曾某，女性，20 岁，因“口干、多饮、多尿 1 年余”于 2018 年 10 月 22 日入院。查体：体温 36.2℃，脉搏 101 次 / 分，血压 119/78mmHg，呼吸 20 次 / 分，身高 157cm，体重 67kg，体重指数 27.2kg/m²，腰围 94cm，臀围 89cm，腰臀比 1.06，无库欣病容，无满月脸、水牛背，无紫纹，无痤疮，颈后及锁骨上窝无脂肪垫，颈后未见黑棘皮征，双下肢无明显水肿，双侧足背动脉搏动存在且对称，10g 尼龙丝试验阴性，四肢震动觉、温度觉正常。

辅助检查：（2018–10–22 我院门诊），生化检查发现空腹血糖 15.3mmol/L ↑，HbA1c 12.0% ↑；肝功能无明显异常。入院后随机指尖血糖 19.9mmol/L，血 β 羟丁酸 0.1mmol/L。

入院诊断：糖尿病（分型待定）。

入院后相关检查：

1. 常规检查　三大常规（血常规、尿常规、粪常规）、凝血功能、肝功能、肾功能、甲状腺功能、性激素、X 线、胸片、心电图、心脏彩超、血管彩超（颈动脉）正常；彩超肝、胆、胰、脾、泌尿系统及 ABI 无明显异常。

2. 血脂　总胆固醇 4.48mmol/L，三酰甘油 1.04mmol/L，高密度脂蛋白胆固醇 1.33mmol/L，低密度脂蛋白胆固醇 2.72mmol/L（正常），入院使用胰岛素后第 2 天空腹血糖 12.1mmol/L ↑。

3. 特定检查

（1）人体成分分析：体重 65.30kg，体脂肪率 35.80%，体内水分率 47.80%，体重指数（BMI）26.50kg/m²；基础代谢率 5615kJ。

（2）脂肪测定：内脏脂肪面积 68cm²，腹部皮下脂肪面积 234cm²。腹部脂肪定量 MR 分析：①肝、脾、胰腺未见异常；②肝脂肪定量测定在正常范围内；③胰腺未见脂肪浸润，胰腺脂肪定量测定在正常范围内；④前腹壁皮下脂肪厚度最大径约为 20mm。

（3）OGTT 胰岛功能时相评估：0 分钟 –30 分钟 –1 小时 –2 小时 –3 小时血糖分别为 5.0–12.7–13.9–18.0–15.4mmol/L；C 肽分别为 1.08–3.43–4.13–5.89–4.63ng/ml。IVGTT 胰岛功能第一时相评估：提前 5 分钟 –0 分钟 –2 分钟 –4 分钟 –6 分钟 –8 分钟 –10 分钟血糖分别为 10.3–31.0–25.6–23.1–21.5–21.3–20.3mmol/L；胰岛素分别为 105.87–112.46–117.59–99.40–107.50– 135.83–152.49pmol/L。

诊断：2 型糖尿病。

治疗措施：使用如下。

第 1 天至第 2 天：胰岛素（胰岛素从 46IU/d 逐渐加量至 63IU/d）。

第 3 天至第 7 天：低碳水化合物－生酮饮食＋二甲双胍（从 1500mg/d 加量至 2000mg/d）＋胰岛素（胰岛素从 22IU/d 逐渐减量，至 13IU/d 时直接停用胰岛素）。

第 8 天至第 10 天：低碳水化合物－生酮饮食＋二甲双胍 2000mg/d+ 阿格列汀 25mg/d。

第 11 天出院：低碳水化合物－生酮饮食＋二甲双胍 2000mg/d+ 阿格列汀 25mg/d+ 格列齐特缓释片 30mg/d。

患者住院期间监测指尖血糖结果见表 3-12-1。

表3-12-1 曾某住院期间监测指尖血糖结果 （单位：mmol/L）

日期	空腹	早餐后	中餐前	中餐后	晚餐前	晚餐后	睡前
第 1 天					13.2	17.6	18.3
第 2 天	10.7		12.5	14.7	7.7	9.0	7.5
第 3 天	5.9	7.9		5.4		6.8	5.9
第 4 天	4.8	5.7		5.9		7.3	5.7
第 5 天	5.8	9.6		7.8		9.9	8.8
第 6 天	6.8	6.0		7.9		6.7	6.4
第 7 天	6.2			6.7		7.1	
第 8 天	7.9	9.1		5.4		7.5	
第 9 天	9.8	8.9		6.4		5.9	
第 10 天	7.4	8.0		6.7		9.1	
第 11 天	8.0	7.8					

注：患者第 11 天上午出院

【病例13】 辅助治疗3个月逆转脂肪肝

患者冯某，男性，36岁，糖尿病3年，曾口服二甲双胍每次1000mg，2次/日；阿卡波糖每次50mg，3次/日；瑞格列奈每次2mg，3次/日；沙格列汀每次5mg，1次/日；共使用4种降糖药治疗，服药期间监测空腹血糖8～9mmol/L。后自行停药半年，因乏力、口干症状加重，随机查血糖14.9mmol/L，尿糖+++，就诊我院，并于2018年10月17日入院治疗。

入院查体：身高176cm，体重85kg，体重指数（BMI）27.44kg/m^2，腰围98cm，体型偏胖。

入院后完善相关检查：

1. 常规检查　血糖8.5mmol/L。糖化血红蛋白10.6%。血脂四项低密度脂蛋白胆固醇3.46mmol/L，高密度脂蛋白胆固醇0.89mmol/L，总胆固醇4.78mmol/L，三酰甘油1.16mmol/L。肝肾功能均正常。尿微量白蛋白3mg/L。

2. 影像检查

（1）彩超肝、胆、胰、脾：考虑轻度脂肪肝声像（图3-13-1）。

彩超检查肝脏影像：

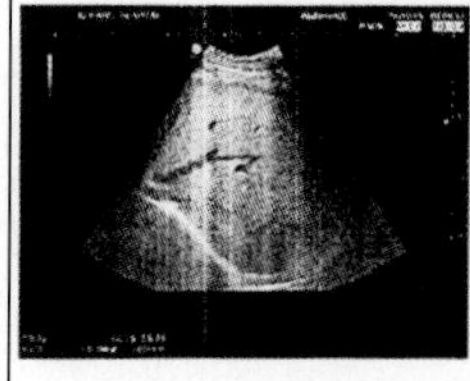
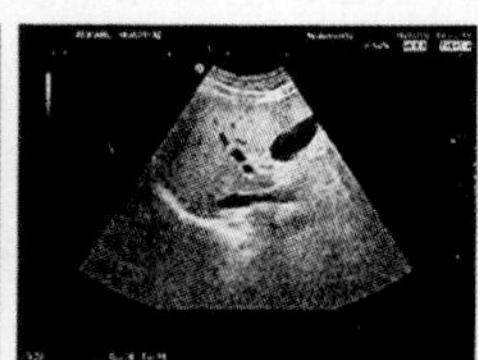
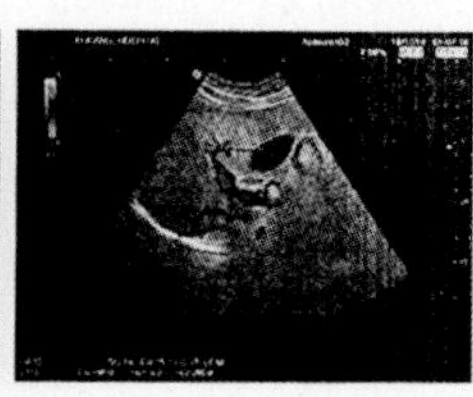
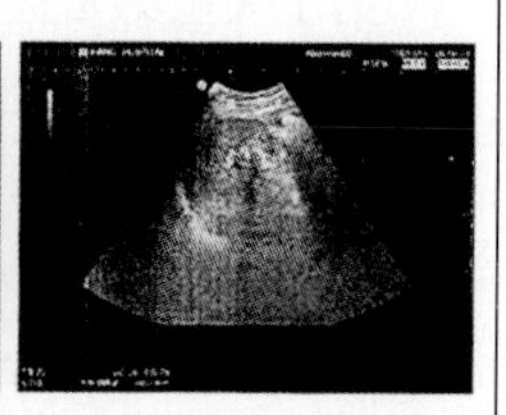

检查所见：

肝切面形态正常，体积不大，肝实质内光点回声分布不均匀，前半部回声稍增密增强，后半部回声稍稀疏衰减，肝内管道结构尚能显示，后方出肝面光带尚存在。

彩色多普勒（CDFI）：门静脉主干内径10mm，门静脉血流为入肝血流，彩色多普勒显示血流信号充盈完全。

胆道系统：胆囊大小形态正常，囊壁光滑，胆汁透声好，内未见确切异常回声；肝内外胆管未见扩张。

胰腺：大小正常，实质内分布均匀；胰管未见扩张。

脾：大小形态正常，实质分布均匀，未见异常回声。

检查提示：

考虑轻度脂肪肝声像。

图3-13-1　冯某住院治疗前彩色超声检查

（2）腹部MRI：肝脂肪定量测量显示全肝平均7.8%；胰腺脂肪沉积分数为7.4%；腹壁皮下脂肪厚度最大径约34mm（图3-13-2）。

（3）颈动脉及心脏彩超未见明显异常。锁骨下动脉彩超示右侧锁骨下动脉斑块形成（斑块大小 9.7mm × 3mm）。

3. 特定检查 胰岛功能释放试验：0 分钟 –30 分钟 –1 小时 –2 小时 –3 小时血糖分别为 4.8–12.8–18.5 –16.2–9.3mmol/L；胰岛素分别为 70.95–105.04–204.53–138.51–99.59pmol/L。

入院后对患者进行糖尿病教育，开始予以甘精胰岛素 16U 每晚睡前皮下注射，并联合二甲双胍每次 500mg，3 次 / 日，沙格列汀每次 5mg，1 次 / 日降血糖治疗，其间监测血糖控制尚可。随即联合我院营养团队对患者进行低碳水化合物－生酮饮食干预指导，患者在院期间积极配合，根据血糖水平调整降血糖药物，胰岛素及口服降血糖药物减量、停用，监测空腹血糖水平波动在 5.0 ～ 6.0mmol/L，餐后血糖波动在 5.0 ～ 7.0mmol/L。出院时仅口服二甲双胍每次 500mg，3 次 / 日。院外营养团队及内分泌科医师利用微信群等方式对患者进行密切的血糖监测及低碳水化合物－生酮饮食指导，监测血糖波动在 5.0 ～ 7.0mmol/L。1 个月后患者停用二甲双胍。继续采用低碳水化合物－生酮饮食，监测血糖仍控制在 5.0 ～ 7.0mmol/L。

MRI 检查项目：检查部位上腹磁共振平扫；中腹磁共振平扫；下腹磁共振平扫；

影像学表现：（图略）

肝脏形态、大小正常，肝叶比例适中，边缘光整。肝实质内未见异常信号影。门脉主干及其分支显影正常。肝内外胆道未见扩张。胆囊形态及体积正常，腔内见稍低 T_2 信号胆汁分层，肝内外胆管未见明确扩张及结石信号影。胰腺形态、大小正常，胰管未见扩张，实质内未见异常信号影。脾脏无增大，实质内未见异常信号影；双肾形态、大小、位置正常，双肾实质未见异常密度影，双肾肾盂及肾盏未见明确扩张；腹腔无积液，肠系膜区和腹膜后未见淋巴结肿大。

肝脏脂肪定量测量：肝左叶脂肪沉积分数为 8.2%（最大值约 9.0%，最小值约 7.6%），肝右叶为 7.3%（最大值为 8.3%，最小值为 6.4%），全肝平均 7.8%。胰腺脂肪沉积分数为 7.4%（胰头部约 7.6%，胰颈部约 9.5%，胰体部约 3.8%）；腹壁皮下脂肪厚度最大径约 34mm。

诊断意见：

1. 轻度脂肪肝；胰腺轻度脂肪浸润。
2. 胆囊胆汁稍浓稠。
3. 肝脏、胰腺、脾脏及双肾 MRI 平扫未见实质性病变。

图3-13-2 冯某住院治疗前MRI诊断结果

低碳水化合物－生酮饮食近 4 个月后，患者复诊，查体：身高 176 厘米，体重 83.7kg，体重指数（BMI）27.02kg/m²，腰围 95cm。复查相关检测检查指标：空腹血糖 7.6mmol/L，糖化血红蛋白 6.3%；血脂检测总胆固醇 4.54mmol/L，三酰甘油 0.86mmol/L，低密度脂蛋白胆固醇 2.84mmol/L，高密度脂蛋白胆固醇 1.04mmol/L。肝肾功能均正常。尿微量白蛋白 2mg/L，ACR 0.45mg/mol。彩超肝、胆、胰、脾未见异常。彩超右侧锁骨下动脉斑块形成（斑块大小 2.8mm × 2.9mm）。腹部 MRI 示肝脂肪，定量测量示全肝平均 4.13%；胰腺脂肪沉积分数为 5.64%。

胰岛功能释放试验：0 分钟 –30 分钟 –1 小时 –2 小时 –3 小时血糖分别为 5.3–11.2–14.1–14.4–8mmol/L，胰岛素分别为 37.93–197.72–246.59–255.27–95.45pmol/L。

患者低碳水化合物－生酮饮食期间未诉特殊不适，低碳水化合物－生酮饮食前后：体重减轻，BMI、腰围降低，空腹血糖、糖化血红蛋白、血脂水平降低，脂肪肝改善，胰腺脂肪沉积减少，动脉斑块面积缩小，肝肾功能、尿蛋白、尿白蛋白 / 肌酐均正常，无明显变化。

低碳水化合物－生酮饮食前胰岛素释放曲线下面积为 411.96mU · min/L；低碳水化合物－生酮饮食近 4 个月后胰岛素释放曲线下面积增大至 596.28mU · min/L。胰岛素释放曲线图计算中涉及的血糖和胰岛素变化趋势对比见图 3-13-3、图 3-13-4，可见血糖水平变化趋于平稳且胰岛素敏感性增加。低碳水化合物－生酮饮食前后各检验检查结果对比见表 3-13-1、表 3-13-2、图 3-13-5 和图 3-13-6。

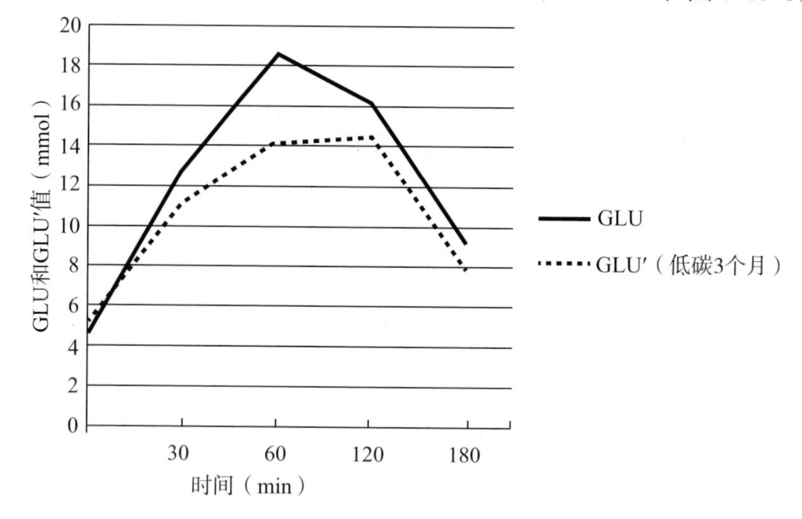

图3-13-3 冯某低碳水化合物–生酮饮食3个月前后血糖检测对比

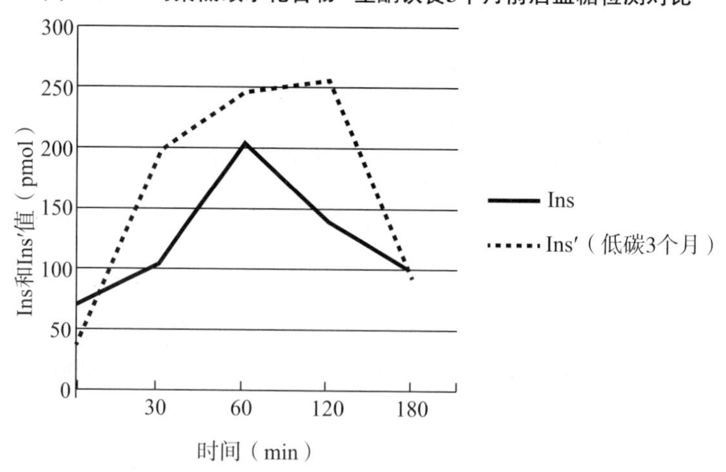

图3-13-4 冯某低碳水化合物–生酮饮食3个月前后胰岛素检测对比

表3-13-1　冯某采用低碳水化合物–生酮饮食前后身体指数及影像检查结果对比

检测时间	体重（kg）	体重指数（kg/m^2）	腰围（cm）	腹部彩超	血管彩超	腹部 MRI
低碳水化合物－生酮饮食前	85	27.44	98	脂肪肝	右锁骨下斑块（大小9.7mm×3mm）	全肝平均脂肪量 7.8%；胰腺脂肪沉积分数为 7.4%
低碳水化合物－生酮饮食 3 个月后	83.7	27.02	95	未见异常	右锁骨下斑块(大小2.8mm×2.9mm)	全肝平均脂肪量 4.13%；胰腺脂肪沉积分数为 5.64%

表3-13-2　冯某采用低碳水化合物–生酮饮食前后实验室检查结果对比

检测时间	纤维蛋白原（mmol/L）	糖化血红蛋白（%）	总胆固醇（mmol/L）	三酰甘油（mmol/L）	低密度脂蛋白胆固醇（mmol/L）	高密度脂蛋白胆固醇（mmol/L）	尿酸（μmol/L）	25-羟基维生素 D（ng/ml）
低碳水化合物－生酮饮食前	8.5	10.6	4.78	1.16	3.46	0.89	327	22.7
低碳水化合物－生酮饮食 3 个月后	7.6	6.3	4.54	0.86	2.84	1.04	387	23.8

彩超检查肝脏影像：

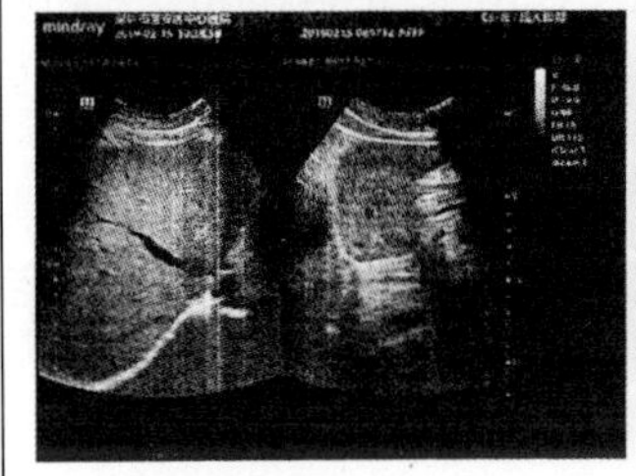

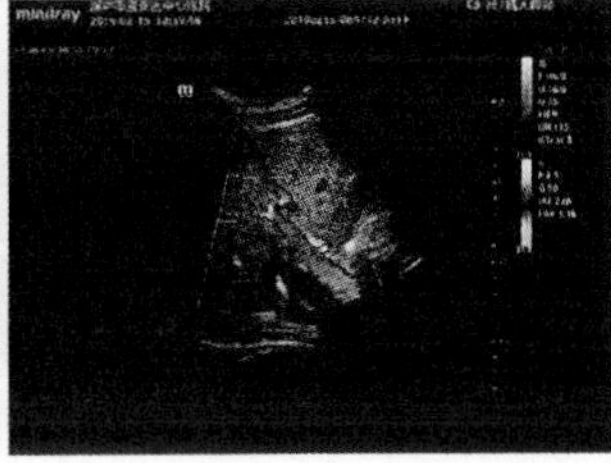

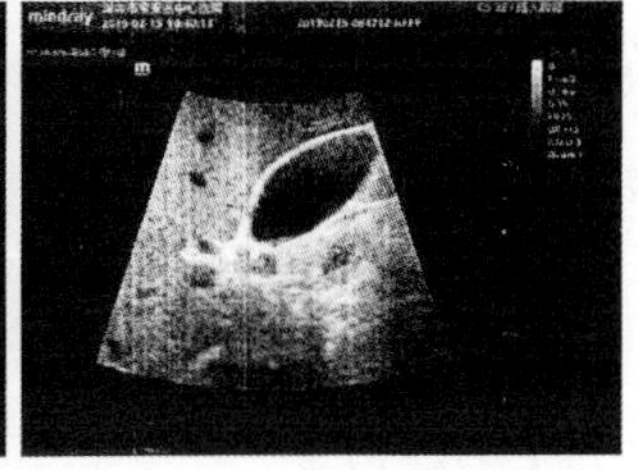

检查所见：

肝：形态大小正常，包膜光滑，肝实质回声均质；肝内血管走行自然，显示清晰，门静脉主干未见扩张，门静脉主干内径 10mm。

CDFI：门静脉血流为入肝血流，彩色多普勒显示血流信号充盈完全。

胆道系统：胆囊大小形态正常，囊壁光滑，胆汁透声好，内未见确切异常回声：肝内外胆管未见扩张。

胰腺：大小正常，实质内分布均匀；胰管未见扩张。

脾：大小形态正常，实质分布均匀，未见异常回声。

检查提示：

肝、胆、胰、脾未见明显异常声像。

图3-13-5　冯某采用低碳化合物–生酮饮食干预后彩色超声检查

MRI 检查项目： 腹部脂肪定量分析

影像学表现：（图略）

肝脏形态、大小正常，肝叶比例适中。肝脏脂肪定量：肝左叶脂肪分数为 4.74%，肝右叶脂肪分数 3.51%，全肝平均为 4.13%。余肝实质内未见异常信号影，门脉主干及其分支显影正常。肝内外胆道未见扩张。

胰腺背景信号正常，胰腺脂肪定量：胰头脂肪分数为 2.40%，胰体为 3.00%，胰尾为 11.51%，全胰平均为 5.64%。胰腺形态、大小正常，胰管未见扩张，实质内未见异常信号影。

脾脏实质内未见异常信号影。

腹腔无积液，肠系膜区和腹膜后未见淋巴结肿大。

双肾、肾上腺大小、形态、位置正常，双肾未见异常信号。

诊断意见：

脂肪定量分析：未见明确脂肪肝，胰腺未见明确脂肪浸润。

图3-13-6　冯某采用低碳化合物–生酮饮食干预后MRI诊断

【病例14】　饮食辅助治疗3个月改善多项代谢指标

患者苏某，女性，52 岁，糖尿病 2 年，曾服用二甲双胍、格列吡嗪控制血糖，平素不规律监测血糖。因头晕、恶心、呕吐 1 天，于 2018 年 9 月 20 日收入我科住院治疗。高血压病史 10 年。

入院查体：身高 158cm，体重 71kg，体重指数（BMI）28.44kg/m^2，腰围 98cm，臀围 107cm，腰围 / 臀围 0.92（WHR）。体型偏胖。

入院后完善相关检查：

1. 生化检查　血糖（空腹）15.8mmol/L，糖化血红蛋白（HbA1c）测定 9.9%，肾功能五项中尿酸（UA）521μmol/L。

2. 影像检查

（1）彩超：提示脂肪肝。

（2）腹部 MRI：肝脂肪定量测量为全肝平均 9.7%；胰腺脂肪沉积分数为 7.5%。

3. 特定检查　胰岛功能释放试验：0 分钟 –30 分钟 –1 小时 –2 小时 –3 小时血糖分别为 10.9–14.9–20.1–21.8–29mmol/L，胰岛素分别为 74.68–91.82–172.73–185.5–185.57pmol/L。

入院后对患者进行糖尿病教育，给予二甲双胍每次 500mg（4 次 / 日）、沙格列汀每次 5mg（1 次 / 日）降血糖治疗，并联合我院营养团队对患者进行低碳水化合物 – 生酮饮食干预指导，患者在院期间积极配合，监测血糖水平波动于 8 ~ 9mmol/L。于出院时仍口服二甲双胍和沙格列汀。院外营养团队及内分泌科医师利用微信群等方式对患者进行密切的血糖监测及低碳水化合物 – 生酮饮食指导，监测血糖波动在 7 ～ 9mmol/L。

低碳水化合物 – 生酮饮食干预 3 个月后，患者复诊结果如下。

1. 查体　身高 158cm，体重 67kg，体重指数（BMI）26.84kg/m²，腰围 84cm，臀围 102cm，腰围 / 臀围 0.82（WHR）。

2. 复查相关指标　检查结果显示纤维蛋白原（FBG）7.9mmol/L，糖化血红蛋白（HbA1c）6%。尿酸（UA）467μmol/L。腹部彩超提示轻度脂肪肝。体脂率 41.6%，体脂量 27.9kg，肌肉量 36.7kg。腹部 MRI 示肝脂肪定量测量：全肝平均 3.69%；胰腺脂肪沉积分数为 5.61%。胰岛功能释放试验：0 分钟 –30 分钟 –1 小时 –2 小时 –3 小时血糖分别为 8.1–15.9–18.4–22.9–18.1mmol/L，胰岛素分别为 47.25–125.36–264.7–300.48–261.59pmol/L。

患者低碳水化合物 – 生酮饮食干预期间，未诉特殊不适。曾出现肝功能异常，查乙肝小三阳。低碳水化合物 – 生酮饮食干预后显示体重减轻，BMI、腰围减少、纤维蛋白原、糖化血红蛋白显著降低，脂肪肝减轻，胰腺脂肪沉积减少，胰岛素曲线下面积增加。治疗前胰岛素曲线下面积 472.41mg/（ml · min）；低碳水化合物 – 生酮饮食 3 个月后胰岛素曲线下面积 693.04mg/（ml · min）；胰岛素释放曲线计算中的血糖和胰岛素值对比见图 3-14-1、图 3-14-2，显示血糖无持续升高，胰岛素敏感性增加。低碳水化合物 – 生酮饮食前后各检验检查结果对比见表 3-14-1。此外，饮食干预前后糖化血红蛋白变化值见表 3-14-2；彩超和 MRI 检查结果比较见图 3-14-3、图 3-14-4。

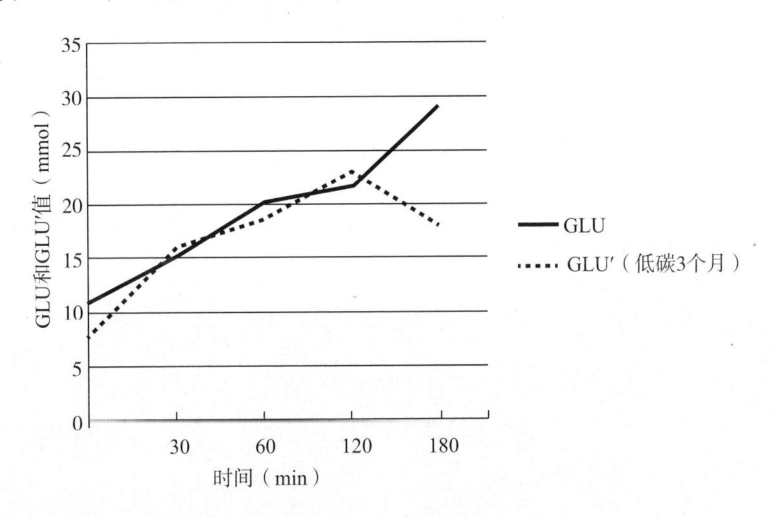

图3-14-1　苏某采用低碳水化合物-生酮饮食前后血糖测试结果对比

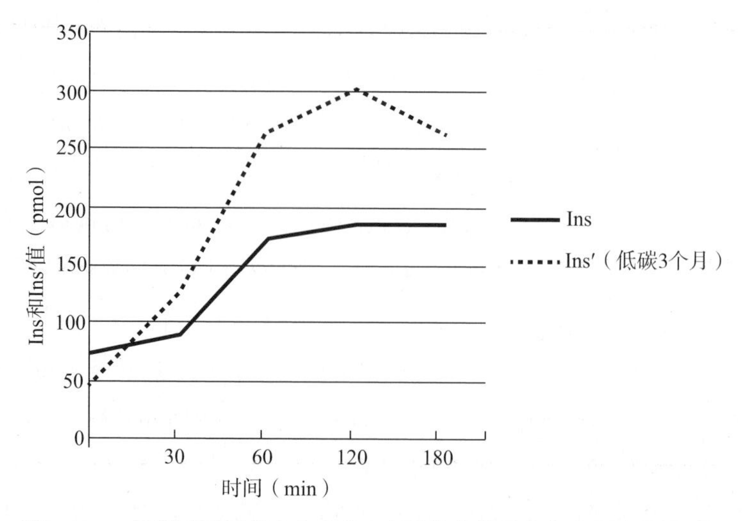

图3-14-2 苏某采用低碳水化合物－生酮饮食前后胰岛素测试结果对比

表3-14-1 苏某采用低碳水化合物－生酮饮食前后各检验检查结果对比

检测时间	体重（kg）	体重指数（kg/m^2）	腰围（cm）	FBG（mmol/L）	HbA1c（%）	UA（μmol/L）	腹部彩超	腹部 MRI
低碳水化合物－生酮饮食前	71	28.44	98	15.8	9.9	521	轻－中度脂肪肝	全肝平均脂肪量9.7%；胰腺脂肪沉积分数为7.5%
低碳水化合物－生酮饮食3个月后	67	26.84	84	7.9	6.0	467	脂肪肝好转	全肝平均脂肪量3.69%；胰腺脂肪沉积分数为5.61%

表3-14-2 苏某采用低碳化合物-生酮饮食治疗前后糖化血红蛋白的变化

检查项目		结果	单位	提示	参考区间	测定方法
干预治疗前	* 糖化血红蛋白（HbAl）	9.9	%	↑	4.0 ~ 6.0	高效液相色谱（HPLC）
干预治疗后	* 糖化血红蛋白（HbAl）	6.0	%		4.0 ~ 6.0	高效液相色谱（HPLC）

* 为三级医院互认项目 .

彩超检查肝脏影像：

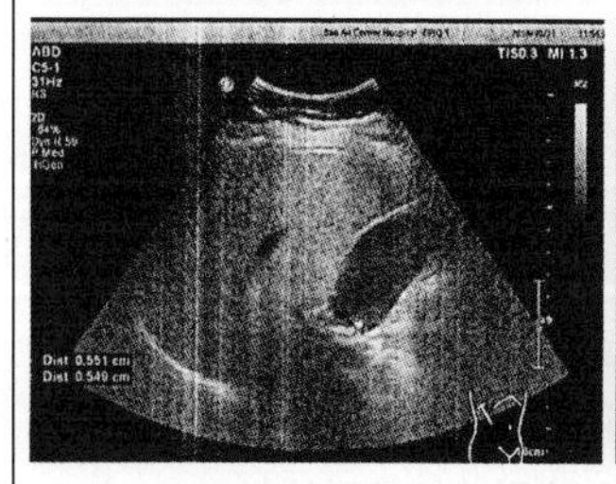

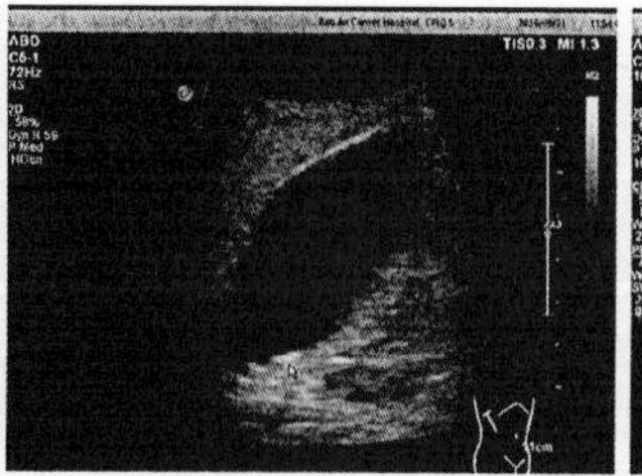

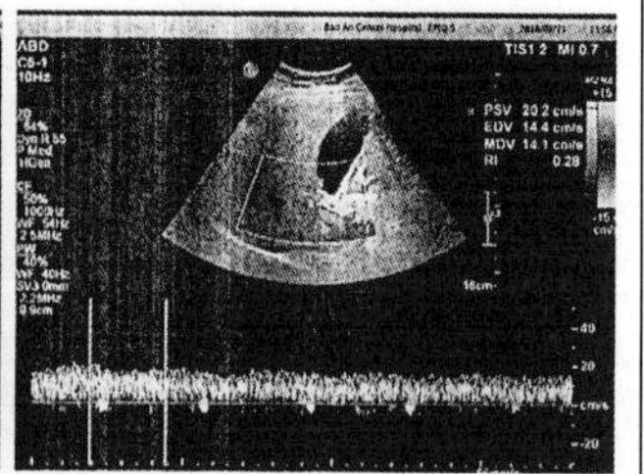

检查所见：

肝切面形态正常，体积稍大，肝实质内光点回声分布不均匀，前半部回声稍增密增强，后半部回声稍稀疏衰减，肝内管道结构尚能显示，后方出肝面光带尚存在。

CDFI：门静脉主干内径10mm，门静脉血流为入肝血流，V_{max}=20cm/s，彩色多普勒显示血流信号充盈完全。

胆囊切面体积不大，囊壁稍厚，毛糙，其内可见多个大小不等、其中之一大小约6mm×5mm的强回声光团，后方有声影，改变体位可移动。肝内外胆管未见扩张。

胰腺：大小正常，实质内分布均匀；胰管未见扩张。

脾：大小形态正常，实质分布均匀，未见异常回声。

检查提示：

1. 脂肪肝声像；
2. 胆囊多发性结石。

A

MRI检查项目：上腹磁共振平扫：中腹磁共振平扫：下腹磁共振平扫；

影像学表现：（图略）

肝脏形态、大小正常，肝叶比例适中，边缘光整。肝实质内未见异常信号影。门脉主干及其分支显影正常。肝内外胆道未见扩张。胆囊无增大，壁无增厚，内见多发斑点状T_1WI、T_2WI低信号影。胰腺形态、大小正常，胰管未见扩张，实质内未见异常信号影。脾脏无增大，实质内未见异常信号影；腹腔无积液，肠系膜区和腹膜后未见淋巴结肿大。

肝脏脂肪定量测量：肝左叶脂肪沉积分数为8.6%，肝右叶为10.8%（最大值为13.9%，最小值为5.8%），全肝平均9.7%。胰腺脂肪沉积分数为7.5%（胰头部约7.5%，胰颈部约8.0%，胰体部约6.1%）；腹壁皮下脂肪厚度最大径约36mm。

诊断意见：

1. 胆囊多发结石；
2. 轻—中度脂肪肝；胰腺轻度脂肪沉积。

B

图3-14-3 苏某采用低碳化合物–生酮饮食治疗前彩超和MRI检查结果

A. 彩超检查结果；B. MRI检查结果

彩超检查肝脏影像：

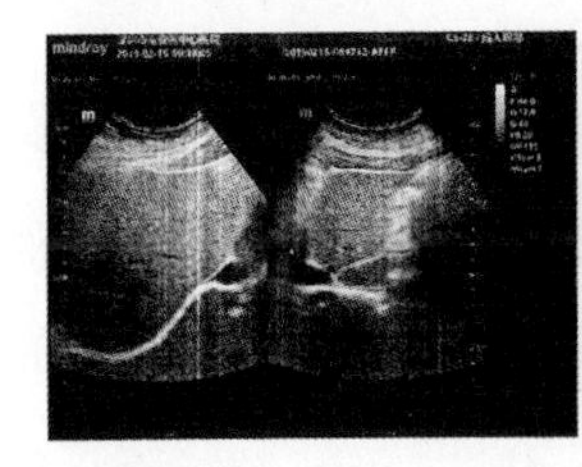
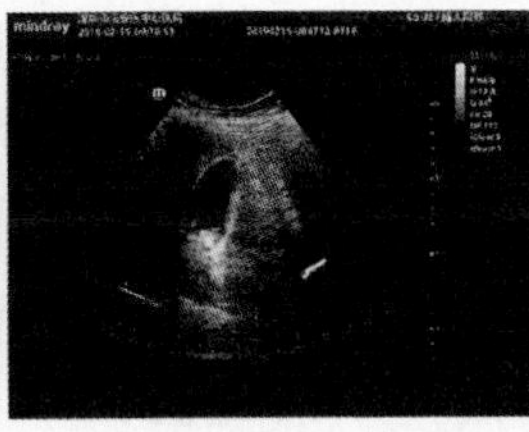
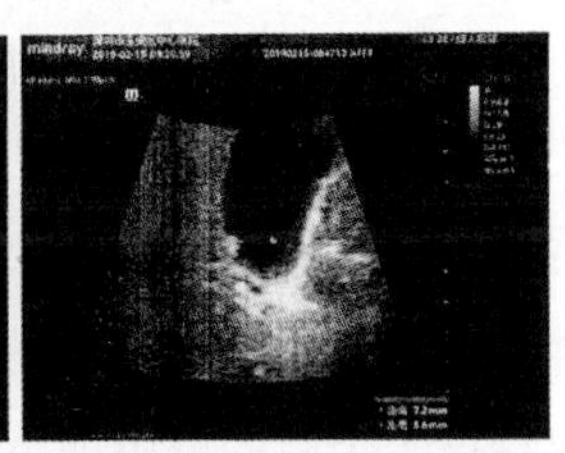

检查所见：

肝切面形态正常，体积稍大，肝实质内光点回声分布不均匀，前半部回声稍增密增强，后半部回声稍稀疏衰减，肝内管道结构尚能显示，后方出肝面光带尚存在。

CDFI：门静脉主干内径10mm，门静脉血流为入肝血流，彩色多普勒显示血流信号充盈完全。

胆囊切面体积不大，囊壁稍厚，毛糙，其内可见几个大小不等、其中之一大小约13mm×6mm的强回声光团，后方有声影，改变体位可移动。附壁可见一个大小约6mm×5mm的异常高回声，呈息肉状，后方无声影，改变体位不移动。

胰腺：大小正常，实质内分布均匀；胰管未见扩张。

脾：大小形态正常，实质分布均匀，未见异常回声。

检查提示：

1. 考虑轻度脂肪肝声像；
2. 胆囊多发性结石；
3. 胆囊小隆起性病变，考虑胆囊息肉。

A

MRI 检查项目：腹部脂肪定量分析；

影像学表现：（图略）

肝脏形态、大小正常，肝叶比例适中。肝脏脂肪定量：肝左叶脂肪分数为 3.41%，肝右叶脂肪分数为 3.98%，全肝平均为 3.69%。余肝实质内未见异常信号影，门脉主干及其分支显影正常。肝内外胆道未见扩张。

胰腺背景信号正常，胰腺脂肪定量：胰头脂肪分数为 3.67%，胰体为 3.73%，胰尾为 9.42%，全胰平均为 5.61%。胰腺形态、大小正常，胰管未见扩张，实质内未见异常信号影。

脾脏实质内未见异常信号影。

腹腔无积液，肠系膜区和腹膜后未见淋巴结肿大。

双肾、肾上腺大小、形态、位置正常，双肾未见异常信号。

诊断意见：

脂肪定量分析：未见明确脂肪肝，胰腺未见明确脂肪浸润。

B

图3-14-4　苏某采用低碳水化合物–生酮饮食后彩超和MRI检查结果

A. 彩超检查结果；B. MRI检查结果

【病例15】　女孩饮食干预1个月体重下降4.4kg

患者母亲讲述：我的女儿今年 9 岁了，是个人见人爱的小姑娘，在当妈的眼里孩子就是“什么都好”，但是我们家这位除了“好”还有点胖，身高 138cm，体重 38.6kg，体重指数有 20.3kg/m^2，妥妥的超重了。我们查了一下按照 9 岁女孩儿的体重指数算，超重是 18.5kg/m^2，肥胖是 20.4kg/m^2，小家伙就要够到肥胖的边了，再这么吃下去，估计就要成小胖妞。怎么能阻止这种事情发生呢？虽然老人说小孩子胖一点不要紧，但是我和孩子她爸很坚定地认为，胖不只关系到好不好看的问题，更重要的是会妨碍孩子的健康成长！科普节目里也经常提到，儿童肥胖会对长大成年后疾病的发生和发展产生很大的影响，我们不希望现在的一时疏忽给孩子今后的健康埋下个这么大的祸根。

2018 年 12 月 21 日，我们在儿科医师的介绍下来到了深圳市宝安区中心医院的代谢病多学科门诊。简单地了解了我女儿的情况之后，医师为她开具了基本的身体成分检查、血常规、血生化等检查项目，果不其然，孩子属于“偏胖”的情况，除了高密度脂蛋白胆固醇和肌酐有点低，其他指标都还好。我们并不希望孩子变得特别苗条，她能够有正常的体重，能健康成长是我们最大的心愿。

后来，医师为我女儿制订了低碳水化合物–生酮饮食的营养饮食方案，真的是颠覆了我们许多的“旧观念”，回去之后我监督女儿开始严格地执行：不吃米饭、面条、红薯、马铃薯等含有大量糖和淀粉的食物，不吃水果，零食以原味坚果为主，饮料只喝白开水……没有想到几周时间真的瘦下来了。最近的一次检查，孩子体重已经恢复到正常，真的是太好了！

孩子低碳水化合物－生酮饮食期间各项指标对比见表3-15-1。

表3-15-1　患儿低碳水化合物－生酮饮食期间各项指标对比

检测日期及变化幅度	体重（kg）	体脂率（%）	体脂量（kg）	体重指数（kg/m^2）
2018–12–21	38.6	23.8	9.2	20.3
2018–12–29	36.9	23.8	8.8	19.4
2019–01–05	36.2	23.2	8.4	19.0
2019–01–22	35.3	22.9	8.1	18.5
2019–01–31	34.6	21.1	7.3	18.2
2019–02–15	34.2	19.9	6.8	18.0
最大变化幅度	−4.4	−3.9	−2.4	−2.3

我女儿采用低碳水化合物－生酮饮食期间还出现过两次小曲折，一个是早餐孩子比较挑食，只喜欢吃奶奶做的培根；第二个是不爱饮水也不喜欢喝汤，每天只有500ml左右的饮水量。复诊的时候，营养医师了解到这个情况，细心地帮我们找合适的早餐，最后发现孩子对煎蛋饼可以接受，回去之后早上试了试，真的可以吃的干干净净！儿科医师听了孩子不好好饮水的情况后，和孩子耐心地讲道理，最后我们一起想了个法子：和孩子约定好，用带刻度的杯子每天饮1000ml以上，孩子回去之后也确实是按照这个执行的，效果不错。

【病例16】　糖尿病17年患者饮食辅助治疗停止胰岛素注射

医师讲述：患者李阿姨，患糖尿病17年，右足第4足趾因糖尿病足截肢，但天生乐观的李阿姨并未放在心上。李阿姨真正知道害怕的时候，是听到隔壁邻居讲起她个人经历。邻居阿姨的丈夫因为糖尿病注射胰岛素发生低血糖在睡梦中离去了。于是李阿姨慌了，因为截肢后李阿姨需要每天早晨起来皮下注射胰岛素，早餐前用速效胰岛素4U，午餐前用速效胰岛素6U，晚餐前用速效胰岛素6U，晚上长效胰岛素8U，这是医院给她的治疗方案。她还想起起初诊断糖尿病的时候，医院也开了胰岛素，她自己在家注射，出现过2.4mmol/L的低血糖现象，人晕乎乎挣扎起来吃了些东西才缓过来。后来李阿姨就一直口服降血糖药，没有再注射胰岛素了。这件事她之前一直瞒着没有告诉家人。

李阿姨病趾截肢前诊断及术后照片见图 3-16-1。

目前诊断

1.非胰岛素依赖型糖尿病伴有多个并发症

（1）糖尿病足Wagner2级

（2）足软组织感染

（3）2型糖尿病神经病变

2.双侧颈动脉内–中膜不均增厚伴左侧斑块

3.低白蛋白血症

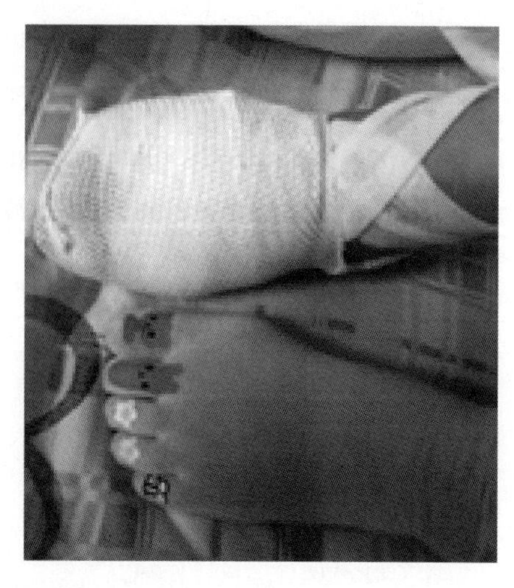

图3-16-1 患者病趾截肢前诊断及术后照片

考虑到安全问题，李阿姨现在和孩子一间房睡。为了能够及时发现低血糖，李阿姨家还特意买了动态血糖仪监测。一家人为此还按时间分工来查看她的血糖变化情况，一发现低血糖马上给李阿姨吃东西来提高血糖，发现血糖过高又咨询医师是否调整胰岛素的剂量，非常折腾且效果并不好。看着血糖仪上忽高忽低的检测值，一家人都跟着紧张，总怕出问题，不敢外出，晚上睡觉都是调上闹钟，一有风吹草动都赶快起来，观察血糖变化。从 2019 年 2 月 2 日到 2 月 17 日整整折腾了 15 天。2 月 17 日，听从宝安区中心医院营养科刘博士建议，李阿姨彻底告别了胰岛素，以低碳水化合物－生酮饮食作为辅助治疗手段控制血糖。

李阿姨低碳水化合物－生酮饮食之前使用的控糖药物包括阿卡波糖（拜唐苹）早、中、晚各 0.5g，格列吡嗪（瑞易宁）5mg，入院时空腹血糖 17.9mmol/L，体重 62kg。低碳水化合物－生酮饮食前血糖监测情况见图 3-16-2。

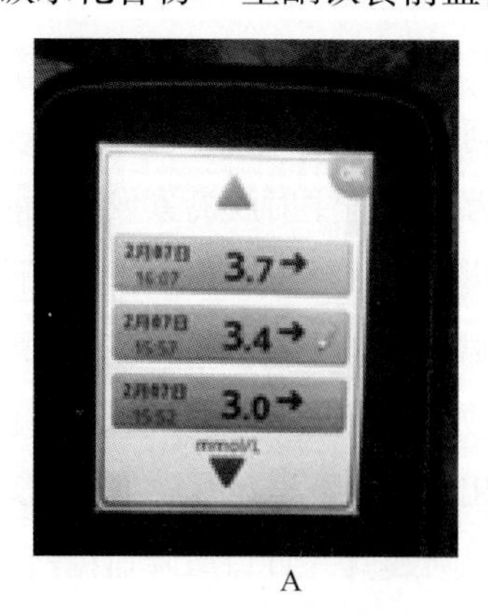

A

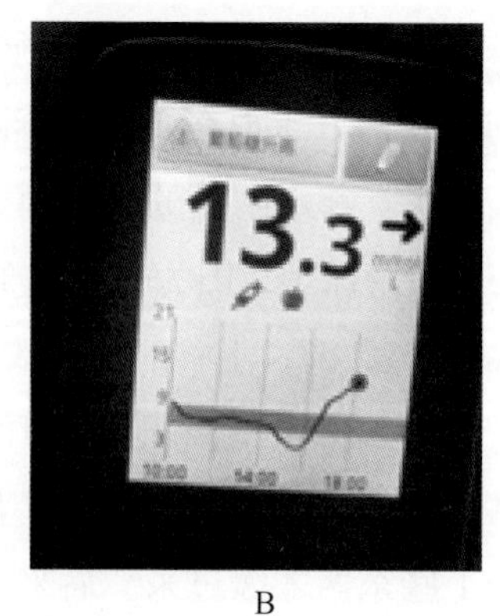

B

图3-16-2 患者采用低碳水化合物–生酮饮食前血糖监测情况

A. 低血糖情况，B. 空腹血糖升高

根据李阿姨晚上血糖偏高、药物使用的情况，我们决定让她采用低碳水化合物－生酮饮食，并调整药物用量晚上二甲双胍 1.5 片，即 7500mg。到 3 月 1 日为止，共监测动态血糖 13 天，血糖控制平稳，基本上每天早上空腹血糖在 6.4 ～ 6.8mmol/L，其余时间基本都在 9.0mmol/L 以下，体重降到 56kg。低碳水化合物－生酮饮食期间平日血糖监测情况见图 3-16-3，低碳水化合物－生酮饮食前后低血糖发生统计情况见图 3-16-4，低碳水化合物－生酮饮食前后高血糖与低血糖发生统计情况比较见图 3-16-5。

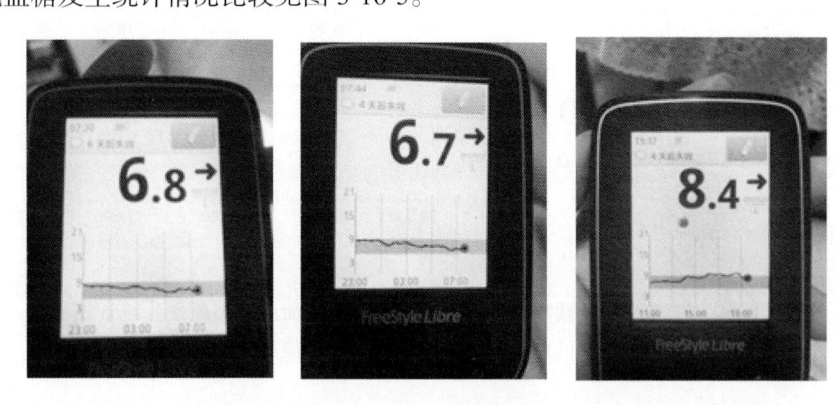

图3-16-3 患者采用低碳水化合物–生酮饮食期间平日血糖监测情况

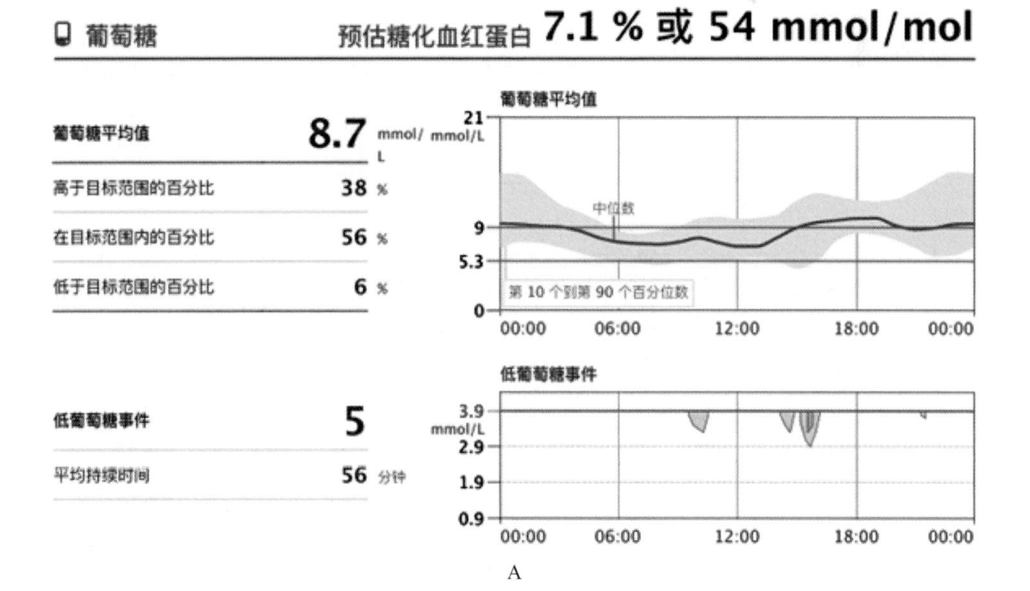

A

2019年2月17日 － 2019年3月1日 (13 天)

葡萄糖　　**预估糖化血红蛋白 7.0 % 或 53 mmol/mol**

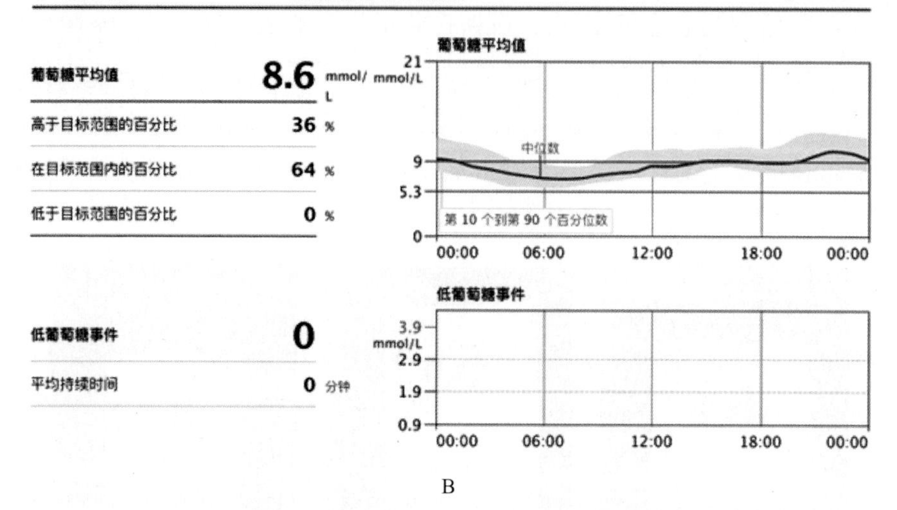

B

图3-16-4　患者采用低碳水化合物–生酮饮食干预前后低血糖发生统计情况

A. 饮食干预前示低血糖发生5次；B. 饮食干预后低血糖发生0次

每日日志

2019年2月2日 － 2019年2月15日 (14 天)

周四 **2月7日**

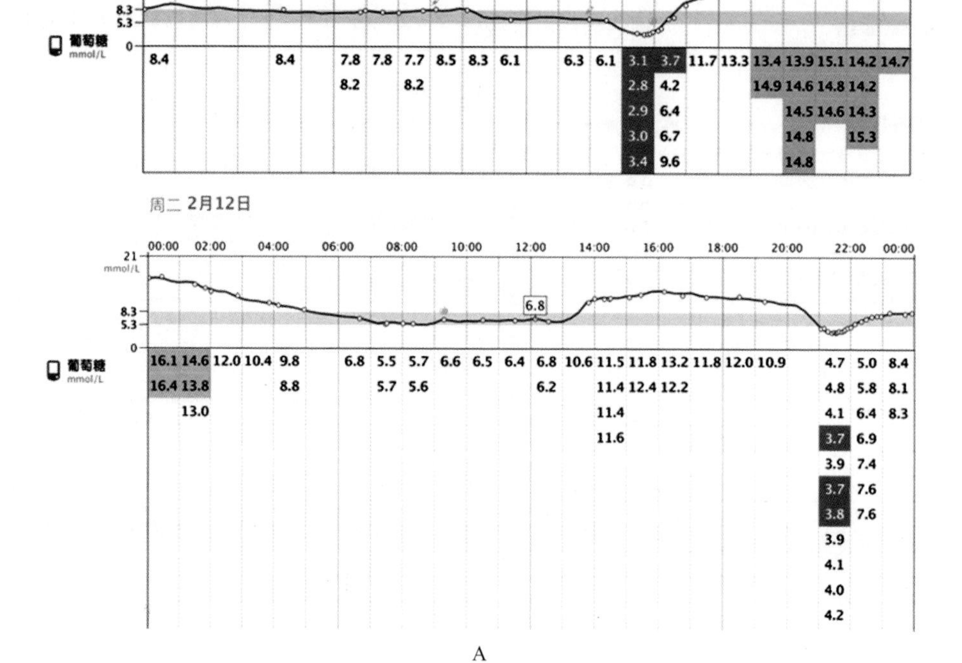

A

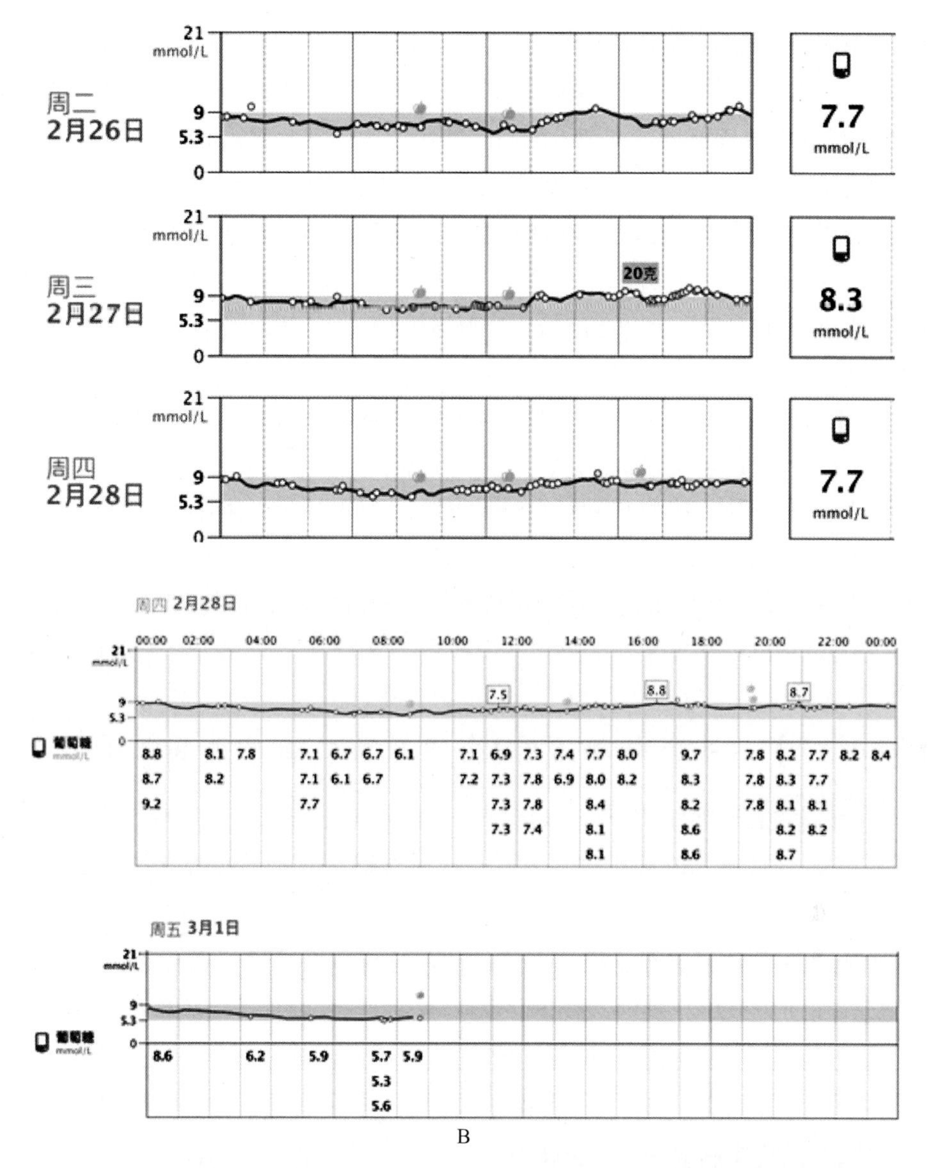

B

图3-16-5　患者采用低碳水化合物–生酮饮食前后高血糖与低血糖发生情况统计

A. 饮食干预前提示高血糖与低血糖反复波动出现（见图中标示）；B. 饮食干预后血糖平稳

患者家属感言： 父母在，家就在。作为患者的女儿，其实在去年 8 月份就知道低碳水化合物 – 生酮饮食对控制血糖有作用，但一直没有实施相关方案。直到妈妈截肢了，才真正开始采用低碳水化合物 – 生酮饮食辅助治疗，想想其实很内疚。如果我们更早建议妈妈用上低碳水化合物 – 生酮饮食，她或许就不会截肢了，还可以到处去玩，是个开开心心的妈妈。经过这十几天来的总结发现，其实低碳水化合物 – 生酮饮食中并没有我们想象的那么难以实施，一开始有 3 ～ 4 天的适应期，要求采用严格低碳水化合物饮食，拒绝米饭、面食、根茎类食物，一切高糖的食物都排除，同时吃高蛋白、高脂肪食物，补充水分，多喝盐水或者柠檬水。比如早餐两个鸡蛋、一份猪排、白灼油麦菜；中午可以吃鸡肉、鱼肉、排骨，白菜；下午可以喝杯防弹奶茶，或用牛油果补充能量；晚上吃鱼，花菜炒肉、蔬菜汤。妈妈不会感到饥饿。

当然在治疗开始前，首先要做通一家人的思想工作，大家把劲往一处使，共同监督妈妈的低碳水化合物－生酮饮食执行情况；同时我们认为陪伴和引导也是很重要的事情，把低碳水化合物－生酮饮食辅助治疗的好处，还有会有什么反应和情况，都一五一十告诉妈妈，减轻她的忧虑，在适应期严格监督并转移她的情绪，这样对她更快进入升酮状态有好处。同时除了给她补充水分外还要添加适量的维生素，比如铬元素片、多种维生素片、镁泡腾片。目前她的体重从 62kg 下降到 56kg，腹部脂肪减少了，人瘦了，血糖也控制得稳定了。一切都在向好的方向变化，妈妈很满意自己的状态，对于通过低碳水化合物－生酮饮食缓解糖尿病也很有信心，还动员身边有糖尿病的朋友选择低碳水化合物－生酮饮食呢。感谢命运的善待，让一切还有挽救的机会，希望这么好的低碳水化合物－生酮饮食可以让更多人了解到，帮助更多像妈妈这样的糖尿病患者。

【病例17】 饮食辅助治疗3个月尿酸、血脂恢复正常

患者自诉： 2018 年 10 月，在医院内退休职工体检中我被查出肝肾功能、血脂、尿酸都不太好。2008 年我因为冠心病血管狭窄放置了心脏支架，之后一直在服药。降血脂药服用阿托伐他汀，降血压药服用依那普利、阿司匹林，还有每天早上吃 2 粒鱼油，已经服很多年了，即使这样我的代谢仍然存在问题：胆固醇偏高，脂肪肝，甲状腺肿，高胆固醇血症，高尿酸血症（检验单见表 3-17-1）。后来听说医院新开了代谢病多学科门诊，可以用饮食营养调理疾病，尽管不太相信能完全治好我的病，但自己真的是吃药吃怕了，所以抱着试一试的想法过来看看，到医院的代谢病多学科门诊就诊。

表3-17-1 就诊代谢病多学科门诊治疗前体检检验单

序号	检查项目	结果	单位	提示	参考区间	测定方法
1	* 葡萄糖（GLU_m）	4.7	mmol/L		3.9 ～ 6.1	已糖激酶法
2	尿素氮（BUN_m）	5.1	mmol/L		1.9 ～ 8.1	谷氨酸脱氢酶法
3	肌酐（Cre）	93	μmol/L		40 ～ 104	肌酐酶法
4	尿酸（UA）	535	μmol/L	↑	208 ～ 408	尿酸酶法
5	* 总胆固醇（CHO）	7.14	mmol/L	↑	2.17 ～ 5.17	酶法
6	* 三酰甘油（TG）	2.41	mmol/L	↑	0.40 ～ 2.10	酶法
7	* 高密度脂蛋白胆固醇（HDL−C）	1.09	mmol/L	↓	1.16 ～ 1.42	直接一步法
8	* 低密度脂蛋白胆固醇（LDL−C）	5.16	mmol/L	↑	1.40 ～ 3.10	直接一步法

（续表）

序号	检查项目	结果	单位	提示	参考区间	测定方法
9	载脂蛋白 A（APO–A）	1.28	g/L		1.04 ～ 2.02	免疫比浊法
10	载脂蛋白 A（APO–B）	1.40	g/L	↑	0.66 ～ 1.33	免疫比浊法
11	总胆红素（TBIL）	20.0	μmol/L	↑	5.1 ～ 19.0	钒酸氧化法
12	直接胆红素（DBIL）	3.4	μmol/L		0 ～ 6.8	钒酸氧化法
13	间接胆红素（IBIL）	16.6	μmol/L		0 ～ 17	计算值
14	* 谷丙转氨酶（ALT）	35	U/L		0 ～ 40	速率法
15	* 谷草转氨酶（AST）	25	U/L		0 ～ 40	速率法
16	* 谷氨酰转肽酶（GGT）	64	U/L	↑	0 ～ 50	速率法
17	* 总蛋白（TP）	76.3	g/L		65 ～ 85	双缩脲法
18	* 白蛋白（ALB）	42.8	g/L		30 ～ 55	溴甲酚紫法

* 为三级医院互认项目 .

接诊的是乔医师和郭医师。退休以前，和乔医师还经常见面，没想到今天竟然是作为患者再次相见。他详细地询问了我的情况，查看了以往的体检结果和检查报告，郭医师也询问了我饮食的情况。综合评估我的情况之后，乔医师和郭医师告诉我，我可以采取中等程度的低碳水化合物饮食，每天的主食先减掉 1/2 ～ 2/3，剩下的可以用全谷、全麦或者红薯、芋头代替。医师说：“朱叔，您高血压药和阿司匹林先照常用，等您血脂正常之后，他汀类药物再减掉半粒，这样在帮助健康的同时减少药的不良反应。”我说：“好的。但有个问题，以前儿子看我瘦下来，总要我多吃肉，可能以前吃太多肉，所以搞得现在胃有时候不舒服。”医师回答：“实际上如果您是纯粹低碳水化合物饮食反而不容易不舒服的，不过我们只是从中等程度的低碳水化合物饮食开始，在均衡饮食基础上先将碳水化合物减少一点。”然后医师们又嘱咐了我很多生活和饮食的细节，告诉我服他汀类药物的时候可练习走路活动，先由 6000 步开始走，这样可以避免肌肉酸痛，停药之后再逐渐增加到 10 000 步。

我回家之后就开始按照医师告诉的方法调整饮食，图 3-17-1 为开始中等程度的低碳水化合物饮食照片。

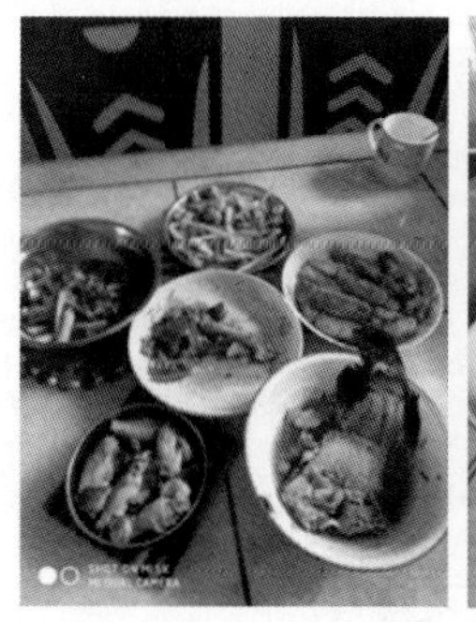
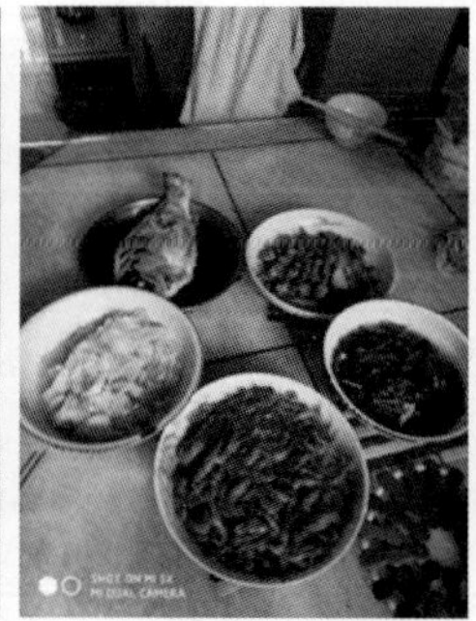
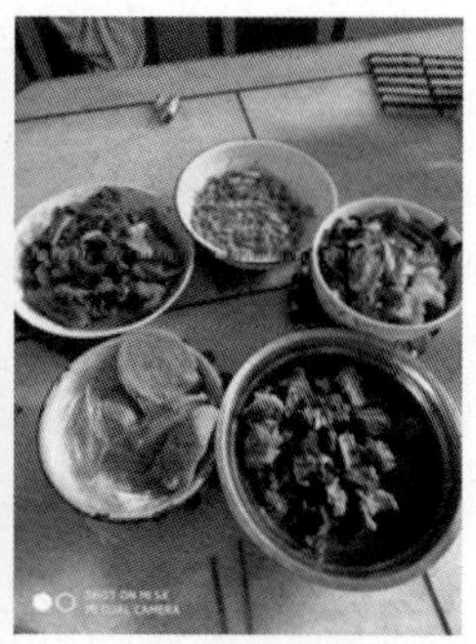

图3-17-1 开始调整饮食，采用中等程度的低碳水化合物饮食照片

我真的没有想到，这样一个微小的调整，会带给我那么大的健康好处！采用中等程度的低碳水化合物饮食 3 个月后，2019 年 1 月我来到医院复查，尿酸从 535μmol/L 降至 424μmol/L，总胆固醇从 7.14mmol/L 降至 5.21mmol/L，肝功能得到了改善，三酰甘油、高密度脂蛋白胆固醇等指标恢复正常（各项指标检验结果见表 3-17-2）。我的药也比以前吃得少了，真令人振奋！我现在感觉比以前的精神好了很多，不会那么容易感觉累了。谢谢医师们告诉我这么好的方法，我会继续坚持下去的！

表3-17-2 采用中等程度的低碳水化合物饮食3个月后复查各项生化指标结果

序号	检查项目	结果	单位	提示	参考区间	测定方法
1	* 钾离子（K^+）	4.3	mmol/L		3.5 ~ 5.3	离子选择电极法
2	* 钠离子（Na^+）	133	mmol/L	↓	135 ~ 145	离子选择电极法
3	* 氯离子（Cl^-）	103	μmol/L		96 ~ 108	离子选择电极法
4	钙（Ca_m）	2.38	μmol/L		2.08 ~ 2.60	偶氮胂Ⅲ法
5	* 葡萄糖（GLU_m）	5.6	mmol/L		3.9 ~ 6.1	己糖激酶法
6	尿素氮（BUN_m）	5.4	mmol/L		1.9 ~ 8.1	谷氨酸脱氢酶法
7	肌酐（Cre）	82	μmol/L		40 ~ 104	肌酐酶法
8	尿酸（UA）	424	μmol/L	↑	208 ~ 408	尿酸酶法
9	总胆红素（TBIL）	18.8	μmol/L		5.1 ~ 19.0	钒酸氧化法
10	直接胆红素（DBIL）	4.9	μmol/L		0 ~ 6.8	钒酸氧化法
11	间接胆红素（IBIL）	13.9	μmol/L		0 ~ 17	计算值
12	* 总蛋白（TP）	76.9	g/L		65 ~ 85	双缩脲法
13	* 白蛋白（ALB）	46.1	g/L		35 ~ 55	溴甲酚紫法
14	球蛋白（GLB）	30.8	g/L		20 ~ 40	计算值
15	白蛋白 / 球蛋白（A/G）	1.50	Ratio		1.2 ~ 2.4	计算值
16	* 总胆固醇（GHO）	5.21	mmol/L	↑	2.17 ~ 5.17	酶法
17	* 三酰甘油（TG）	1.40	mmol/L		0.40 ~ 1.71	酶法
18	* 高密度脂蛋白胆固醇（HDL−C）	1.18	mmol/L		1.16 ~ 1.42	直接一步法
19	* 低密度脂蛋白胆固醇（LDL−C）	3.47	mmol/L	↑	1.40 ~ 3.10	直接一步法
20	* 谷丙转氨酶（ALT）	30	U/L		0 ~ 40	速率法
21	* 谷草转氨酶（AST）	23	U/L		0 ~ 40	速率法
22	* 谷氨酰转肽酶（GGT）	47	U/L		0 ~ 50	速率法
23	* 碱性磷酸酶（ALP）	95	U/L		40 ~ 150	速率法
24	磷酸肌酸激酶（CK）	239	U/L	↑	38 ~ 174	速率法
25	* 乳酸脱氢酶（LDH）	222	U/L		109 ~ 245	乳酸底物法
26	总胆汁酸（TBA）	3.3	μmol/L		0 ~ 20	第 5 代循环酶法
27	α −L− 岩藻糖苷酶（AFU）	19	U/L		0 ~ 40	酶显色法

* 为三级医院互认项目 .

【病例18】 饮食辅助治疗15天血糖与血压均下降

患者家属讲述：我妈妈是20多年的糖尿病、高血压患者，老人家年轻的时候吃了不少苦，终于把儿女拉扯大了，谁知道又得了这个病，吃也不能吃，喝也不能喝，本来是要享福的年纪，却被多种疾病折磨着，我和家人都很痛心。不是没有想过尝试其他治疗方法，也去过很多医院，医师都告诉我们，糖尿病是需要终身服药的疾病，没有根治的方法，只能维持，尽量不要让它恶化。但是作为儿女，始终想要找到一个方法，让老人可以过得舒服些，不用天天扎针，天天吃那么多的药物。后来也是在亲人的介绍下我们来到了深圳市宝安区中心医院代谢病多学科门诊。

2018年9月26日，我们带好了以往的检查报告来到门诊。医师向我们了解了妈妈的疾病情况、用药情况和饮食习惯，初步判断可以使用低碳水化合物－生酮饮食辅助治疗她的糖尿病和高血压。由于妈妈还有左肾结石伴左肾重度积水、萎缩、功能不全，所以医师一方面建议我们到泌尿外科做一些相关检查，确定左肾状态；另一方面帮我们咨询相关专家，一起商讨解决的方案。经过所有相关的检查、讨论之后，最终决定先让妈妈做肾的手术，再开始使用低碳水化合物－生酮饮食缓解她的糖尿病。

3天后，妈妈住院准备肾手术。2018年10月15日行左肾切除术；10月22日出院。术后专科医师和营养医师还来病房询问了妈妈的身体状况，做了用药和饮食上的指导和建议，表示妈妈目前恢复的状况不错，这让我们更放心些。

出院之前，我和妈妈再次来到诊室，咨询术后护理和饮食的注意事项。我们内心很忐忑，好不容易找到了不用打针吃药缓解糖尿病的方法，现在不知道还能不能够使用。除了这个，我们还担心老人家的身体能不能够承从这么大的手术中恢复过来，妈妈有严重的糖尿病和高血压，如果预后不好怎么办？我们不敢想。医师很耐心地听完我们的讲述，逐个解答了我们的问题，也告诉了我们最近一段时间用药的注意事项，听完之后我们就没有那么纠结了。同时，专科医师和营养医师再次向我们强调了低碳水化合物－生酮饮食的安全性、有效性，还帮我们建立了健康管理群（图3-18-1），有专人跟进妈妈出院后的健康状况，我们只需要配合上传每天的饮食、用药、血糖、血压情况就行，以便医师及时了解妈妈的身体变化。

2018年10月22日 14:23

下午好 今天有关阿姨病情和饮食的谈话内容梳理如下：

10月15号，左肾切除术
10月22号，出院（10月21号早餐后2小时血糖4.5mmol/L（7:30进餐，9: 30测量），早晨空腹血糖6.1mmol/L，晚上11.4mmol/L）
10月29号，回医院拆线，到门诊4楼诊室测量身体成分
11月5号，测量血常规，肝肾功能（如在中心医院测量，检查完后请来门诊）

注意事项：
【记录】出院后请在早中晚餐前后测量血糖、血压并做好记录，及时发到群里
【用药】胰岛素白天用7～8U，睡前用18U，直至下次来门诊
【饮食】保持现在的饮食习惯，不用刻意降低碳水化合物摄入量，一切以伤口良好恢复为目的

如在家休养期间出现任何不适，或者有任何问题，请与我们联系：电话××××××××；祝阿姨早日康复

180926 健康管理群

外部群，含1位外部联系人 | 群主：

2018年10月25日 09:47

早上好，以后我们就在这个群里沟通了。

很高兴今天看到阿姨精神头那么好，身体也恢复得不错，一定是因为你的精心照料，这段日子辛苦啦！我们接下来还有一 场硬仗要打，先梳理下今天的谈话内容哈：

1.阿姨在手术拆线后1~2周需要到医院（可以是家附近的医院，找内分泌医师开检查）检查以下指标：①胰岛功能；②肝肾功能；③电解质；④血常规。
2.检查前2天的晚上睡前胰岛素不要打→前1天严格低碳水化合物，不要吃任何含有糖、淀粉等碳水化合物的食物，并且不要打胰岛素、吃降血糖药→检查当天早上空腹抽血。
3.现在阿姨早晨一般吃1个鸡蛋、一点肉汤，中午吃小半碗米饭（20g左右），可以保持这样的饮食习惯（较温和的低碳水化合物饮食），蔬菜建议多吃西兰花。

注意事项：
【检查】接下来的2周左右时间以帮助手术伤口愈合为首要目标（10.28拆线，估计11.10号左右可以达到较好愈合水平），之后再 到医院进行各项指标检测。
【记录】出院后请在早中晚餐前后测量血糖、血压，与饮食照片记录一起及时发到群里。
【作息】保持现在的饮食习惯和充足睡眠，以伤口良好恢复为目的

图3-18-1 医师、营养师及家属建立的微信管理群截图

出院后妈妈恢复得不错。25 日我们提前回医院拆线了。从入院至今，妈妈一直在用胰岛素，不过用量在逐步减少，这一次我们详细询问了以后怎样用药的情况，如“胰岛素还要不要继续打下去？”“能不能停？”“什么时候停药？”这些我们最关心的问题。医师根据妈妈的恢复情况为我们制订了用药方案和饮食处方，嘱咐了这段时间的注意事项。

让我们没有想到的是 2018 年 10 月 30 日停用胰岛素、只用口服药之后，妈妈的血糖仍然控制得比我们想象的要理想，空腹 8.4mmol/L 左右，餐后 2 小时也在 10mmol/L 以下；更加让我们受鼓舞的是 2018 年 11 月 7 日，停其他药只用瑞格列奈之后，没有了多种药物的干预，妈妈的血糖竟然比服药的时候更加稳定！第一个星期，我们会尽量一天 2 ～ 3 次测量血糖，后来就只测空腹和晚餐后的血糖，大多维持在 6.0 ～ 8.0mmol/L。这大大出乎我们的预料，妈妈也很高兴，精神头比以往也好了很多。更加神奇的是妈妈的血压也降下来了。从最开始的血压 152/87mmHg 到后来的血压 111/57mmHg 只用了 15 天的时间。

现在妈妈的血糖情况一直保持得很好，感谢低碳水化合物－生酮饮食，感谢宝安区中心医院的医师们！ 2018 年 10 月 23 日至 2018 年 12 月 9 日期间妈妈血糖、血压的变化情况见表 3-18-1 和表 3-18-2。

表3-18-1　患者2018年10月23日至2018年12月9日期间血糖的变化

第几日	日期	血糖（mmol/L）				备注
		空腹（7:00 ～ 7:30）	早餐后（9:00 ～ 9:30）	午餐后（14:00 ～ 14:30）	晚餐后（20:00 ～ 20:30）	
D1	20181023	8.9	8.3	9.1	11.3	
D2	20181024	9.2	5.4	15.3	10.5	
D3	20181025	11.7	医院拆线，未测	8.8	11	
D4	20181026	8.9	6.1	6.7	10.8	
D5	20181027	8.9	8.3	7.5	10.9	
D6	20181028	8.3	7.8	8.3	8.3	
D7	20181029	8.8	6.3	6.8	4.8	
D8	20181030	8.3	9.7	8.0	11.8	停胰岛素
D9	20181101	8.2	8.5	11.8	10.9	停胰岛素
D10	20181102	8.7	8.1	4.8	6.3	停胰岛素，用口服药
D11	20181103	6.0	6.5	5.6	10.4	停胰岛素，用口服药
D12	20181104	8.4	7.2	2.4	10.6	停胰岛素，用口服药
D13	20181105	8.3	5.3	4.8	8.3	停胰岛素，用口服药
D14	20181106	8.3	8.1	6.4	6.1	停胰岛素，用口服药
D15	20181107	8.6	7.5	8.0		停胰岛素，用口服药
D16	20181108	7.8	8.0	7.3	6.1	只服用瑞格列奈片
D17	20181109	9.0			8.9	只服用瑞格列奈片
D18	20181110	7.7			7.1	只服用瑞格列奈片
D19	20181111	7.1	5.3		7.5	只服用瑞格列奈片

（续表）

第几日	日期	血糖（mmol/L）				备注
		空腹（7:00～7:30）	早餐后（9:00～9:30）	午餐后（14:00～14:30）	晚餐后（20:00～20:30）	
D20	20181112	6.3			7.8	只服用瑞格列奈片
D21	20181113	8.9	6.1		6.3	只服用瑞格列奈片
D22	20181114	8.6			7.2	只服用瑞格列奈片
D23	20181115	8.2			7.9	只服用瑞格列奈片
D24	20181116					
D25	20181117					
D26	20181118	8.1			3.7	
D27	20181119	7.8			7.5	
D28	20181120	7.6			5.8	
D29	20181121	8.3			8.0	
D30	20181122	8.1			7.6	
D31	20181123	7.7			5.5	
D32	20181124	6.3			8.3	
D33	20181125	7.5			7.8	
D34	20181126	7.5			7.4	
D35	20181127	7.6			5.9	
D36	20181128	8.1			8.7	
D37	20181129	6.1			8.4	
D38	20181130	6.3			6.9	
D39	20181131	8.0			6.2	
D40	20181201	6.4			6.2	
D41	20181202	8.6			4.9	
D42	20181203	7.1			5.4	
D43	20181204	8.1			5.2	
D44	20181205	8.1			7.9	
D45	20181206	7.8			6.8	
D46	20181207	8.0			7.2	
D47	20181208	8.3			6.8	
D48	20181209	7.5			7.8	

表3-18-2　患者2018年10月23日至2018年12月9日期间血压的变化

第几日	日期	血压（mmHg）			备注
		空腹（7:00～7:30）	午餐后（14:00～14:30）	晚餐后（20:00～20:30）	
D1	20181023	152/87	123/65	115/60	
D2	20181024	123/71	117/66	114/58	
D3	20181025	113/75	128/69	107/63	
D4	20181026	125/62	134/65	121/65	
D5	20181027	118/61	121/58	101/57	停降血压药
D6	20181028	108/58	113/57	105/55	停降血压药
D7	20181029	112/57	128/61	110/62	停降血压药
D8	20181030	110/59	112/60	109/57	停降血压药

（续表）

第几日	日期	血压（mmHg）			备注
		空腹（7:00 ~ 7:30）	午餐后（14:00 ~ 14:30）	晚餐后（20:00 ~ 20:30）	
D9					
D10					
D11					
D12	20181103	114/61	127/62	122/56	停降血压药
D13	20181104	117/62	121/60	108/57	停降血压药
D14	20181105	109/61	110/62	115/59	停降血压药
D15	20181106	111/57	120/57		停降血压药
D16	20181107				停药观察

【病例19】 “胖多囊”女子饮食干预后既不胖也没了多囊

患者自诉： 我今年21岁，从2017年开始月经不调，经常四五十天不来月经，或者十几天就来，这两年为了月经不调我经历了“环深圳市就诊之路”，我先去了A医院，检查出我有多囊卵巢综合征（图3-19-1）和胰岛素抵抗，给我开了黄体酮和二甲双胍，服了药依旧月经不调。

彩超检查卵巢影像：

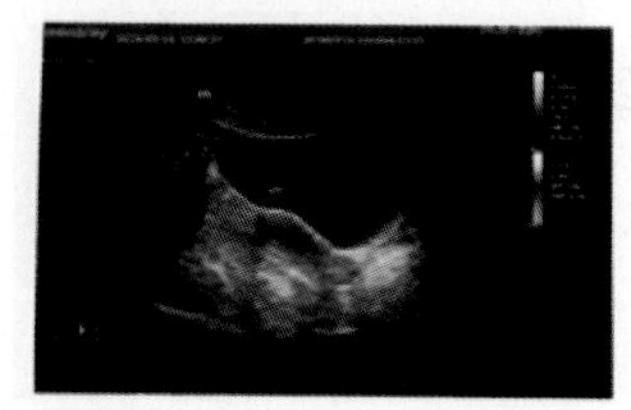

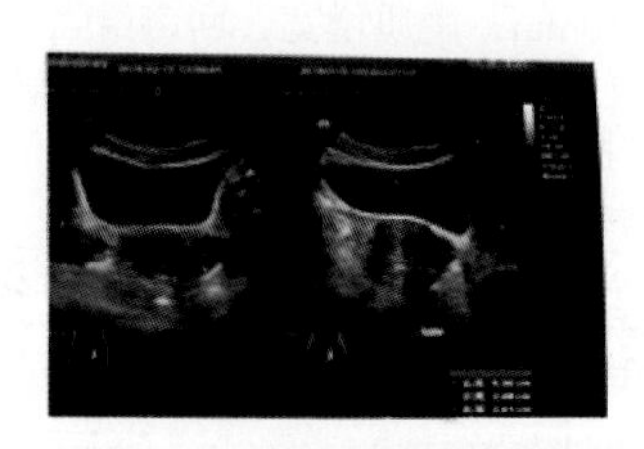

超声所见：

子宫前位，切面径正常，形态规则，实质回声均匀，子宫内膜厚约5mm，宫腔内未见明显异常回声。

左侧卵巢切面径约44mm×26mm×25mm，右侧卵巢切面径约43mm×29mm×27mm，双侧卵巢见多个大小不等的无回声区，最大卵泡直径小于10mm。

CDFI：未见明显异常血流信号。

超声提示：

双侧卵巢所见多囊样改变待排，请结合临床。

图3-19-1 患者多囊卵巢综合征超声检查报告单

然后我又去了B医院，医师同样给我开了黄体酮，让我把二甲双胍停了，但依旧不见效果。到了2018年中，我的月经干脆连着3个月不来了，我又去了C医院，医师让我减重，说他们现在刚好有个减重项目，给我了一些代餐让我吃，每天吃代餐棒加一些蔬菜。还买了食物秤，医师让我每天吃之前称一下食物重量，给我限制了克数，不仅麻烦而且味道让我很反胃，我吃了大概1个月，瘦了1kg左右，1个月之后怎么都吃不下了。最后我到了深圳市宝安区中心医院妇科，妇科医师认为我需要减重，让我上代谢病多学科门诊挂一下乔医师的号，乔医师给我查了一下肝肾功能，发现还有脂肪肝（检查结果和诊断见图 3-19-2），并且体脂率超标，要减掉差不多 15kg 左右才行，因为脂肪太多，影响了我的代谢，我现在身体的代谢相当于一个 36 岁的人，多囊卵巢综合征又被称为“胖多囊”，就是因为它和肥胖息息相关，治疗它首先要减重，而且脂肪肝也要减重才能一并缓解。

彩超检查卵巢影像：

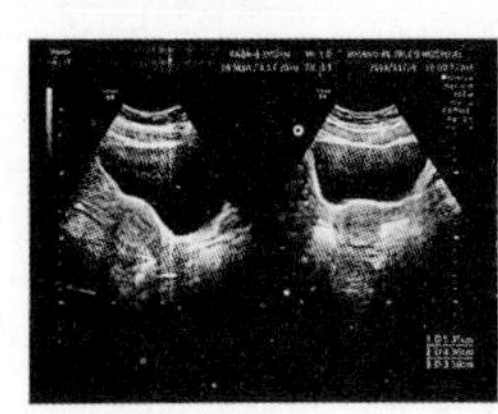
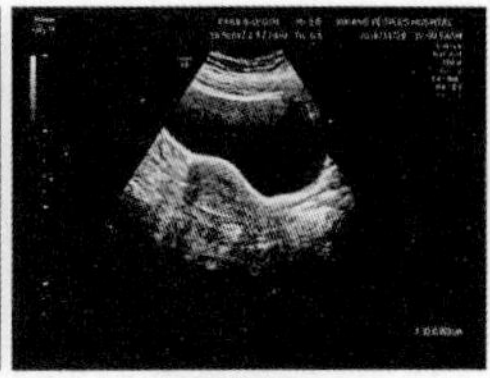
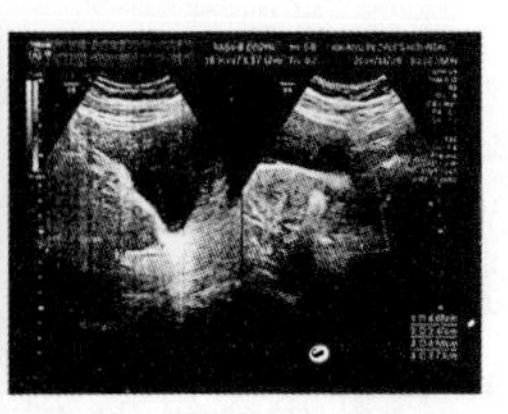

检查所见：

经腹部超声检查：

子宫前位，切面形态大小正常，宫壁回声均匀，内膜居中，内膜厚约 6.0mm，宫内未见明显肿块图像。

双侧卵巢对称性增大，左侧大小 46mm × 37mm，右侧大小 47mm × 30mm，包膜回声增强，轮廓光滑，卵巢内可见多个大小不等的圆形无回声区沿皮质区呈密集车轮状排列，直径小于 10mm，髓质增宽、回声增强。

CDFI：子宫、双侧附件内未见明显异常血流信号。

检查提示：

双侧卵巢体积增大呈多囊样改变。

A

彩超检查肝脏影像：

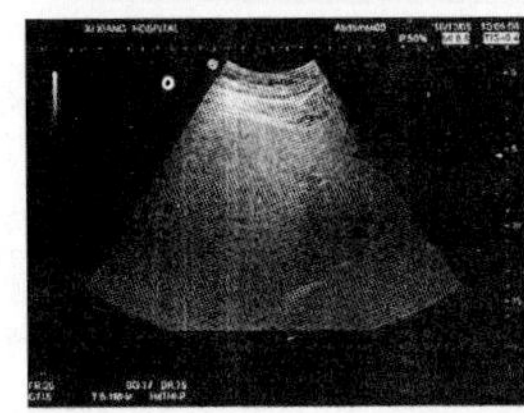
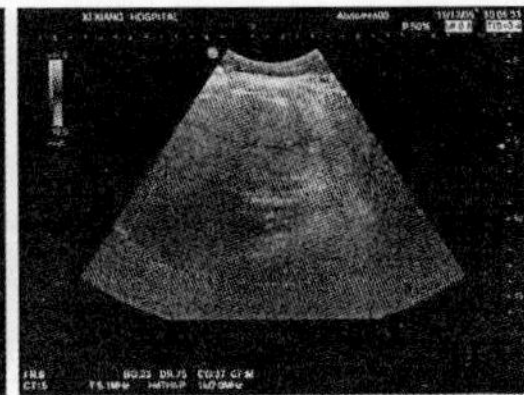
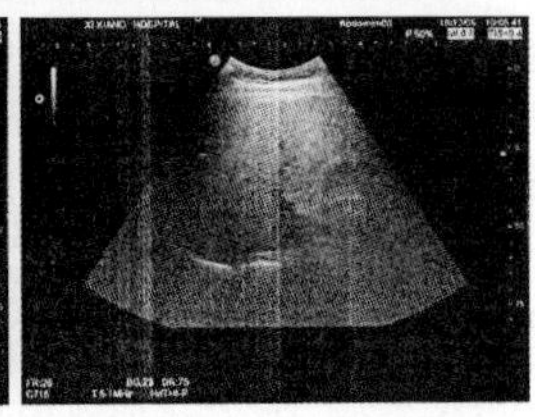

检查所见：

肝切面形态正常，体积稍大，肝实质内光点回声分布不均匀，前半部回声稍增密增强，后半部回声稍稀疏衰减，肝内管道结构尚能显示，后方出肝面光带尚存在。

CDFI：门静脉主干内径 11mm，门静脉血流为入肝血流，彩色多普勒显示血流信号充盈完全。

胆道系统：胆囊大小形态正常，囊壁光滑，胆汁透声好，内未见确切异常回声；肝内外胆管未见扩张。

胰腺：大小正常，实质内分布均匀；胰管未见扩张。

脾：大小形态正常，实质分布均匀，未见异常回声。

检查提示：

轻度脂肪肝声像。

B

图3-19-2 患者采用低碳水化合物–生酮饮食前彩超检查情况

A. 卵巢情况；B. 肝脏情况

我害怕又是按照之前的方法需要吃代餐或者每天吃东西先要称一下，但乔医师告诉我采用的是低碳水化合物－生酮饮食，很多食物我都可以吃，没有那么多限制，真的轻松了好多，也不需要额外再多花钱。我把乔医师跟我讲的饮食方面需要注意的方法跟妈妈讲了，让她做饭的时候注意一下，至此，我便开始了我的低碳水化合物－生酮饮食的减重之路，效果让人满意。我把我每次复查体重的情况作做一个表，方便大家对比（表 3-19-1）。

表3-19-1　患者采用低碳水化合物–生酮饮食前后身体体成分变化

日期	体重（kg）	体脂率（%）	体重指数（kg/m²）
2018 年 11 月 29 日	68.60	39.5	28.9
2018 年 12 月 15 日	67.7	39.5	28.5
2018 年 12 月 29 日	66.2	38.6	27.9
2019 年 1 月 15 日	64.5	37.4	27.2
2019 年 1 月 25 日	62.3	35.9	26.3
2019 年 2 月 28 日	61.0	35.1	25.7

我很开心，体重在一点点降低，虽然离目标体重还有距离。到了 2019 年 1 月 15 日的时候，我的月经在不服药的情况下自己来了，简直是欣喜若狂。快到 2 月中旬的时候，我紧张的不行，生怕月经又不规律了，每天惴惴不安，结果在 2 月 16 日的时候，月经又来了，心里像中了彩票一样高兴。2 月 28 日，我来医院复诊，乔医师给我开了检查单，看看多囊卵巢和脂肪肝目前的发展情况怎样，结果同样令人欣喜，我的多囊卵巢综合征和脂肪肝都没了（图 3-19-3）。我觉得我的故事简直太励志了，辗转了两年，跑了这么多医院，终于达到了理想的效果。我现在说出我的故事是想鼓励和我一样需要减重的、患有“胖多囊”或者脂肪肝的年轻女孩，减重不辛苦，关键是要找对了方法呀！

彩超检查卵巢影像：

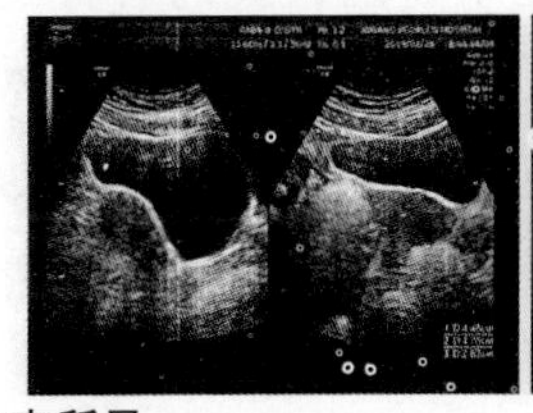
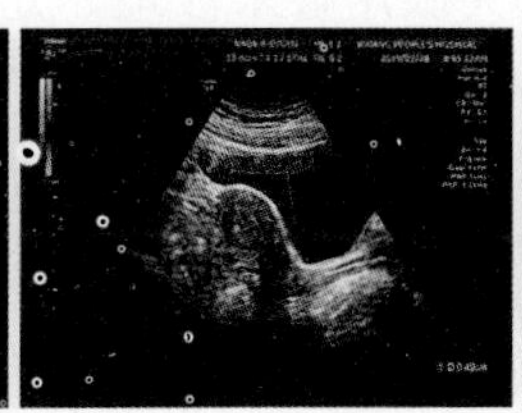
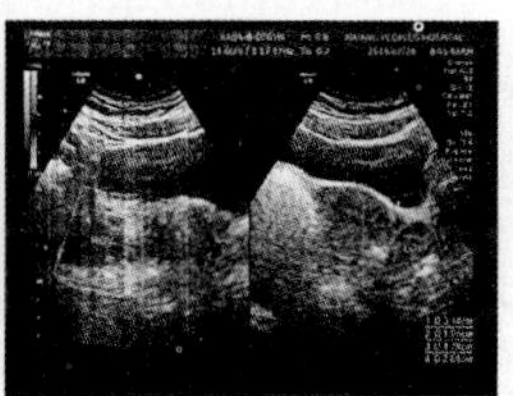

检查所见：

经腹部超声检查：

子宫前位，切面形态大小正常，宫壁回声均匀，内膜居中，内膜厚约 4.9mm，宫内未见明显肿块图像。

双侧附件处未见明显肿块图像。

盆腔未见明显游离液性暗区。

CDFI：子宫、双侧附件内未见明显异常血流信号。

检查提示：

子宫、附件未见明显异常。

A

彩超检查肝脏影像：

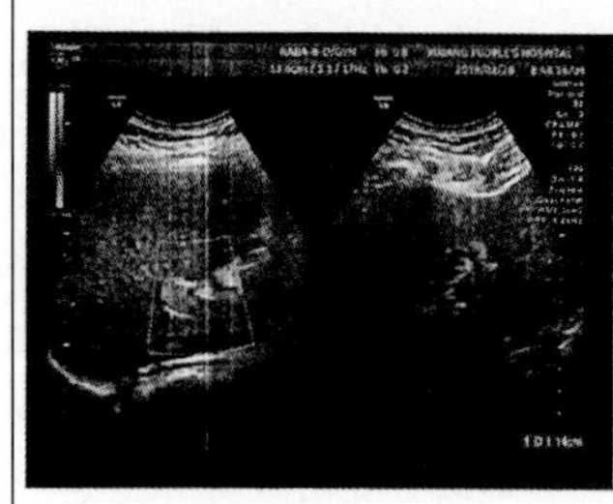
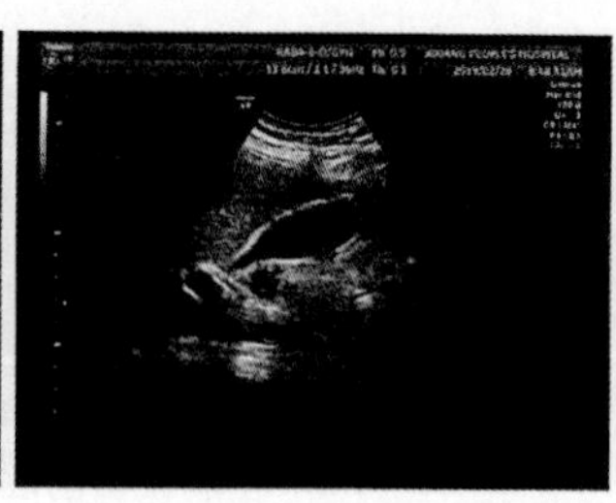
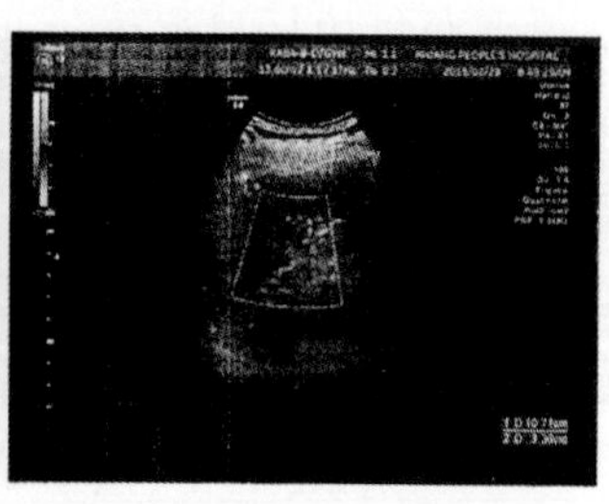

检查所见：

肝：形态大小正常，包膜光滑，肝实质回声均质；肝内血管走行自然，显示清晰，门静脉主干未见扩张，门静脉主干内径 11mm。

CDFI：门静脉血流为入肝血流，彩色多普勒显示血流信号充盈完全。

胆道系统：胆囊大小形态正常，囊壁光滑，胆汁透声好，内未见确切异常回声；肝内外胆管未见扩张。

脾：大小形态正常，实质分布均匀，未见异常回声。

检查提示：

肝、胆、脾未见明显异常声像。

B

图3-19-3 患者采用低碳水化合物–生酮饮食后复诊时彩超检查报告

A. 卵巢检查情况；B. 肝脏检查情况

【病例20】 饮食辅助治疗2个月使体重和血压下降，降血压药减量

患者自述： 2012 年我被查出来高血压，当时才 34 岁，这可能跟我的工作有关系，那时候事业刚起步，孩子还小，生活的压力让我没有办法停止奋斗的脚步，即使知道自己患了高血压，却还是经常熬夜，饮食也不规律。血压一度高达 150/110mmHg，每天服用替米沙坦。几个月前，我的右肾发现了比较大的肾囊肿，然后做了右肾切除。此时我才开始注意起自己的身体，但体重已达到了 85.6kg（我的身高 163cm），医师建议我减肥，我自己也知道必须关注自己的健康了。在朋友的推荐下，我来到了宝安区中心医院代谢病多学科门诊。

当时，我还记得做了一个体成分分析，测得我的内脏脂肪为 17 级。医师告诉我这样的内脏脂肪跟各种疾病的关系非常大，包括我的高血压。医师很负责，他们详细了解了我的病情及饮食情况，向我推荐了一种低碳水化合物－生酮饮食，并详细讲解了如何执行。执行起来难度对我来说并不大，我比较喜欢吃肉，但是我对效果是半信半疑的，比较担心吃了太多的肉会不会让我血脂升高，会不会让我更胖，医师跟我做了解释，当时我想反正也没有任何损失，只

是饮食调整一下，就试 2 周吧。试用大概 1 周后我称体重发现已经瘦了 2.5kg。大概 20 天以后，我去医院复查，体重掉了 6.5kg，血压控制在 130/90mmHg，比较稳定。

此后我决定认认真真执行低碳水化合物－生酮饮食，吃的东西都会问一遍医师，当然中间也走了一些弯路，比如不得不饮酒，在外就餐时没有忍住吃了一些不该吃的，不过医师及时帮我拉回来了，2 个月减了 10kg 多，腹围小了一圈，更让我开心的是医师说可以减药了，逐渐减量至 3 日 1 次替米沙坦，血压控制挺好，甚至血压一度降到了 103/78mmHg，现在我基本一周服 1 次降压药，也没有头晕的问题了，腹围小了，行动都觉得方便了很多，偶尔还出去旅游，觉得真不错，我要继续加油，争取再减掉 10kg（我的体成分变化见表 3-20-1）。

表3-20-1 患者2018年治疗前后体成分变化

检测日期及变化幅度	体重（kg）	体重指数（kg/m^2）	体脂量（kg）	体脂率（%）	内脏脂肪（cm^2）
2018/10/13	85.6	32.2	26.7	31.2	170
2018/12/24	73.8	27.8	20.2	27.4	130
变化幅度	−11.8	−4.4	−6.5	−3.8	−40

【病例21】 饮食干预是不错的减肥方法

患者自述：我的减肥故事应该从一出生就开始了，我出生在 20 世纪 80 年代，那个年代物资还不是太丰富，家里还没有体重磅秤，所以我出生时到底有多重没人知道，只听我爸爸后来描述说：当初看到我的第一眼心里想的是完蛋了，怎么生了一个畸形孩子，感觉整个身体是肉堆上去的，摸不到骨，整个上肢分成了 3 段，扒开段与段之间的肉可以完全淹没一个成年人的手指，我爸着急了，开始四处打听怎么治疗这种“畸形儿”，尝试过各种偏方效果也不是太明显。后来爸爸看到我除了胖点之外，与其他同龄孩子发育也没有什么两样，该笑时候会笑，该走的时候会走，于是选择了顺其自然。一家人都只能被动接受一个胖乎乎的我。

我的体重历史最高点达到了 100kg，当别人问我有多重的时候，我通常会避而不谈或只说数字，不说单位，让你自己想后面的单位。当然明眼人一看就知道是千克了，这意味着我比同龄女孩子重得多。我试过吃减肥药，喝减肥茶，跑步做操，多管齐下，体重最轻的时候到了 51.5kg。但由于工作环境改变，有些减肥方法不能继续，停了半年后体重又直线回升，达到人生体重的第二个高峰。

体重高峰时我迎来了事业的高峰——人生第一次收到工作的医院院长亲手颁发的嘉奖证书，可是院长在颁奖时对我说的第一句话："同志你辛苦了，你该减肥了。"却让我心中一万个尴尬，痛下决心要将减肥进行到底。第 2 天看到工作群中护士长发的关于低碳水化合物－生酮饮食减肥报名的通知，我毫不犹豫第一个报名参加了。于是减肥故事又续写了。

对于我这种几十年就没有瘦过的人来说，能够健康减肥可是一个不小的挑战。我先去见了一下医院代谢病多学科门诊的刘博士，他和我一起分析了体重减不下去或者减下去很快又反弹的原因后，给了我一个"不用去跑步天天吃肉"的减肥法，这对于不爱运动喜欢吃肉的我来说，实在堪称是一种非常"完美"的方法了。

回家后我好好研究了各类食物的碳水化合物含量，最后总结了一下，除了肉、鱼、蛋可以多吃外，其他都不能多吃，于是早餐就天天与禽蛋类打交道，中餐晚餐就吃肉和鱼，1 周下来没吃过米饭、面等含碳水化合物多的食物，体重第 1 周就减了 2kg。感觉有点小有成就。第 2 周开始正赶上是荔枝成熟季，我没忍住水果诱惑，开始了水果加肉的减肥方法，效果明显不如第 1 周，第 2 周只减了 1kg。第 3 周少吃了水果加多了蔬菜，往后的日常饮食变成了蔬菜加肉，主要还是以肉为主，坚持不吃米饭、面等饮食。这样下来基本每周体重能下降 1kg 左右，坚持了 6 周时间，此时大家一见面都说"你瘦了好多哟"，让我的心情简直好的无法形容。后来到了端午时节，科室里的姐妹们带来了太多好吃的粽子放在面前，起初我还犹豫一下，可当整个饭厅弥漫着粽香味时，自己最后的防线又失守了，吃了一些这样的高碳水化合物的食物。总之，在执行低碳水化合物－生酮饮食期间我偶尔会出现这样的"爆碳水"情况。在这种情况下我的体重基本上徘徊在 65 ～ 67kg。

体重的徘徊让我在吃东西时也时常要求自己不太严格，当然每天还是以吃肉为主，吃菜为辅。只是遇上过中秋这样的特殊日子，也免不了吃上几口美味的月饼，遇到过生日蛋糕摆面前时也免不了吃上几口蛋糕，既然没有严格坚持低碳水化合物－生酮饮食，减肥效果当然是不够理想啦。不过，尽管如此，我还是写下了我的减肥故事，不管怎样在我的减肥经历中低碳水化合物－生酮饮食是我认为最好的方法。

【病例22】　饮食干预逆转了脂肪肝和多囊卵巢综合征

患者自述：我是个21岁的女孩，青春期开始我的月经一直就不是很规律。2016年1月1日，我第一次听医师说我得了“多囊卵巢综合征”，医师说，这种疾病会影响我的内分泌系统，导致激素失衡，所以我的月经周期总是不规律；同时它还会让我变胖，汗毛变多变密，皮肤也会长痘；最可怕的是如果得不到有效治疗，甚至会影响怀孕和当妈妈。知道消息的那年我19岁。

我知道疾病会影响健康，但是没想到这种病的后果竟然会这么严重！医师给我开了药，我开始了和多囊卵巢综合征“斗争”的日子：炔雌醇环丙孕酮片（达英－35）、雌二醇、培坤丸、复方益母胶囊、甲羟孕酮片，吃了好多种药，还有以前都没有听过名字的药，现在我都再熟悉不过了。但是令人困扰的是只要停药，一切又恢复原来的样子，月经周期还是不规律，只好再去医院看，结果又是同样的药，甚至药量还会增加否则就无效。这个多囊卵巢综合征的治疗就这样反反复复地折磨着我，而且好像看不到尽头。

2018年9月27号，我第一次走进了宝安区中心医院门诊4楼的代谢病多学科门诊诊室，我的妇科医师推荐我过来看一看。当天，医师为我讲解了低碳水化合物－生酮饮食的大致原理、可以改善哪些疾病、开始采用低碳水化合物－生酮饮食需要做些什么准备等。我开始还是有些犹豫，没有立刻就采用这种饮食方法，回家考虑了一段时间。

2018年10月23日，我终于下定决心和多囊卵巢综合征再次战斗，于是又一次来到诊室，见到了乔医师、郭医师，希望饮食可以帮助我调理身体，我再也不想大把大把地吃药了。

“真的不用吃药，只是用饮食调整就可以好？”我将信将疑。

乔医师对我说：“是不用吃药，但你要严格按照我们的饮食建议执行。你需要先做一些全面的检查，因为我们需要了解你的身体状况，根据你的具体情况和饮食习惯再给你制订饮食处方，在不违背大原则的前提下，饮食处方是因人而异的”。

“你们这些检查是不是很贵啊？之后还要收很多钱吗？”做过很多检查的我有点担心，毕竟我才工作不久，经济上并不宽裕。

“这个你放心，绝对不会给你乱开检查的。查一下血常规、血生化是想要知道你有没有炎症、有没有贫血，查肝肾功能是看一下你是不是适合低碳水化合物－生酮饮食，检查空腹血糖、胰岛素是为了了解你现在有没有发生糖尿病的倾向，因为肥胖和糖尿病联系是非常紧密的……”乔医师一个一个耐心地对我讲解做这些检查的原因，让我了解到治疗前检查的重要性和必要性，以前我只是拿了单子去抽血，拿了报告给医师，今天医师让我更明白这样做的道理，心里也就更安定了。

“今天你已经吃过早餐了，这些检查我们明天再做。明天你带上以往的病历、检查结果来让我们看一下，有近期检查结果的话，有些重复的检查就不做了，免得多花钱没必要，但有些还是要做一下。早上早一点空腹过来，早一点会少排些队，来了我们先看下你之前的结果，再看要补充查些什么。”乔医师这么对我说。

第 2 天一早，我没吃早饭，带上了以往的病历、检查报告、服药的药盒和一颗忐忑的心再次来到诊室。检查结果显示我除了多囊卵巢综合征外，还有高尿酸血症（486μmol/L）、高胰岛素血症（84.95pmol/L）、高血压（150/100mmHg），肥胖（BMI 29.3kg/m^2）。

然后，专科医师和营养医师结合我的身体情况和饮食习惯一起为我制订饮食方案，所以在开始低碳水化合物－生酮饮食的第 1 周，我并没有特别的不适应，因为都是我喜欢吃的东西，我觉得不用节食，这样吃下去比以前好接受一些。不过最开始的时候，我在工作一整天之后有疲惫感，然而到了第 2 周就好了一些。在实行饮食治疗、体重管理的过程中有时我会产生一些疑问，比如这样吃会不会营养不均衡？为什么开始的时候会有点便秘？为什么有时候有点掉头发？为什么要补充维生素和矿物质？但每次复查的时候医师们都会耐心地进行讲解，消除我的疑问，这种温馨、舒适的就诊体验让我很舒心也比较放松。

2019 年 1 月 21 日开始，我停用了炔雌醇环丙孕酮片（达英－35）；2019 年 2 月 15 日，我的月经自然来潮；2019 年 2 月 18 日，是我开始低碳水化合物－生酮饮食的第 117 天。在这 117 天里，我减掉了 14kg 的体重，其中有 12kg 都是脂肪，体脂率从 41% 下降到 32.7%，体重指数（BMI）从 29.3kg/m^2（肥胖）降到 24.5kg/m^2（18.5 ～ 24kg/m^2 为正常状态）；2 月 18 日检查时脂肪肝消失，3 月 6 日检查时多囊卵巢综合征也逆转了。我相信在接下来的日子里，我的身体会越来越好。我现在每天精神状态都很好，心情也和脚步一样轻快起来。相信这样继续坚持下去，一定会重获健康（体成分变化情况见表 3-22-1，性激素全套与尿酸值变化汇总见表 3-22-2，饮食干预前后脂肪肝和多囊卵巢综合征超声检查报告单对比见图 3-22-1 和图 3-22-2，饮食干预前后患者照片对比见图 3-22-3）。

表3-22-1　患者采用低碳水化合物－生酮饮食前后体成分变化

检测日期及变化幅度	体重（kg）	体脂率（%）	体脂量（kg）	体重指数（kg/m^2）	血压（mmHg）
2018-10-24	84.3	41.0	34.6	29.3	150/100
2018-11-07	80.2	38.9	31.2	27.9	
2018-11-21	78.5	37.0	29.0	27.3	
2018-12-12	77.4	38.2	29.6	26.9	
2018-12-24	75.8	36.4	27.6	26.4	
2019-01-07	73.5	35.1	25.8	25.6	128/71
2019-01-30	71.3	-	-	24.7	-
2019-02-18	70.4	32.7	23.7	24.5	104/60
最大变化幅度	-13.9	-8.3	-10.9	-4.8	-46/-40

表3-22-2　患者采用低碳水化合物－生酮饮食前后性激素全套与尿酸值对比

检查项目	具体内容	单位	干预前	干预后
性激素全套	促黄体生成激素（LH）	IU/L	2.33	3.02
	雌二醇（E_2）	pmol/ml	107	116
	垂体泌乳素（PRL）	μg/L	13.75	5.01
	睾酮（TESTO）	nmol/L	2.99	1.92
	游离雌三醇（E_3）	nmol/L	0.109	0.085
	促卵泡激素（FSH）	IU/L	6.52	507
	孕酮（Prog）	nmol/L	3.71	5.05
尿酸	尿酸	μmol/L	486	283

彩超检查肝脏影像：

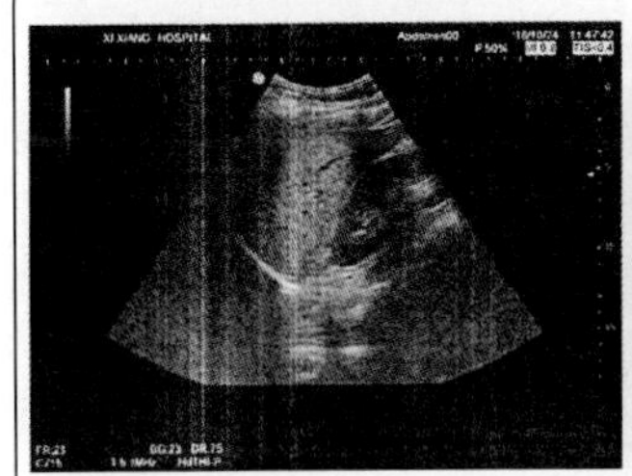
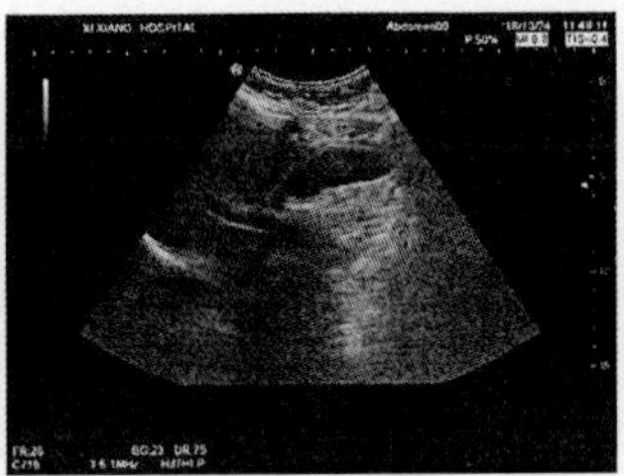
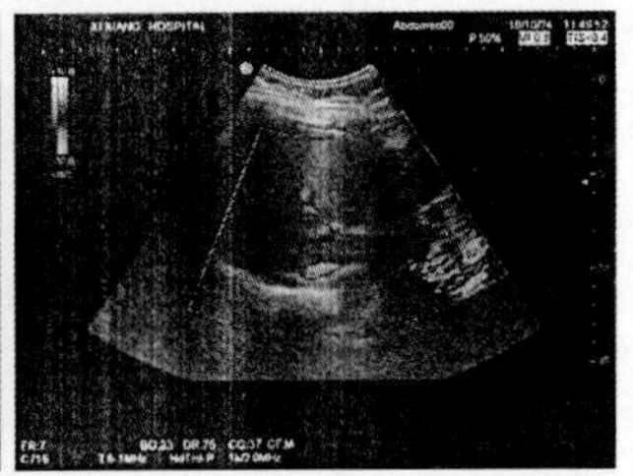

检查所见：

肝切面形态正常，体积稍大，肝实质内光点回声分布不均匀，前半部回声稍增密增强，后半部回声稍稀疏衰减，肝内管道结构尚能显示，后方出肝面光带尚存在。

CDFI：门静脉主干内径9mm，门静脉血流为入肝血流，彩色多普勒显示血流信号充盈完全。

胆道系统：胆囊大小形态正常，囊壁光滑，胆汁透声好，内未见确切异常回声；肝内外胆管未见扩张。

胰腺受上腹部肠气影响，显示欠清。

脾：大小形态正常，实质分布均匀，未见异常回声。

检查提示：

考虑脂肪肝声像。

A

彩超检查肝脏影像：

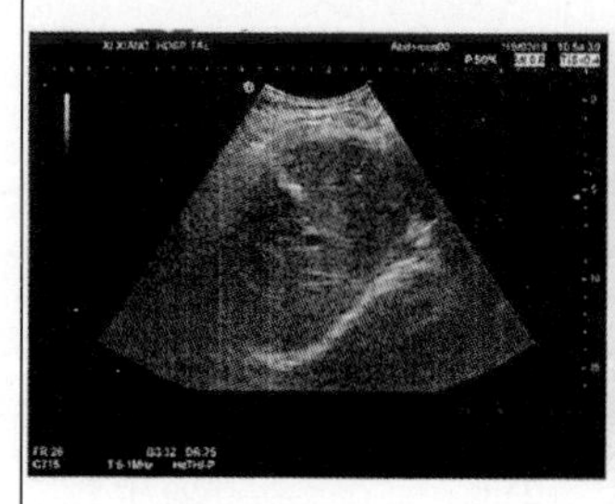
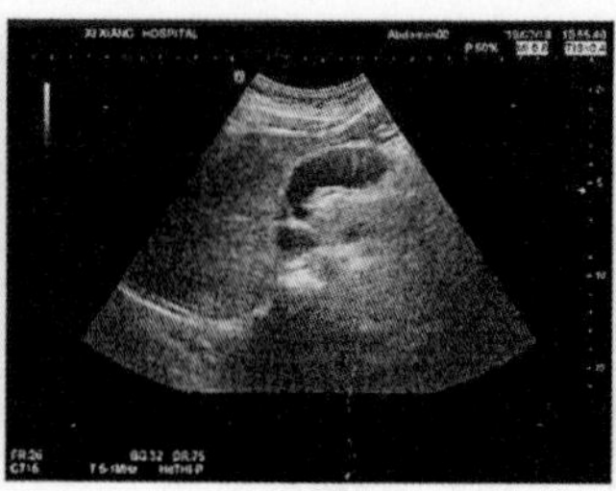
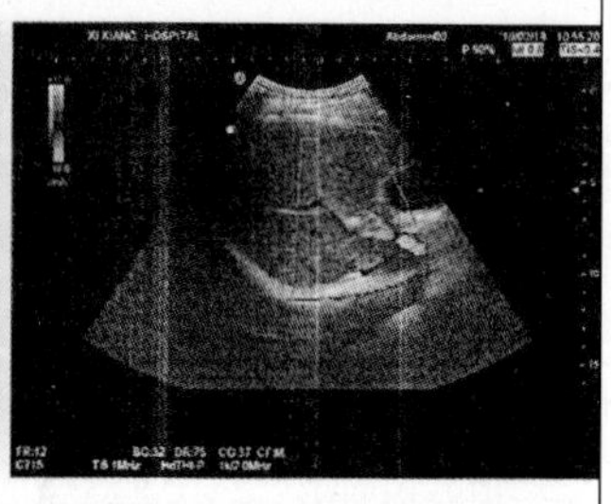

检查所见：

肝：形态大小正常，包膜光滑，肝实质回声均质；肝内血管走行自然，显示清晰，门静脉主干未见扩张，门静脉主干内径 10mm。

CDFI：门静脉血流为入肝血流，彩色多普勒显示血流信号充盈完全。

胆道系统：胆囊大小形态正常，囊壁光滑，胆汁透声好，内未见确切异常回声；肝内外胆管未见扩张。

胰腺受上腹部肠气影响，显示欠清。

脾：大小形态正常，实质分布均匀，未见异常回声。

检查提示：

肝、胆、脾未见明显异常声像。

B

图3-22-1　患者采用低碳水化合物–生酮饮食前后肝脏彩超检查报告单对比

A. 饮食干预前情况；B. 饮食干预后情况

彩超检查卵巢影像：

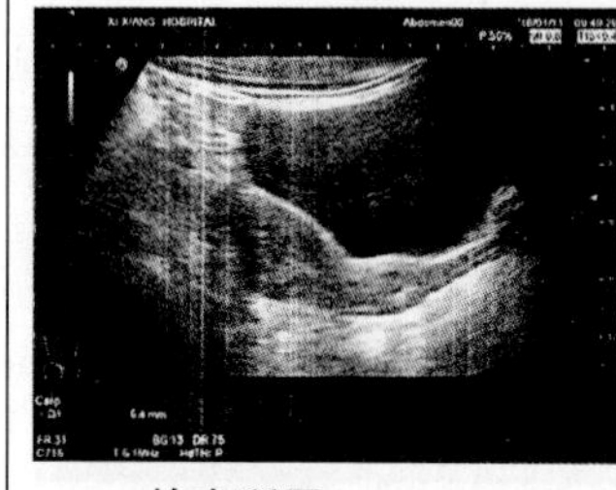
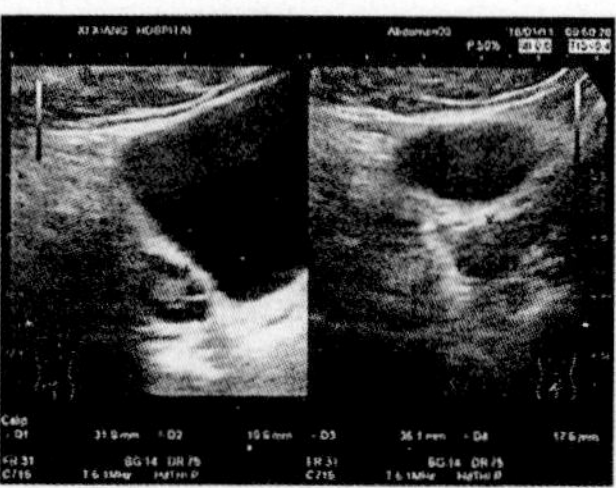
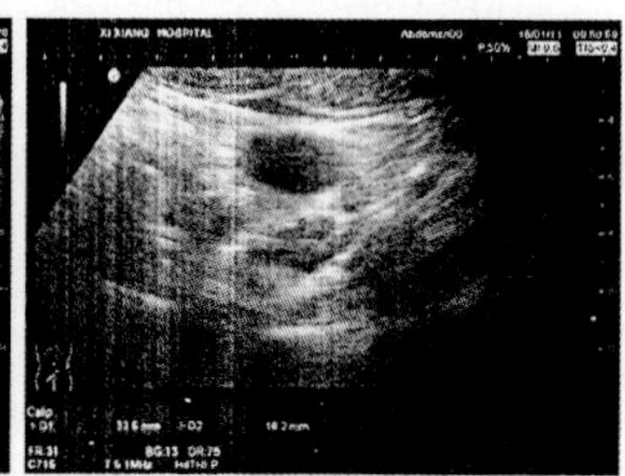

检查所见：

经腹部超声检查：

子宫前位，切面形态大小正常，宫壁回声均匀，内膜居中，内膜厚约 5mm，宫内未见明显肿块图像。

双侧卵巢不大，左侧大小 34mm × 16mm，右侧大小 32mm × 10mm，包膜回声增强，轮廓光滑，卵巢内可见多个大小不等的圆形无回声区沿皮质区呈密集车轮状排列，直径小于 10mm，髓质增宽、回声增强。

CDFI：子宫、双侧附件内未见明显异常血流信号。

检查提示：

双侧卵巢多囊样改变，建议必要时性激素检查。

A

彩超检查卵巢影像：

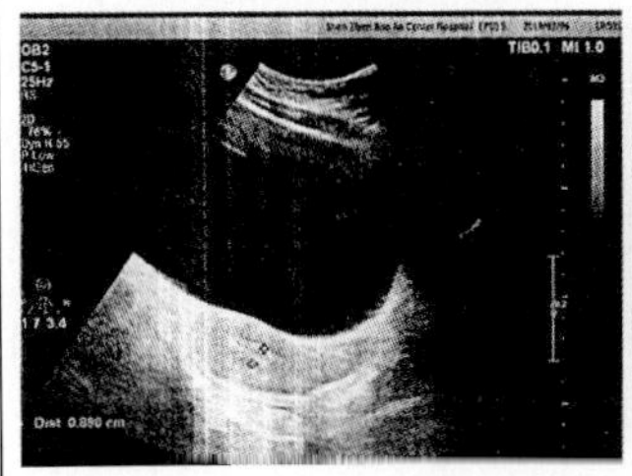
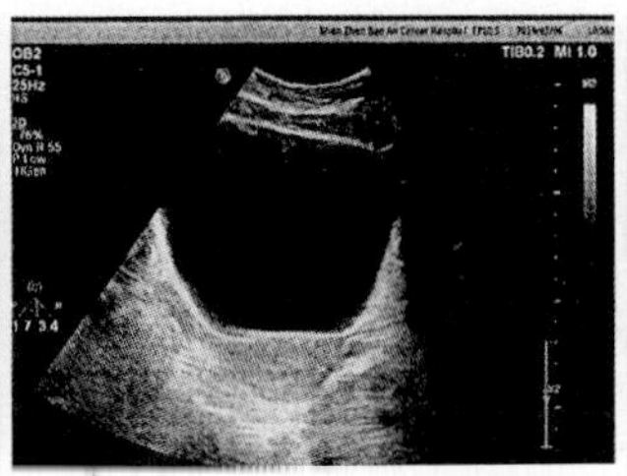
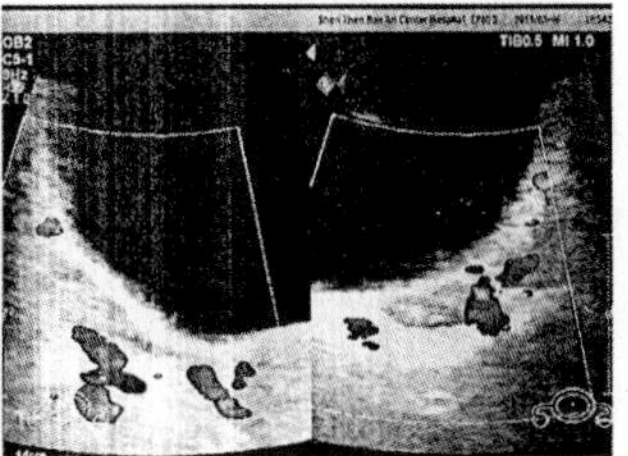

检查所见：

经腹部超声检查：

子宫前位，切面形态大小正常，宫壁回声均匀，内膜居中，内膜厚约 9mm，宫内未见明显肿块图像。

双侧附件处未见明显肿块图像。

盆腔未见明显游离液性暗区。

CDFI：子宫、双侧附件内未见明显异常血流信号。

检查提示：

子宫、附件未见明显异常。

B

图3-22-2　患者采用低碳水化合物–生酮饮食前后卵巢彩超检查报告单对比

A. 饮食干预前情况；B. 饮食干预后情况

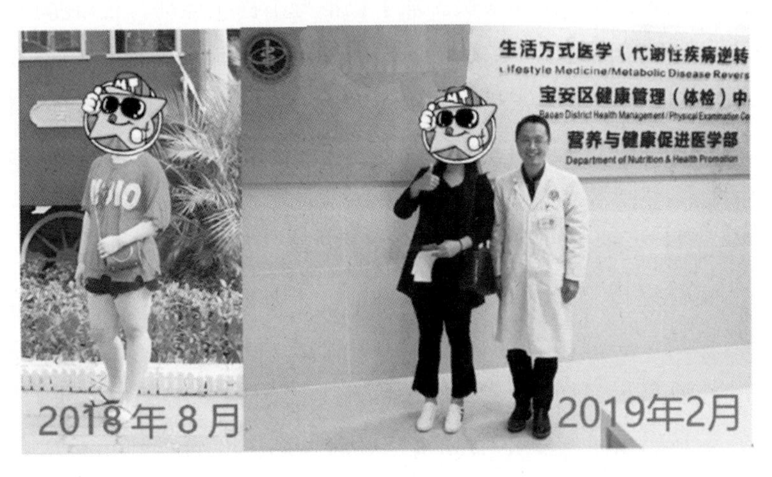

图3-22-3　低碳水化合物–生酮饮食前后患者照片对比

【病例23】　5个月饮食干预逆转多囊卵巢综合征

患者自述： 我从初中开始发胖，那时属于青春期肥胖吧，刚刚开始发胖的时候也没有在意，只是觉得形象不太好看而已。2003 年毕业后来到深圳工作，可能是因为到深圳后作息时间的改变，工作压力的增加，我的体重也比在校时重了不少；2006 年因为月经不正常，体重越来越重等，我妈妈就提醒我去看一下医师，看看是不是身体有什么问题，在妈妈再三催促下，我去医院了，结果发现是多囊卵巢综合征。医师告诉我说这个病很难怀孕，建议我抓紧时间治疗，趁年轻尽快结婚生孩子，因为得这个病年纪越大，要孩子就越难，当时我被吓到了，出了医院就开始哭泣，后面就开始了我的治疗和减肥之路。这条路真的很艰辛，那种无奈是一般人不能体会的。多囊卵巢综合征服的药是二甲双胍和炔雌醇环丙孕酮片（达英 –35），后者是激素类药物，服的时候每个月能按时来月经，但月经量一次比一次少，只要一停药就不来月经了。激素药依赖性太强，加上服激素药后我的体重越来越重，那时也没结婚，只是在谈恋爱，要小孩的欲望并不强，所以就没有积极治疗，往往吃一段时间的药后就会停一段时间。这期间我也尝试了各种减肥方法，最开始是减肥药，后面发现减肥药对身体伤害太大，我就换成鱼美人针灸，2006 年鱼美人针灸减肥要几千元呢，结果也令人失望；然后又开始健身房锻炼，身穿塑身衣，吃推荐的多类保健产品等，一路下来，只是钱包瘪了，起码花费了 5 万元以上，但体重却越来越重，身体状况也越来越差。健身房几个月，每周坚持 6 天，还请了私人教练，瘦是瘦了，但一停下来，反弹很快。加上我本身不喜欢运动，很难坚持。至于吃的那些保健营养产品都是上万的费用，吃的过程也很痛苦，但想着为了减肥，还是坚持吧，吃的时候也瘦了，只要一停下来，反弹速度也很惊人，体重比减之前还重了很多。渐渐地我失去了减肥的信心，不再努力去做了，结果内分泌严重失调。

2018 年 9 月，我因为感到双手发麻没知觉，天天头痛，加上又有 10 个月没来月经，实在觉得整个人都很不舒服了，于是不得不又开始了我的求医之路，检查结果是“多囊卵巢综合征，内分泌失调，雄激素高，胰岛素高，血脂高，三酰甘油高”。我知道主要的原因还是因为肥胖，最后找到了代谢病多学科门诊，本是想去了解手术切除胃减肥的，到医院后医师先安排测了体重、体脂等，也看了我的检查报告，告诉我说我的问题不用切除胃，只需要调整饮食就行。还跟我讲了低碳水化合物 – 生酮饮食的吃法，以及为什么用低碳水化合物 – 生酮饮食可以减肥的原理，当时我是半信半疑的，但反正我对其他减肥方法已经不抱有任何希望了，最终还是决定尝试一下这个低碳水化合物 – 生酮饮食。

从 2018 年的国庆节假后，我坚持用低碳水化合物 – 生酮饮食的方法一直到现在，一共瘦了 15kg 多，没有吃任何减肥产品，也没有吃任何药物！让我惊喜的是从开始采用低碳水化合物－生酮饮食以来，我的手不麻，有知觉了，头也不痛了，也可以自然来月经了。2019 年 1 月底去查了 B 超，多囊卵巢也不见了，我真的太欣慰了（采用低碳水化合物－生酮饮食前后身体成分分析对比见表 3-23-1，卵巢彩色超声检查报告单对比见图 3-23-1）。

我现在郑重地把这个方法推广给我身边所有需要的人，希望能帮助到所有跟我一样正在减肥路上或者想健康减肥的姑娘们。

表3-23-1　患者2018年9月29日至2019年2月20日身体体成分变化

检测日期与变化幅度	体重（kg）	体重指数（kg/m^2）	体脂量（kg）	体脂率（%）	内脏脂肪面积（cm^2）
2018/9/29	95.7	42.5	53.4	55.8	160
2018/12/10	82.2	36.5	40.4	49.1	130
2019/2/20	78.3	34.8	37.2	47.5	110
最大变化幅度	−17.4	−7.7	−16.2	−8.3	−50

彩超检查卵巢影像：

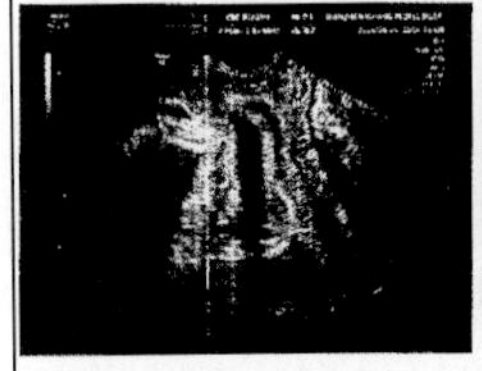
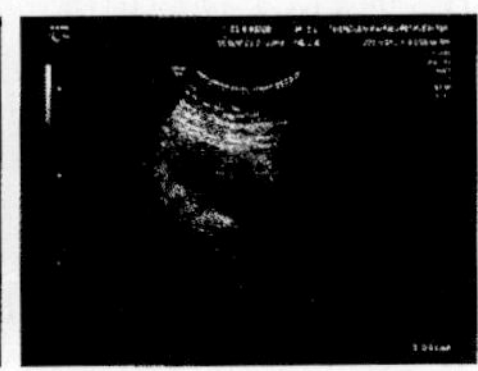
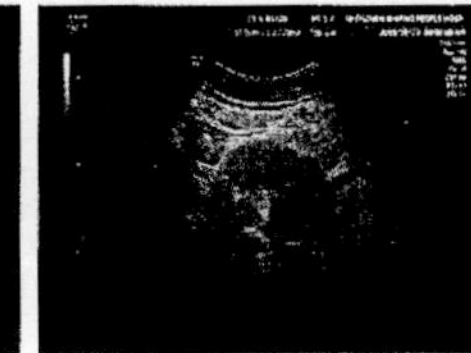
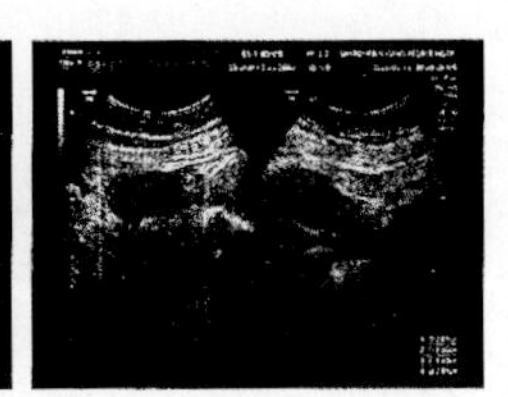

检查所见：

经阴道＋腹部超声检查：

子宫水平位，切面形态大小正常，宫壁回声均匀，内膜居中，内膜厚约 5mm，宫内未见明显肿块图像。

右侧卵巢体积增大，大小约 44mm×28mm，左侧卵巢大小约 28mm×26mm，双侧卵巢包膜回声增强，轮廓光滑，卵巢内可见多个大小不等的圆形无回声区沿皮质区呈密集车轮状排列，直径小于 10mm。

检查提示：

1. 右侧卵巢体积增大；
2. 双侧卵巢暂时呈多囊样改变。

A

彩超检查卵巢影像：

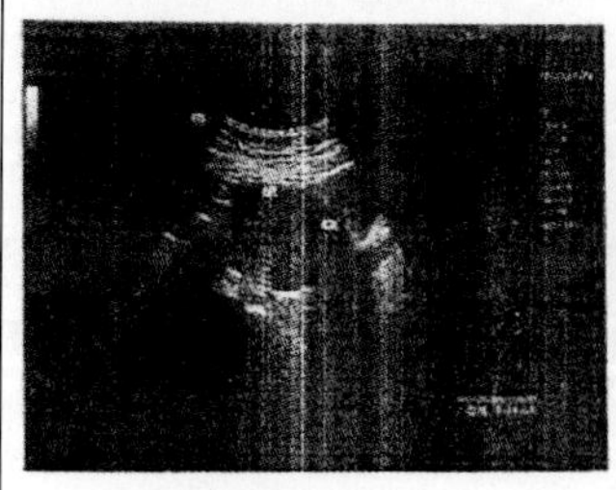
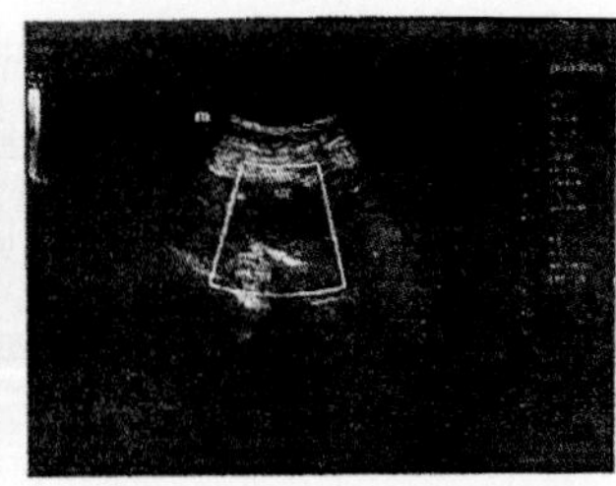
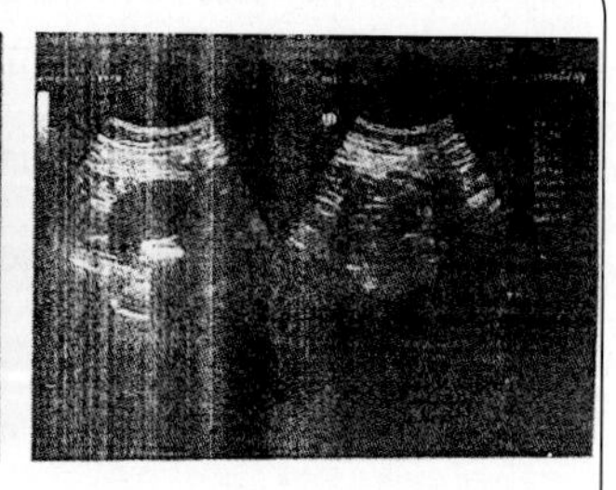

检查所见：

经腹部超声：

子宫水平位，轮廓清楚，切面大小形态正常，肌层回声均匀，内膜居中，厚约0.6mm，宫腔内未见明显异常回声，双侧卵巢大小形态未见明显异常，双侧附件区未见明显异常回声。

盆腔未见明显游离液性无回声区。

CDFI：未见明显异常血液信号显示。

检查提示：

子宫、双侧附件区未见明显异常。

B

图3-23-1　患者采用低碳水化合物–生酮饮食前后卵巢彩色超声检查报告单对比

A. 为饮食干预前情况；B. 为饮食干预后情况

【病例24】　减重增加了自信心

患者自述：我从2018年5月开始采用低碳水化合物－生酮饮食，用了将近4个月的时间，体重成功地从65kg减到56kg，总共减掉了9kg之多，其中将近5kg是脂肪，体重指数（BMI）也从原来的27kg/m^{2}下降到23.3kg/m^2。

在这4个月采用低碳水化合物－生酮饮食的过程中，我秉承着“吃好肉！吃好油！吃多种蔬菜”的理念，选择多样性食材，加上坚持“饿了就吃、饱了就停、不饿不吃、跳餐任性”的原则，一直坚持每天摄入的碳水化合物量控制在20g，杜绝一切的甜食，还有多饮水。虽然在坚持低碳水化合物饮食过程中也会有饥饿感，但是通过调整脂肪跟蛋白质的摄入量后，饥饿就不再有了。

从长期的高碳水化合物饮食一下切换至低碳水化合物－生酮饮食的第6周左右，我的身体也曾出现了类似感冒的症状，比如头晕、乏力、注意力不集中、腿抽筋，月经周期变动等情况，通过多饮淡盐水或骨头汤，荤素搭配合理，同时补充复合维生素的办法后情况就改善了。另外在适应期间我不再强求自己过度运动，以免带来不良的效果。就这样熬过了1周的适应期后，一切恢复正常，反而觉得头脑更清晰、精力更旺盛、身体的活动比之前更灵活，动作也敏捷多了。同时相比以前更有精神，情绪也更加稳定。现在人瘦了，精神了，大家都说我“漂亮了”！真让人开心不已。

总结下来，我觉得整个的减重过程最重要的是保持心情愉快。健康的瘦或瘦得健康会让人心情无比之好。我要说低碳水化合物－生酮饮食不仅适用于减重，也符合现代人健康的饮食标准，这样不用饿着减重，我相信加上执行者的耐心与坚持肯定会苦尽甘来，相信如果你也像我这样做，体型也会越来越好，将给你带来意想不到的收获。

【病例25】　8周减重降糖，精神更集中

患者自述： 我是一名有两个孩子的妈妈，因为妊娠期，哺乳期时营养过剩，结果身体过度肥胖，体重居高不下，身高 160cm，体重 67kg，整个人看上去很臃肿，显得身高更矮了，以前的大眼睛现在只能眯着，剩下一条缝，产前穿的工作服，产后回来穿上就像裹粽子一样。走路变慢，工作起来很不方便，工作效率大大下降，漂亮的衣服穿不上，人也变得不自信了。

我曾经也尝试过许多减重的方法：如节食、喝自制的减肥饮品等，过程都挺痛苦，主要是很快就饿，出现头晕、心慌、手抖等情况，影响了工作效率，这样的减重法当然也很难坚持下去，有的方法用后好不容易减下去几千克，然后就到瓶颈期，每天挨饿，体重又不降，当然也会失去信心，可怕的是放弃后体重很快会反弹回来。

直到我遇到了低碳水化合物－生酮饮食，刚开始我是持怀疑的态度开始每天吃高脂肪、低碳水化合物的食物的，开始两三天没什么变化的，只是感觉裤头稍稍松一点，体重没变化，1 周左右出现了头晕头痛，于是去咨询了代谢病多学科门诊的营养师，他们给我讲的原理让我很宽心，果不其然再坚持了几天就好了；现在我每天上班前为自己准备一份低碳水化合物－生酮午餐，下午饿了就自制 1 杯防弹奶茶，严格执行。在 8 周的时间里我减掉了 7kg，这样的减重方法我能接受，因为再也不用挨饿了，与以前自己一个人琢磨的减重方法相比，有了医师、营养师们的指导，掌握了正确的方法，确实更容易瘦下来，同事们都说我变漂亮了，气色变好了，中午也不会犯困，整个人变得更精神、自信了。所以在这里我希望曾经和我一样胖胖的朋友们都能够找到适合自己的、科学有效的减重方法，我是通过低碳水化合物－生酮饮食减下来的，相信你们也一定愿意使用这种方法！

【病例26】 4个月减肥15kg，体重也没有大幅度反弹

患者自诉： 我的体重暴涨大概发生在2012—2014年留学加拿大期间，那个时候宅在宿舍打游戏，吃饭点外卖吃披萨，身边的披萨盒子堆到一人高；因为最近的肯德基（KFC）离我们有40km，所以我每次去买炸鸡都直接买50块。这样的生活直接导致我的体重迅速攀升到94kg，体重指数（BMI）达到31kg/m²，成功进入了胖子的行列。由于短时间内体重增长较多，腹部与大腿上出现了肥胖纹，皮肤像被撕扯开来，虽然我是男生，但也会觉得不好看。曾尝试过的减肥方法是每天跳绳1小时，加上减少进食量，1个月瘦了5kg，但没运动之后体重直接反弹回去。体检的时候还发现了高脂血症，这些我还没怎么在意。真正让我下定决心减肥是觉得这个体重有点影响我玩了。因为我比较喜欢滑雪，感觉体型太壮，行动不便。

后来偶然间我在某区中心医院做营养师的朋友给我介绍了低碳水化合物－生酮饮食，我到医院听完讲课后回到家，先去谷歌上搜索了一番，又去国外视频网站上研究了一些人之前采用这种方式减肥的视频资料，确认这个方法确实如营养师所说的安全可行之后，开始了我的低碳水化合物－生酮饮食减肥计划。尽管我还是照常生活，并没有特别运动和节食，但1周减掉了2.5kg，到第2周的时候是8kg，真的是每天都有新惊喜，我的朋友还把我的故事写进了他们的公众号，也算是出名了一回。中间有一个月我算错了黄油的克数，那个月体重没怎么变化，后来纠正错误，体重又开始继续下降了。截止到新的一年的1月22日，体重下降了整15kg（体重变化趋势见图3-26-1），不算那耽误的1个月，我用了大概4个月时间达到了这一目标，这种方法并不痛苦，我觉得这4个月就是弹指一挥间啊。不过之后我恢复了之前的饮食，结果体重回弹了2.5kg左右，但这比起原来的体重也已经下降了12.5kg左右，我很满意。

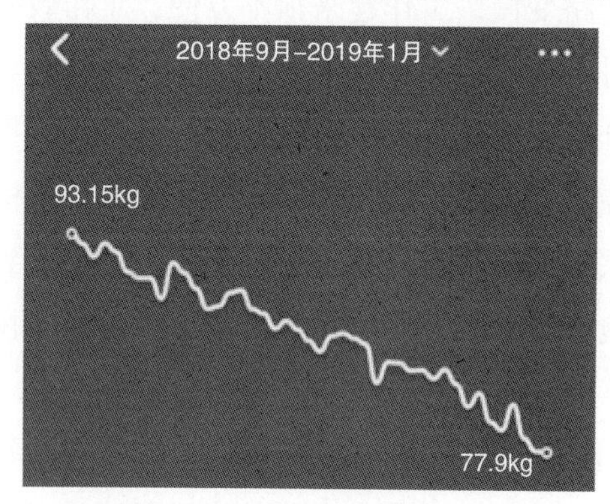

称重记录（天）43 体重变化（kg）–15.25
脂肪变化（%）–9.3 肌肉变化（%）+6.2

图3-26-1 患者4个月期间的体重变化趋势

【病例27】 护士53天减重4.5kg

患者自诉： 我是一名护士，今年24岁，身高165cm，体重76.5kg。由于平

时工作压力大，经常上夜班，体重是眼见的增加。我平时的饭量和大家差不多，就是有时候夜班太累了，有加餐的习惯，而且那个点，一般的餐馆都关门了，只能点一些高热量的外卖吃。

我尝试过通过节食减重，每天只吃一些蔬菜，但真的很难坚持，护士的工作强度太大了。后来听我以前的同学介绍到深圳市宝安区中心医院代谢病多学科门诊就诊，他们给我介绍了低碳水化合物－生酮饮食，说用这种饮食可以帮我减重。当时我很难相信，因为这种方法可以吃肉和蔬菜，还可以吃一些油脂，这样也能减重吗？

但看到诊室里来复诊的其他胖友后，认识有了改观，所以我还是愿意试一试。我和营养师建立了联系，他要求每天把三餐的照片发给他们看一下，帮我指出问题，同时我有问题也可以及时咨询他们，这种方式非常贴心。我个人认为这种互动模式还是非常适合我的，因为我在吃的方面自律性不够，有了他们的监督，我会刻意地不要吃那么多，不然不好意思。但是，有时周围的护士医师，看到我这样减重都觉得不健康，说不吃米饭怎么能行，人要吃五谷杂粮的，虽然我不知道怎么回应，但内心还是相对比较坚定愿意坚持采用低碳水化合物－生酮饮食的。不过我对自己算不上严格，有时也还会忍不住吃点鱼丸这种含高碳水化合物的食物，用来解解馋。

第 1 周复诊，我的体重就下降了 2.3kg！大大出乎意料。其中 2.1kg 是脂肪，0.2kg 是肌肉，血酮水平自己在医院测的是 0.2mmol/L，说明我还没有完全达到营养性生酮的状态。但体重已经开始下降，这给了我莫大的动力。虽然我还存在一些疑问，比如不吃米饭真的没有问题吗？这种饮食需要坚持一辈子吗？所有问题都得到了医师们的悉心解答。

目前我已经坚持这种饮食 53 天了，没有觉得像刚开始那么辛苦，体重下降 4.5kg。此时遇到了第一个平台期，在营养师的建议下，开始逐渐增加身体活动，如散步和快走等，体重继续下降，但没有之前那么快。后期我准备去医院的健身房增加一些小型器械的练习，现在体重已达到 70kg，虽然离目标还差一些，但身材已经明显变好，我会继续努力的。

【病例28】　为了健康二胎积极减肥备孕

患者自述： 我是一名 4 岁宝宝的妈妈，今年 35 岁，身高 159cm，体重 75kg。我从生了第一个宝宝后就开始发胖，整个妊娠期长了 25kg，生完宝宝后，体重就一直没有恢复到从前。现在想要生第二个宝宝，但是医师建议我首先要减肥，不然再怀孕，一个是年龄大了，另一个妊娠期可能会出现一些并发症，比如糖尿病、高血压等。

也不是我自己不想减，我想过很多办法，也亲身尝试过不少减肥方法，但经常是先很快减了 10kg，但更快地又反弹了 15kg，反复几次很受打击。听朋友介绍附近的深圳市宝安区中心医院开了一个代谢病多学科门诊，可以帮助你靠生活方式调理减肥。为了要二胎，我决定姑且再努力一次。

这种调理方式，不需要药物和代餐，不借助外在产品，只要采用低碳水化合物－生酮饮食就行，前期甚至不需要大量运动。既然是医师说的，我就先照着做了，还和营养师用微信保持联系，他们每天会检查我的饮食情况。

第 1 周复诊的时候我的体重就下降了 1.5kg，第 3 周复诊的时候下降了 3.5kg，现在我每天最喜欢做的事情就是称体重！看到体重一点一点地下降，心里真的很开心。平时家里是妈妈做饭，她也是比较胖，需要减肥，看到我有效果了，妈妈也从怀疑转入相信，并和我一起开始了低碳水化合物－生酮饮食减肥。

我觉得这种饮食方法控制体重真的很好，因为不用任何药物，只要保证蔬菜和肉类的摄入就行，尽量均衡营养，这让我既能减肥又能放心备孕！而且操作起来也很简单，容易掌握，我学会了这种减肥方法，还能够帮助到我身边的家人和朋友，把健康转递给大家，是一件很有意义的事情。

目前我已经采用低碳水化合物－生酮饮食 4 个月，体重下降 12.5kg，周围的人都说我瘦了，但这次我有信心能保持住不反弹。因为 4 个月的时间我已经适应了这种饮食，低碳水化合物－生酮饮食已经融入到了我家人的生活中，不像以前给人一种奇怪和反传统的印象，目前一家人的健康都常要靠着我的指引并以我的成功为榜样。

期待我能成功怀上第二胎，这次孕期我一定会控制体重在合理范围内，而且营养师告诉我，等我体重完全正常后，会帮助我个性化地恢复平衡饮食，不仅保持体重长期稳定，且不影响我怀孕。我很感谢医师们的帮助。

【病例29】 坚持饮食治疗，病情由重转轻

医师讲述： 我第一次见到张阿姨是在 2018 年 11 月底，老人家 70 多岁，很和蔼、也很健谈。因为和我母亲年龄相仿，索性就叫她为张妈妈了。跟许多其他患者一样，她也是慕名而来的，因为之前听说过很多在我们这里就治的患者即使年龄大的老年人，很多不健康的指标都能够成功好转。所以她慕名前来。

按照标准临床诊疗路径，我们首先给张妈妈做了一个全面的体格检查。等候检查报告期间，我对张妈妈的饮食习惯做了一个详细的了解。张妈妈来自北方，传统的饮食习惯就是对于面食，如馒头、面条、包子、饺子、油条等情有独钟。张妈妈平时也很喜欢看电视上的饮食、养生类的节目，她本人其实非常喜欢吃肉，尤其是肥瘦相间的那种，但又顾及常听人说的那些“粗茶淡饭”“清淡饮食”的健康理念而不敢吃多。张妈妈告诉我说：“我平时都不敢多吃肉，尤其是肥肉，炒菜的时候放油更是很少”。张妈妈平时生活很有规律，一般上午会练一会太极拳，下午和小区里面的老年伙伴们唠唠家常，晚上的时候就会在小区内散步1小时左右。待检查结果出来之后，不出所料，张妈妈和很多现在的老年人一样，同时具有多种健康问题，诊断大体如下：①中－重度脂肪肝；②高脂血症；③2型糖尿病（10多年病史）；④重度肥胖；⑤复发性口腔黏膜溃疡伴牙松动；⑥高尿酸血症。

接下来我给张妈妈耐心详细讲解了她目前的健康问题，又详细介绍了低碳水化合物－生酮饮食的原理、作用、常见问题及注意事项，张妈妈听得非常认真，思维也很敏捷，理解能力很强。接下来发生的故事，估计大家都会提前猜到了：和我们所有那些成功故事的主人公一样，张妈妈开始了她的低碳水化合物－生酮饮食之旅。她的执行能力非常强，每天都会通过微信的形式将一日三餐的图片上传过来（图3-29-1），在我们的营养师和临床医师的专业指导下，张妈妈的健康状况越来越好，体重和体脂含量持续下降（图3-29-2）。最近的一次体检结果显示：①中－重度脂肪肝转为轻度；②高脂血症转为正常；③糖尿病用药由3种减少为1种，且为小剂量；④重度肥胖转为轻度；⑤复发性口腔溃疡、牙松动消失；⑥血尿酸转为正常。她很有成就感。

也许是与生俱来的亲和力，张妈妈人缘在小区里超级好，只要有时间，她都非常热心地将自己的这段经历分享给身边的朋友们，亲自去指导大家该怎么去吃、如何聪明的选择低碳水化合物食物等，成了我们的义务宣传员。

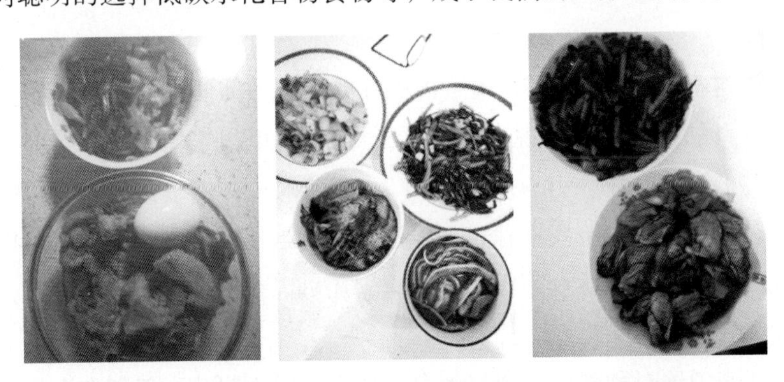

图3-29-1　患者的低碳水化合物－生酮饮食一日三餐照片

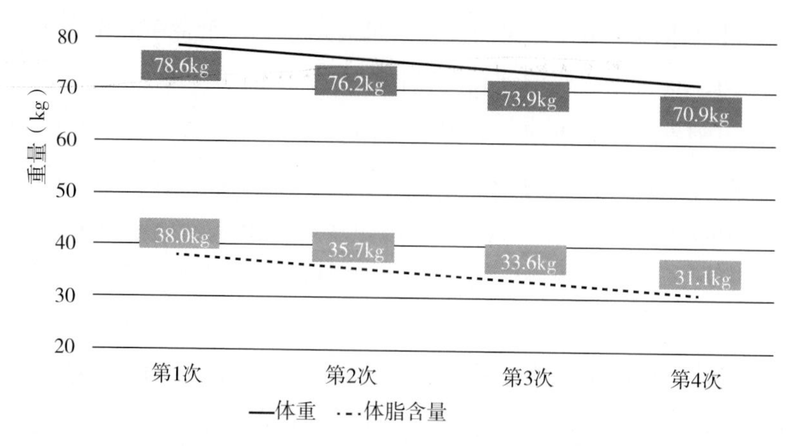

图3-29-2　患者两个半月低碳水化合物－生酮饮食后体重和体脂含量变化趋势

【病例30】　饮食辅助治疗不困难，效果好

患者自述： 我叫黄某某，今年39岁，一直认为自己身体健康没有问题，只是胖些，身高172cm，体重达96kg，虽曾自己尝试过各种减肥方法，要么效果不明显，要么常常反弹。这次陪妻子体检，一时兴起测了一下指尖血糖居然是22mmol/L，医师马上通知我住院。当时我内心是抗拒的，因为我根本不相信自己年纪轻轻会得糖尿病。最终在家人的劝说下，2018年9月14日我还是住院了。

入院后，抽血完善检查，随后开始用胰岛素治疗，还给了些口服药。第2天，我的检查报告出来后，医师告知我，我不仅是糖尿病，还有高脂血症，空腹血糖14.0mmol/L，糖化血红蛋白10.1%，三酰甘油2.86mmol/L，高密度脂蛋白胆固醇0.86mmol/L。体检报告上很多向上向下表示“异常”的箭头。入院后开始利拉鲁肽皮下注射联合口服二甲双胍、阿卡波糖（拜糖平）降血糖治疗。

我知道这都是“慢性病”，属于进展性的疾病，需要终身服药，我现在还年轻，这么早开始服药，俗话说“是药三分毒”，心里很害怕。就在这时，医师向我推荐了“低碳化合物－生酮饮食治疗”。其实对这种饮食方式我并不陌生，我哥哥常年在国外，曾经给我推荐过，不过我只是当作故事听一听。现在医师再次推荐给我，告诉我这种饮食不仅可以减重，还可以很好地控制血糖，尤其对于年轻的新发患者来说效果很好。

这对我来说绝对称得上是个好消息。如果可以不服药，仅仅在食物选择上面做一些小小的改变就可以控制血糖、减轻体重，何乐而不为呢？总比从现在起变成一个药罐子好。

9 月 19 日我正式开始采用低碳水化合物－生酮饮食的辅助治疗，接受营养师的指导，并自己在网上查资料进行主动学习。1 周后血糖得到平稳控制，仅服用二甲双胍即可。

现在我已经坚持低碳水化合物－生酮饮食 70 天了，体重下降了近 10kg；一些指标的复查结果令人惊喜，空腹血糖 7.1mmol/L，糖化血红蛋白 7.1%，三酰甘油 0.79mmol/L，高密度脂蛋白胆固醇 0.96mmol/L，均有所改善（表 3-30-1 ~ 表 3-30-3），佩戴瞬感监测显示的血糖也很平稳（图 3-30-1）。腹部 MRI 提示饮食干预后肝脏情况也有改善（图 3-30-2）。

通过实践我认为，坚持低碳水化合物饮食－生酮没有想象中那么困难，面对自己不断改善的健康指标，感受自己的身体日渐轻盈，这些都不断地激励我继续选择这种利于健康的饮食方式。

表3-30-1　患者采用低碳水化合物–生酮饮食干预前后糖化血红蛋白值变化

时间	检查项目	结果	单位	提示	参考区间	测定方法
干预治疗前	* 糖化血红蛋白（HbAl）	10.1	%	↑	4.0 ~ 6.0	高效液相色谱（HPLC）
干预治疗后	* 糖化血红蛋白（HbAl）	7.1	%	↑	4.0 ~ 6.0	高效液相色谱（HPLC）

* 为三级医院互认项目 .

表3-30-2　患者饮食干预前生化检验结果

序号	检查项目	结果	单位	提示	参考区间	测定方法
1	* 钾离子（K^+）	3.7	mmol/L		3.5 ~ 5.3	离子选择电极法
2	* 钠离子（Na^+）	137	mmol/L		135 ~ 145	离子选择电极法
3	* 氯离子（Cl^-）	103	mmol/L		96 ~ 108	离子选择电极法
4	钙（Ca_m）	2.24	mmol/L		2.08 ~ 2.60	偶氮胂Ⅲ法
5	镁（Mg）	0.78	mmol/L		0.65 ~ 1.05	络合指示济法
6	磷（P）	1.19	mmol/L		0.81 ~ 1.45	磷钼酸紫外法
7	* 葡萄糖（GLU_m）	9.9	mmol/L	↑	3.9 ~ 6.1	己糖激酶法
8	尿素氮（BUN_m）	3.5	mmol/L		1.9 ~ 8.1	谷氨酸脱氢酶法
9	肌酐（Cre）	46	μmol/L		20 ~ 104	肌酐酶法
10	尿酸（UA）	343	μmol/L		208 ~ 408	尿酸酶法
11	胱抑素 C（CysC）	0.55	mg/L	↓	0.63 ~ 1.25	免疫比浊法

（续表）

序号	检查项目	结果	单位	提示	参考区间	测定方法
12	视黄醇结合蛋白（RBP）	35.0	ug/ml		25 ～ 70	免疫比浊法
13	* 总胆固醇（CHO）	4.25	mmol/L		2.17 ～ 5.17	酶法
14	* 三酰甘油（TG）	2.86	mmol/L	↑	0.40 ～ 1.71	酶法
15	* 高密度脂蛋白胆固醇（HDL－C）	0.84	mmol/L	↓	1.16 ～ 1.42	直接一步法
16	* 低密度脂蛋白胆固醇（LDL－C）	2.70	mmol/L		1.40 ～ 3.10	直接一步法
17	总胆红素（TBIL）	14.7	μmol/L		5.1 ～ 19.0	钒酸氧化法
18	直接胆红素（DBIL）	4.0	μmol/L		0 ～ 6.8	钒酸氧化法
19	间接胆红素（IBIL）	10.7	μmol/L		0 ～ 17	计算值
20	* 谷丙转氨转酶（ALT）	32	U/L		0 ～ 40	速率法
21	* 谷草转氨酶（AST）	16	U/L		0 ～ 40	速率法
22	* 谷氨酰转肽酶（GGT）	52	U/L	↑	0 ～ 50	速率法
23	* 总蛋白（TP）	72.5	g/L		65 ～ 85	双缩脲法
24	* 白蛋白（ALB）	40.7	g/L		35 ～ 55	溴甲酚紫法
25	球蛋白（GLB）	31.8	g/L		20 ～ 40	计算值
26	白蛋白 / 球蛋白（A/G）	1.28	Ratio		1.2 ～ 2.4	计算值
27	α－L－岩藻糖苷酶（AFH）	35	U/L		0 ～ 40	酶显色法

* 为三级医院互认项目 .

表3-30-3　患者饮食干预后生化检验结果

序号	检查项目	结果	单位	提示	参考区间	测定方法
1	* 钾离子（K^+）	4.0	mmol/L		3.5 ～ 5.3	离子选择电极法
2	* 钠离子（Na^+）	157	mmol/L		135 ～ 145	离子选择电极法
3	* 氯离子（Cl^-）	101	mmol/L		96 ～ 108	离子选择电极法
4	钙（Ca_m）	2.37	mmol/L		2.08 ～ 2.60	偶氮胂Ⅲ法
5	* 葡萄糖（GLU_m）	7.1	mmol/L	↑	3.9 ～ 6.1	己糖激酶法
6	尿素氮（BUN_m）	6.5	mmol/L		1.9 ～ 8.1	谷氨酸脱氢酶法
7	肌酐（Cre）	51	μmol/L		40 ～ 104	肌酐酶法
8	尿酸（UA）	311	μmol/L		208 ～ 408	尿酸酶法
9	总胆红素（TBIL）	14.2	μmol/L		5.1 ～ 19.0	钒酸氧化法
10	直接胆红素（DBIL）	4.7	μmol/L		0 ～ 6.8	钒酸氧化法
11	间接胆红素（IBIL）	9.5	μmol/L		0 ～ 17	计算法
12	* 总蛋白（TP）	79.4	g/L		65 ～ 85	双缩脲法
13	* 白蛋白（ALB）	48.4	g/L		35 ～ 55	溴甲酚紫法
14	球蛋白（GLB）	31.0	g/L		20 ～ 40	计算法
15	白蛋白 / 球蛋白（A/G）	1.56	Ratio		1.2 ～ 2.4	计算法

（续表）

序号	检查项目	结果	单位	提示	参考区间	测定方法
16	* 总胆固醇（CHO）	4.24	mmol/L		2.17 ～ 5.17	酶法
17	* 三酰甘油（TG）	0.79	mmol/L		0.40 ～ 1.71	酶法
18	* 高密度脂蛋白胆固醇（HDL–C）	0.96	mmol/L	↓	1.16 ～ 1.42	直接一步法
19	* 低密度脂蛋白胆固醇（LDL–C）	2.76	mmol/L		1.40 ～ 3.10	直接一步法
20	* 谷丙转氨酶（ ）	21	U/L		0 ～ 40	速率法
21	* 谷草转氨酶（AST）	14	U/L		0 ～ 40	速率法
22	* 谷氨酰转肽酶（GGT）	24	U/L		0 ～ 50	速率法
23	* 碱性磷酸酶（ALP）	80	U/L		40 ～ 150	速率法
24	磷酸肌酸激酶（CK）	116	U/L		38 ～ 174	速率法
25	* 乳酸脱氢酶（LDH）	148	U/L		109 ～ 245	乳酸底物法
26	总胆汁酸（TBA）	2.4	μmol/L		0 ～ 20	第 5 代循环酶法
27	α –L– 岩藻糖苷酶（AFH）	29	U/L		0 ～ 40	酶显色法

* 为三级医院互认项目 .

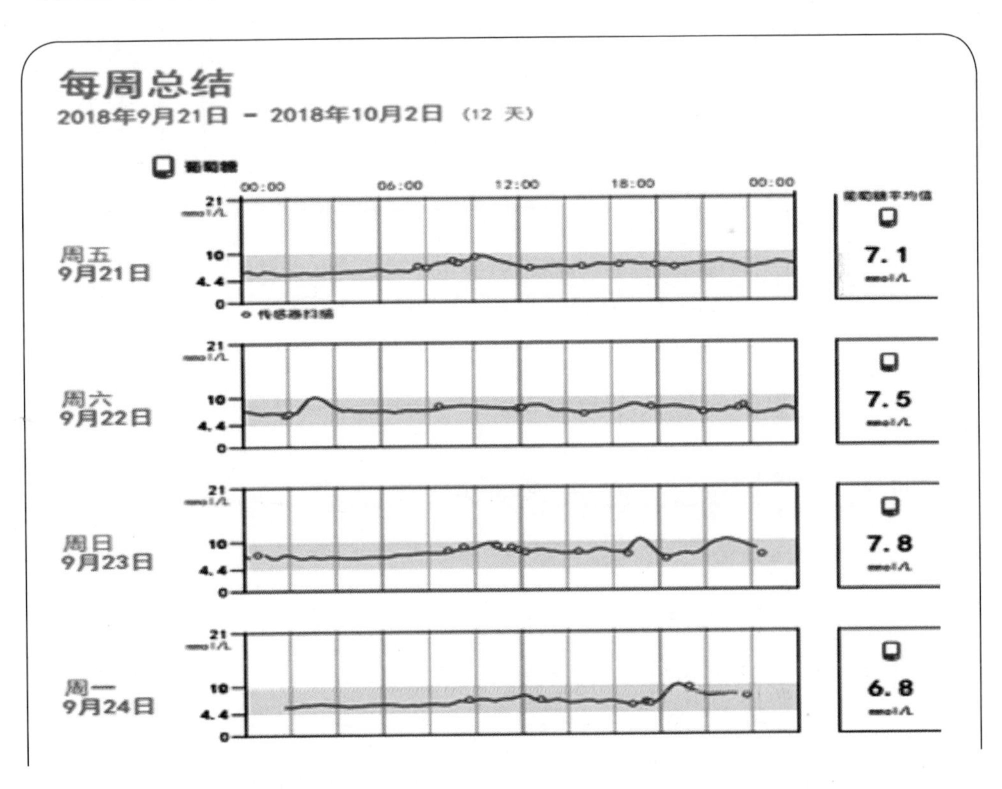

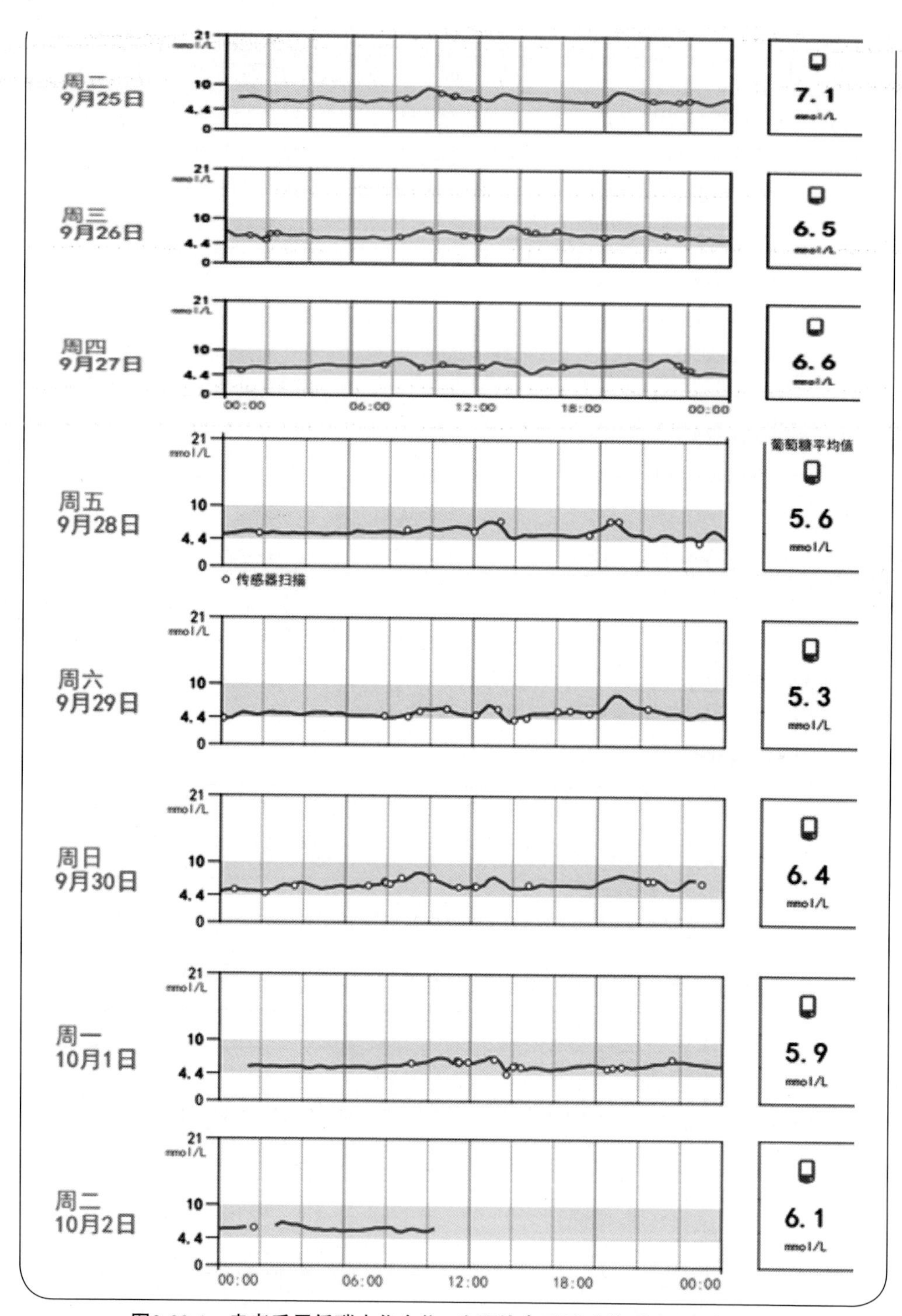

图3-30-1 患者采用低碳水化合物–生酮饮食后瞬感监测显示血糖平稳

MRI 检查项目： 上腹磁共振平扫；中腹磁共振平扫；下腹磁共振平扫；

影像学表现：（图略）

肝脏形态、大小正常，肝叶比例适中，边缘光整。肝实质内未见异常信号影。门脉主干及其分支显影正常。肝内外胆道未见扩张。胆囊无增大，壁无增厚，内未见异常信号影。胰腺形态、大小正常，胰管未见扩张，实质内未见异常信号影。脾脏无增大，实质内未见异常信号影；腹腔无积液，肠系膜区和腹膜后未见淋巴结肿大。

肝脏脂肪定量测量：肝左叶脂肪沉积分数为 11.4%，肝右叶为 14.2%（最大值为 16.0%，最小值为 12.8%），全肝平均 12.8%。胰腺脂肪沉积分数为 5.8%（胰头部约 5.6%，胰颈部约 4.1%，胰体部约 2.9%）；腹壁皮下脂肪厚度最大径约 28mm。

诊断意见：

中度脂肪肝；胰腺轻度脂肪沉积。

A

MRI 检查项目： 腹部脂肪定量分析

影像学表现：（图略）

肝脏形态、大小正常，肝叶比例适中，边缘光整，肝实质内未见异常信号影。门脉主干及其分支显影正常。肝内外胆道未见扩张。心囊无增大，壁无增厚，内未见异常信号影。胰腺形态、大小正常，胰管未见扩张，实质内未见异常信号影。脾脏无增大，实质内未见异常信号影；腹腔无积液，肠系膜区和腹膜后未见淋巴结肿大。

肝脏脂肪定量测量：肝左叶脂肪沉积分数约为 3.1%，肝右叶约为 2.0%（最大值为 5.6%，最小值为 0.5%），全肝平均约 2.5%，胰腺脂肪沉积分数为 2.7%（胰体部约 3.8%，胰尾部约 1.7%）；腹壁皮下脂肪厚度最大径约 34mm。

诊断意见：

全肝平均脂肪沉积分数约 2.5%（<5%）。

B

图3-30-2　患者采用低碳水化合物–生酮饮食前后MRI诊断报告单

A. 饮食干预前（2018–9–12）；B. 饮食干预后（2018–11–30）

推荐阅读资料

[1] LUDWID D, 2016. Always Hungry?: Conquer Cravings, Retrain Your Fat Cells, and Lose Weight Permanently [M].New York: Grand Central Publishing

[2] VERNON M C, EBERSTEIN J, 2004. Atkins Diabetes Revolution: The Groundbreaking Approach to Preventing and Controlling Type 2 Diabetes [M]. New York: HarperCollins Publisher Inc.

[3] MOORE J, WESTMAN E C, 2013. Cholesterol Clarity:What the HDL is Wrong with My Numbers? [M]. Las Vegas: Victory Belt Publishing Inc.

[4] PERLMUTTER D, 2018. Grain Brain: The Surprising Truth about Wheat, Carbs, and Sugar-Your Brain's Silent Killers [M]. NewYork: Little,Brown Spark

[5] MOORE J, WESTMAN E C, 2014. Keto Clarity: Your Definitive Guide to the Benefits of a Low-Carb, High-Fat Diet [M]. Las Vegas: Victory Belt Publishing Inc.

[6] KALAMIAN M, 2017. Keto for Cancer: Ketogenic Metabolic Therapy as a Targeted Nutritional Strategy [M]. White River Junction: Chelsea Green Publishing

[7] WESTMAN E C, PHINNEY S D, VOLEK J S, 2010. The New Atkins for a New You: The Ultimate Diet for Shedding Weight and Feeling Great [M]. New York: Atria Paperback

[8] VOLEK J S, PHINNEY S D, 2011. The Art and Science of Low Carbohydrate Living: An Expert Guide to Making the Life-Saving Benefits of Carbohydrate Restriction Sustainable and Enjoyable [M].Lexington: Beyond Obesity LLC

[9] VOLEK J S, PHINNEY S D, 2012. The Art and Science of Low Carbohydrate Performance [M]. Lexington: Beyond Obesity LLC

[10] MOORE J, FUNG J, 2016. The Complete Guide to Fasting: Heal Your Body Through Intermittent, Alternate-Day, and Extended Fasting [M]. Las Vegas: Victory Belt Publishing Inc.

[11] BREDESEN D, 2017. The End of Alzheimer's: The First Programme to Prevent and Reverse the Cognitive Decline of Dementia [M].London: Vermilion

[12] KOSSOFF E H, TURNER Z, DOERRER S, CERVENKA M C, HENRY B J 2016. The Ketogenic and Modified Atkins Diets: Treatments for Epilepsy and Other Disorders [M].New York: Demos Medical Publishing